부인과 초음파

GYNECOLOGIC ULTRASONOGRAPHY

대표저자 김광준

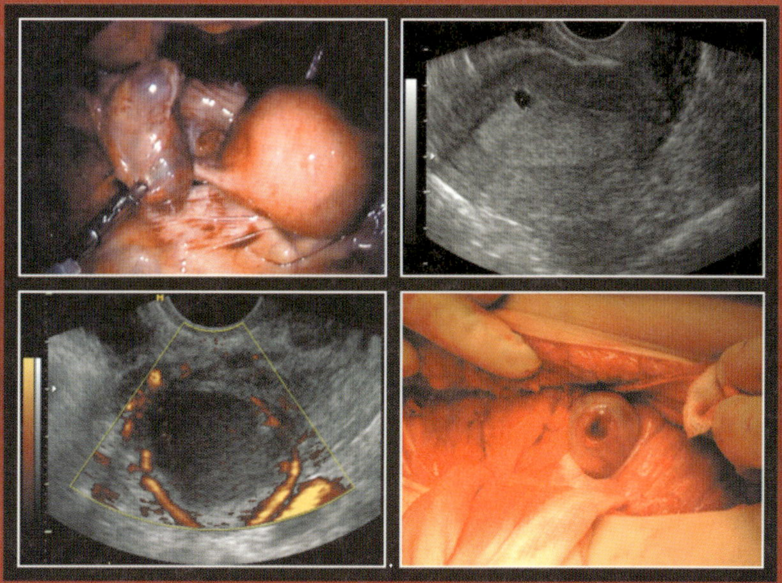

고려의학
http://www.komb.co.kr

머 리 말

고대 이래로 인간은 자신들의 신체 내부를 들여다보고자 온갖 노력을 다 기울여 왔으나 그리 성공적이지 못하다가 최근에서야 내시경, 초음파, CT, MR 등 다양한 기기로 우리 자신의 내부 장기나 병소를 눈으로 보듯 관찰할 수 있게 되었습니다. 특별히 초음파는 비할데 없는 안전성과 경제성 및 편리함으로 대부분의 임상의학 영역에서 광범위하게 사용되고 있으며 이제 산부인과 영역에서는 초음파 없이는 진료가 불가능할 정도로 의존도가 높아졌습니다.

산부인과 의사인 제게는 날마다 반복되는 일과로서의 초음파 검사이지만 탐촉자(probe)를 탐조등(search light)처럼 천천히 움직여가면서 모니터에 연이어 나타나는 영상을 바라보고 있으면, 선배 의학도들의 수 천년 줄기하게 이어져내린 꿈이 내 손안에서 이루어지고 있다는 생각이 문득 들곤 합니다. 부인과 초음파 검사를 공부하고 탐촉자를 잡게 된 선생님도 초음파 검사를 수행하게 된 것 자체를 행운으로 여겨도 될 것 같습니다.

이 책은 부인과 초음파를 시작하시는 분을 위해 간략하게 서술하였습니다. 진료를 하면서 경험하게 된 부인과 초음파에 익숙해지도록 도모한 점을, 우리 글로 된 초음파 책자가 이미 여럿 존재하고 있는 터에 한 권의 책을 더하는 저의 망설임에 대한 위안으로 삼고자 합니다.

작은 책자이나 저의 내공으로서는 완성할 수 없었으며 강호 제현들께 많은 도움을 받았음을 밝힙니다. 우선하여 초음파 물리에 관한 원고를 써주신 공저자 강 대현 선생님께 감사드리며, 바쁜 와중에도 수많은 슬라이드 사진을 고르고 설명을 해주신 중앙대학 병리학 교실 이 태진 교수님과 귀한 사진을 제공해 주신 가천의대 박 찬용 교수님께도 감사드립니다. 증례를 수집하고 정리해 주신 가천의대 길병원 초음파실 여러 선생님들과 김 동호 주임교수님을 비롯한 중앙의대 산부인과 교실의 선생님들께 감사드립니다. 원고정리와 사진 교정을 맡아 애쓰신 장 영진 선생님에게 큰 도움을 받았습니다.

끝으로 변함없는 신뢰와 사랑으로 격려해주시는 어머니와 아내에게 감사드립니다.

2006년 3월 대표 저자 **김 광 준**

저자 약력

강 대 현

2004년 고려대학교 의용과학대학원 방사선물리학 전공 이학석사
2005년 ~ 현재 : 대한방사선사협회 학술이사
1997년 ~ 현재 : 고려대학교 보건대학 방사선과 외래강사
현재 고려대학교 구로병원 진단방사선과 근무 중
E-mail: kangsono@naver.com

김 광 준

1999년 런던 King's College Fetal Medicine 이론과정수료
필라델피아 Jefferson의대 방사선과 visiting fellowship
2002년 가천의대 산부인과 부교수(M.D., Ph.D)
베를린 훔볼트의대 산부인과 초음파 연수
2004년~현재 중앙의대 산부인과 부교수
2004년~현재 주산기학회 학술위원
2006년~현재 산부인과학회 의료심사위원
2004년~현재 산부인과초음파학회 재정위원
저서 : 태아초음파 1,2판(고려의학)
E-mail: gjkim@cau.ac.kr

목 차

1. 초음파 물리학

2. 부인과 초음파 검사의 시작

3. 골반과 내부 생식기의 초음파 해부학

4. 여성 생식기관의 주기적 변화

5. 자궁의 질환

1. 초음파 물리학

초음파의 물리적 특성

음의 본질(Nature of Sound)

음의 정의(Definition of sound)

일반적으로 "소리란 청각기관에서 받아들여진 감각"(Sound is the sensation perceived by the sense of hearing)으로 정의할 수 있으나, 이것은 가청음만을 나타내는 한정적인 정의이므로, 의료에서의 음의 정의는 "소리란 매질내에서 압력파에 의해 전달되어지는 기계적 에너지(Sound is mechanical energy transmitted by pressure waves in a material medium)이다" 라고 정의한다. 이것은 일반적인 가청음외에 외음역(Infra sound), 지진파, 초음파등 모든 음을 포괄적으로 나타내는 정의이다.

음의 근원(Source of sound)

음이 발생하는 것은 어떤 물체의 진동(vibration)에 의해 발생하며, 진동횟수(단위 시간당)에 의해 음의 고.저가 결정된다. 즉 진동이 빠를수록 고음이 되며, 진동이 느릴수록 저음이 된다.

파동(Wave motion)

발생된 음이 매질을 통하여 일정한 속도로 전파 되어 나가는 음파의 움직임을 말하는 것으로, 음파는 움직임이 매우 빠르기 때문에 음파를 시각적으로 가시화 한다는 것은 불가능하다. 때문에 파동의 특성을 쉽게 알 수 있도록 물결 모양을 예로 들면, 파동이란 조용한 수면에 돌을 던져서 일어나는 물결과 같은 것으로 이해할 수 있다. 이때 발생한 물결파는 수면과 물의 밀도에 의해서 영향 받은 속도로 바깥쪽으로 퍼져나간다. 음파가 공기 중에서 전파되어 나갈 때는 공기 중의 기온과 기압에 영향을 받는다.

이때 전달되는 파는 매질내의 입자들의 실질적인 이동이 없이, 단지 입자들의 진동(vibration)만으로 에너지를 전달한다. 그 예로 물에 떠있는 종이배를 파동을 발생시키면 상하로 움작일 뿐 파동이 지나가면 그 자리에 있는 것으로 알 수 있다.

종파와 횡파(Longitudinal waves and Transverse waves)

① 종파(Longitudinal waves) : 음원에서 발생된 파가 음원에서 먼 쪽으로 전파되어 나갈때 매질내 입자의 움직임(vibration)이 음의 전달 방향과 같은 형태(Particles of the medium move in the same direction as the wave travels) 의 파동을 말하며, 모든 형태의 음파는 종파이며 일반적으로 연부조직을 효과적으로 투과할 수 있다.

② 횡파(Transverse waves) : 음원에서 발생된 파의 진행방향에 대해 매질내 입자의 진동 방향이 수직상태 (Particles of the medium move in a direction perpendicular to that of the wave.) 인 파동을 말하며 대표적인 것으로 전자기파를 들 수 있으며, 강철 같은 고체 물질을 따라서 쉽게 전파 되지만, 연부조직은 효과적으로 전파하지 못한다.

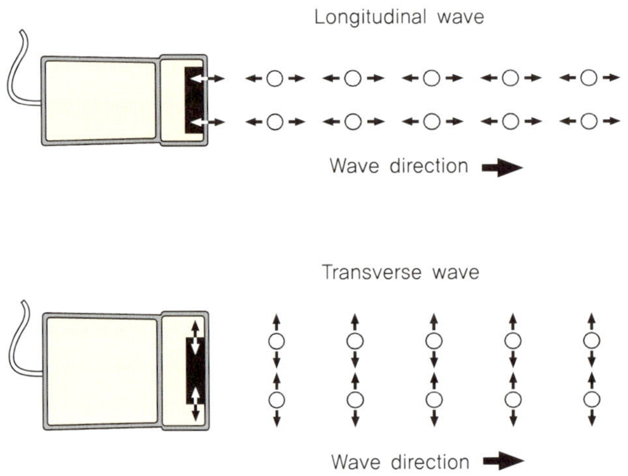

그림 1-1. 종파와 횡파. 종파는 파의 이동방향과 매질내 입자의 진동방향이 평행하고, 횡파는 이동방향에 대해 매질내 입자가 수직으로 움직인다.

압축과 이완(Compression and Rarefactions)

음파는 진동 에너지의 영향을 받아서 음원에서 먼 곳으로 매질 속을 이동하는데, 음파가 발생되는 순간 매질 속 분자의 스냅사진을 볼 수 있다면 아래 그림과 같을 것이다. 즉, 음원의 전.후방 운동(vibration)은 매질의 입자를 밀고, 당기게 되며 인접한 입자를 계속 밀고 당기게 되는데, 입자가 밀려서 밀도가 약간 높은 부분을 압축영역(Compression region)이라 하고, 입자가 당겨져서 흩어진 곳은 매질은 밀도가 약간 낮게 되는데 이 부분을 이완영역(Rarefaction region)이라 한다.

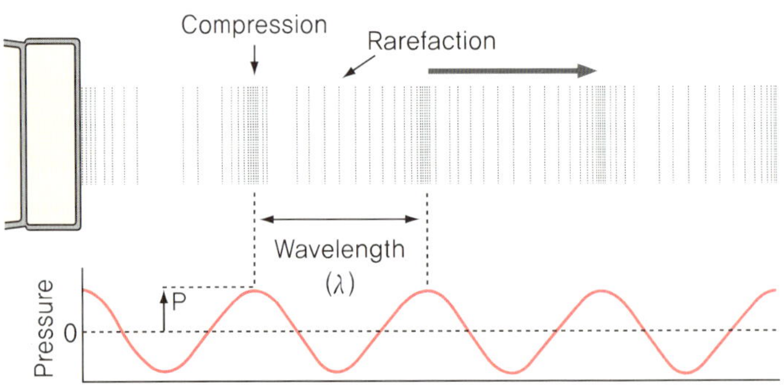

그림 1-2. 압축과 이완(Compression & Rarefaction). 매질내의 파동의 움직임을 순간적으로 표현한 그림으로 밀도가 높은 부분을 압축영역, 밀도가 낮은 부분을 이완영역이라 한다.

위 그림은 위의 압축과 이완영역을 sign curve 형태로 나타낸 것으로 음의 파장은 λ, 압력의 크기는 P로 표현한다.

음향 변수(Acoustic variables)

음의 전파에 양적 변화를 일으키는 요인을 말하는 것으로, 음압(pressure), 밀도(density), 온도(temperature), 입자운동(particle motion) 등이 있으며, 이와 관련된 파의변수(parameters of a wave)로 주파수(frequency), 주기(period), 파장(wave length), 진폭(amplitude), 강도(intensity), 전파속도(propagation speed) 등이 있다.

Frequency(주파수)

음의 주파수는 1초당 음원의 진동수에 의해 결정된다. 음원이 한번 진동하면 완전한 하나의 cycle을 형성한다. 즉, 1Hz 란 음원이 1초에 한번 진동하였음을 나타낸다.

· Unit : Hz, kHz, MHz

1 Hz=1 cycle/sec

$$f = \frac{c}{\lambda}$$

f : 주파수(frequency)

c : 음속(speed of sound)

λ : 파장(wavelength)

Period(주기)

하나의 완전한 cycle이 형성되는데 소요되는 시간, 즉 음원이 한번 진동하는데 소요되는 시간을 말한다.

· Unit : sec, μsec

$$T = \frac{1}{f}$$

T : 주기(period)

f : 주파수(frequency)

주기와 주파수는 역수 관계(Period is inverse of the frequency)이다(그림 1-3). 주파수가 증가함에 따라 주기는 감소한다. 즉, 주파수가 2배이면 주기는 1/2, 주파수가 3배이면 주기는 1/3로 감소한다.

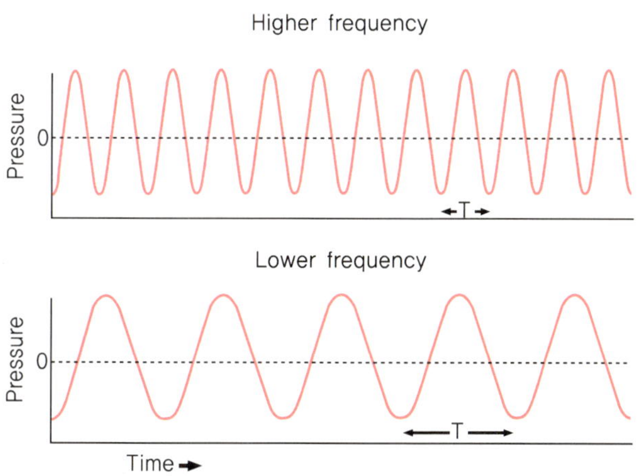

그림 1-3. 고주파수와 저주파수의 비교. 낮은 주파수에서 주기(T)의 값이 커진다.

파장(Wavelength)

파장이란 음파의 싸이클 형태에서 최고치와 최고치, 최저치와 최저치, 또는 각 대응되는 지점까지의 거리를 말하는 것으로, 완전한 한 개 파형의 길이 개념이다. 즉 파동에서 음원이 한번 진동할 때 음파가 이동한 거리를 나타낸다.

음파의 파장을 λ로 표현하며, 주파수(f)와 매질내 음속(c)에 의해 결정된다.

Unit : m, mm

$$\lambda = \frac{c}{f}$$

λ : 파장(wavelength)
c : 매질내 음속(speed of sound in medium)
f : 주파수(frequency)

음의 파장은 식에서와 같이 주파수에 반비례하기 때문에 주파수가 증가할수록 파장은 짧아진다.

진폭과 강도(Amplitude and Intensity)

① 진폭(Amplitude)

: 음파에서 정상치를 기준으로 하였을 때 음파의 최대증가(or 감소)값을 진폭이라 한다.

② 강도(Intensity)

: 음의 강도는 음속의 면적에 대한 출력의 크기로, 출력이란 탐촉자에서 매질속으로 전파되는 음파의 힘(energy)을 말한다.

· unit : W/cm^2

$$I = \frac{P^2}{2\rho c}$$

I : 음의 강도(intensity of sound)
P : 진폭(amplitude)
ρ : 매질의 밀도(density of the medium)
c : 음속(speed of sound)

출력(Power)

출력이란 음파의 세기와 관련이 있으며, 전체 음속으로 전파되는 에너지의 세기를 말하며, 음파가 매질을 투과함에 따라 감소한다. 출력에 영향을 미치는 인자는 음원의 진폭으로 진폭의 크기를 조절함으로서 출력의 세기를 조절할 수 있다.

· unit : watts(W)

출력은 진폭과 직접적으로 관계가 있어 진폭이 증가함에 따라 출력도 같이 증가하며, 출력은 진폭의 자승에 비례한다.

음의 속도(Speed of sound)

: 어떤 매질에서의 음속은 일차적으로 매질의 특성에 의해서 결정된다. 매질의 특성은 각 물질이 가지고 있는 고유한 특성, 즉 각 매질의 경도와 밀도에 의한다. 음파가 매체를 통과하는 속도를 파의 전파속도(propagation speed)라 한다.

일반적인 음의 전파속도는 주파수와 파장의 곱으로 산출한다.

- 전파속도(m/sec)=주파수(Hz)×파장(m)

연부조직과 액체상태에서의 종파의 음속은 다음의 식과같이 매질의 밀도에 반비례하고 경도에 비례한다.

$$C = \sqrt{\frac{B}{\rho}}$$

C : 음의 속도(the speed of sound, m/sec)
B : 매질의 경도(the stiffness of the material)
ρ : 매질의 밀도(density, g/㎤, kg/㎤)

① 매질 내에서 음속

음의 속도는 주파수와 상관없이 동일한 매질내 에서는 항상 같은 속도를 갖는다(표 1-1참조).

표 1-1. 각 매질내에서의 음의 속도

Material	Sound speed (m/s)
Air	330
Mercury	1,450
Water	1,480
Brain	1,520
Soft tissue	1,540
Liver	1,550
Kidney	1,560
muscle	1,580
Lead	2,400
Aluminum	6,400

② 음의 속도 변화 인자

a. 매질의 상태 : 기체 < 액체 < 고체
b. 매질의 경도(stiffness)
c. 매질의 밀도(density)
d. 매질의 압축성(compressibility), 탄성특성(elasticity)
e. 매질의 점도(viscosity)
f. 온도(temperature)

초음파(Ultrasound)

초음파(Ultrasound)란?

음파는 음원의 진동수에 따라 다양하게 분리되어 진다. 음파는 주파수에 따라 20Hz 이하인 외음파(infrasound), 20~20,000Hz인 가청음(audible sound), 20,000Hz 이상인 초음파(ultrasound)로 분류한다.

즉 초음파란 가청음 영역을 넘어선 음파, 즉 주파수가 20000Hz이상인 음파를 통칭하여 초음파라 한다.

진단 초음파 영역에서는 1MHz이상 30MHz 까지 범위의 주파수를 이용한다.

펄스초음파(Pulsed echo Ultrasound)

초음파의 종류에는 혈류속도, 방향측정 등의 혈류 검사, Doppler 초음파 검사시 이용하는 연속파(Continuous wave)초음파와 음파의 짧은 pulse를 사용하는 펄스파(Pulsed wave)초음파가 있다. 연속초음파는 영상을 만들 수 없기 때문에 임상진단에서는 펄스 초음파를 이용한다.

초음파와 물질과의 상호작용

반사(Reflection)

서로 다른 음향저항(acoustic impedance)을 가진 두 종류의 매질간의 경계면(interface)에서 초음파는 일부는 투과하고 일부는 반사된다. 이때, 반사파의 크기는 경계면의 음향저항(acoustic impedance)차이에 의해 결정된다. 따라서 매질간의 밀도차가 클수록 음향저항 차이가 큰 경계면을 형성하기 때문에 반사파가 증가한다.

초음파의 반사율을 결정하는 인자는, 조직의 음향저항과 초음파의 입사각도이다.

굴절(Refraction)

초음파가 매질의 경계면에 수직이 아닌 사방향으로 입사(nonperpendicular sound beam incidence)할 경우에 두 매질의 밀도 차에 의해 음속(sound beam)의 진행방향이 바뀌는 것을 말한다. 즉 굴절현상이 발생하기 위해서는, 초음파 선속(sound beam)이 사방향으로 입사하거나, 두 매질의 밀도차이에 의해 음속(speed of sound)이 변화하는 경우가 있다.

감쇄(Attenuation)

음파가 매질을 통과할 때 진폭(mplitude)과 강도(intensity)가 감소하게 되는 것. 즉, 흡수와 산란, 반사등으로 인한 음파 손실을 의미한다.

음파의 감쇄 원인(Sources of attenuation)은 매질의 경계면에서의 반사(reflection)와 산란(scattering) 그리고 흡수(absorption)등이 있다. 흡수란 초음파의 운동에너지가 열에너지로 바뀌는 현상을 말하는 것으로 연부조직에서의 감쇄 원인 중 가장 큰 요인으로 전체 감쇄의 80%이상이 흡수에 의해 일어나고 있다.

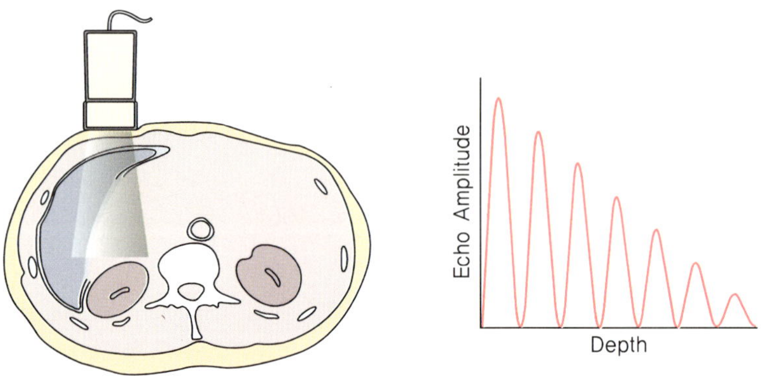

그림 1-4. 감쇄의 현상. 음파가 인체내를 투과하면서 진폭이 점차 작아진다.

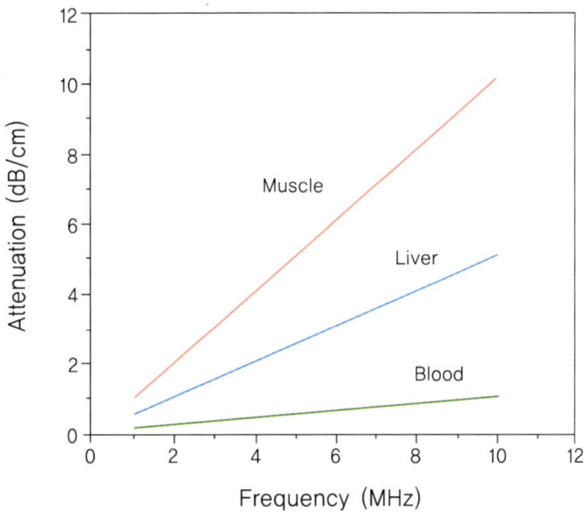

그림 1-5. 주파수와 감쇄의 관계. 연부조직에서의 감쇄는 주파수에 비례하여 발생한다.

표 1-2. 각 조직에서의 초음파 감쇄계수(Ultrasound attenuation coefficient of various tissue)

Tissue	Attenuation at 1 MHz(dB/cm)
Water	0.0002
Blood	0.18
Liver	0.5
Muscle	1.2

산란(Scattering)

초음파가 매질 사이의 경계면에서 반사될 때 반사면이 거울같이 평편하면 정반사(specular reflection)가 일어나지만, 반사면이 요철 상태를 이루고 있으면 초음파가 사방으로 흩어지는 산란현상이 발생한다. 또 이러한 산란현상은 초음파의 파장보다 작은 물체의 경계면에서 반사되는 echo에 의해서 발생한다.

음파의 산란은 반사와는 다르게 입사각과 무관하며, 이때의 산란강도는 산란체의 크기와 주파수에 의해 영향을 받는다. 즉 산란은 산란체의 크기가 작을수록, 주파수가 높을수록 많이 발생하며 특히 산란은 주파수의 4제곱에 비례하므로 고주파수의 탐촉자를 사용하면 산란되는 초음파양이 많아 보다 좋은 영상을 얻을 수 있다.

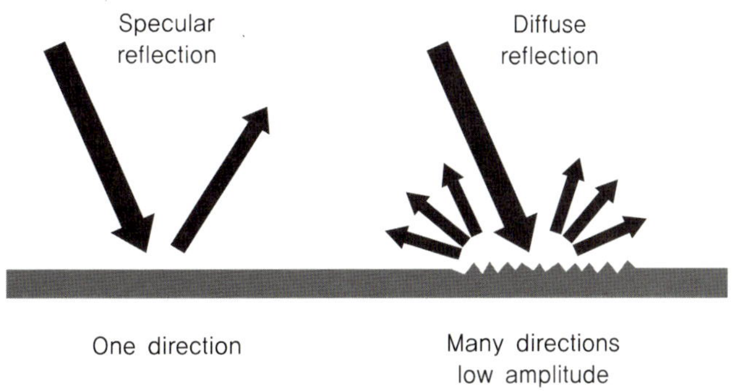

그림 1-6. 정반사와 요철면에서의 산란

초음파 변환기의 특성(Properties of Ultrasound Transducer)

초음파 변환기의 구조

초음파 변환기의 구조는 그림(1-7)과 같이 인체의 표면에 닿는 부분의 절연체(Insulator cover) 또는 결합층(Matching layer)이 있고 그 안쪽으로 접지전극(Ground electroride), 압전물질(Piezoelectric meterial), 내측전극(Live electroride), 흡음층(Backing block) 그리고 이것을 감싸서 초음파가 밖으로 새지 못하게 하는 초음파 방음체(Acoustic insulator)와 초음파 장비 본체와 연결되는 동축케이블(Coaxial cable)등으로 구성되어 있다.

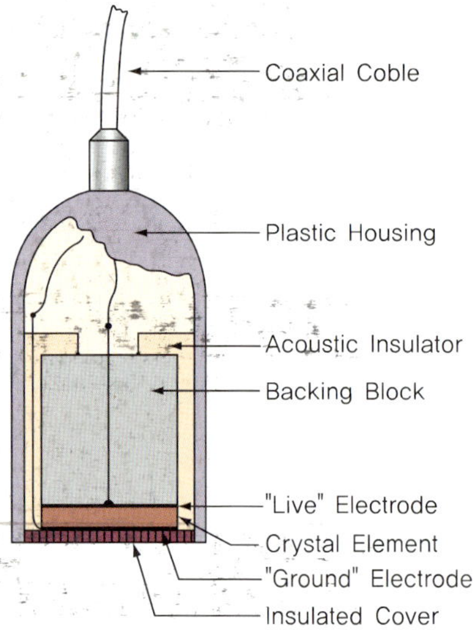

그림 1-7. 초음파 변환기(Transducer)의 기본 구성도

초음파의 발생

압전효과(piezoelectric effect)

압전효과는 1880년 Pierre and Jacques curie에 의해 석영 결정의 표면에 수직으로 힘이 가해지면 전기적 하전을 띄는 사실이 발견되었다. 즉, 압전효과란 압전특성을 갖는 결정에 압력을 가했을 때 그 결정이 하전을 띄게 되고 또 이 결정에 전압이 가해지면 결정의 용적이 변화를 일으키는 현상을 말한다(그림 1-8 참조).

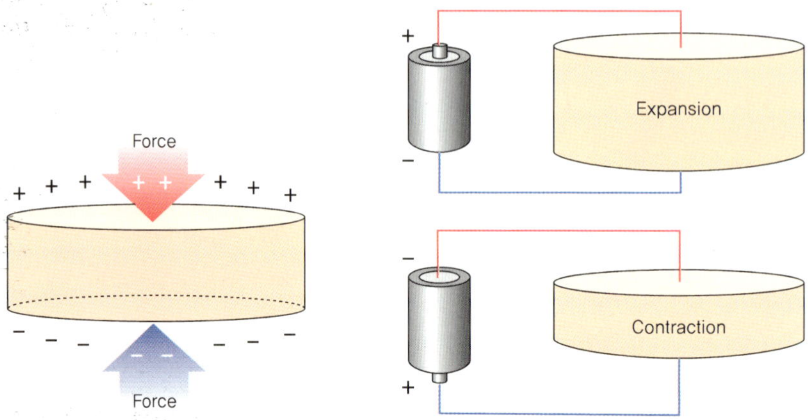

그림 1-8. 압전효과와 반압전효과(Piezoelectric effects and reverse piezoelectric effects)

큐리온도(Curie temperature)

초음파를 발생하고 검출하기 위해서는 압전물질이 하전을 띄어야 한다. 즉, 극성(+, -의 성질)을 띄고 있어야 하는데 이 성질을 분극(分極: polarization)이라 하며 압전물질을 가열하여 특정 온도를 넘게 되면 탈분극 상태가 되어 이 극성을 잃게 된다. 이렇게 극성을 잃게 할 수 있는 온도를 Curie 온도라 하며, 대표적인 압전물질인 압전세라믹(PZT)의 경우는 큐리온도가 365℃이다. 때문에 초음파변환기에 고열을 가하면 안된다.

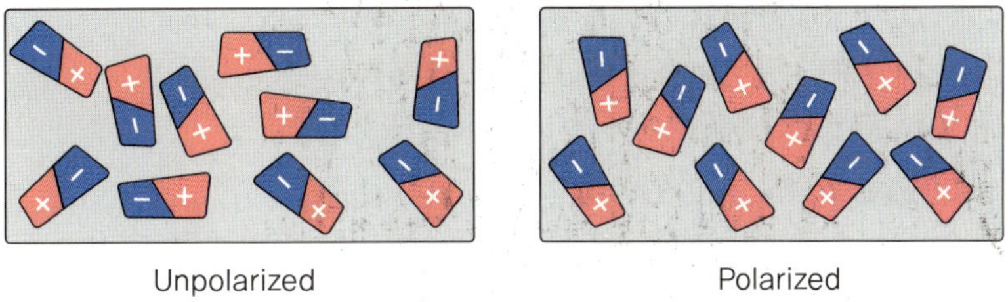

그림 1-9. 탈분극과 분극(unpolarized and polarized)

공진주파수(Resonance frequency)

초음파 변환기는 공진주파수를 갖고 있는데, 이것은 초음파 변환기가 전기적 에너지를 기계적 진동으로 변환시키는 가장 효과적인 주파수를 말한다.

공진주파수는 압전물질의 두께에 의해 결정된다. 압전물질의 두께가 얇으면 파장이 짧아지고, 파장이 짧아지면 발생하는 초음파의 주파수가 높아지므로 높은 공진주파수를, 압전물질의 두께가 두꺼우면 낮은 공진주파수를 발생한다.

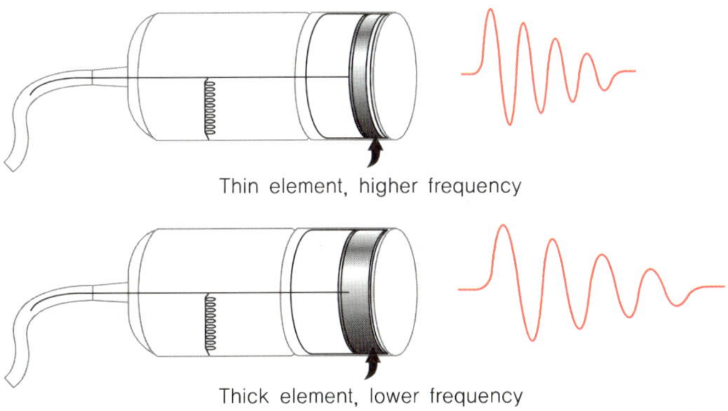

그림 1-10. 압전물질의 두께와 공진주파수의 관계

압전결정의 품질인자(Quality factor of piezoelectric cystal)

펄스 초음파의 발생은 펄스형 변환기의 내부에 있는 흡음층(backing block)에 의해 펄스의 길이가 짧거나 길어지게 된다. 즉 흡음층에 의해 발생된 짧은 펄스는 둔탁한 소리를 갖고 있어 단일 주파수가 아닌 넓은 주파수 대역폭(wide frequency bandwidth)를 가진다. 즉 주파수 대역폭은 발생된 주파수의 분산을 측정한 것으로 그림과 같이 짧은 펄스 일수록 대역폭이 커짐을 알 수 있다.

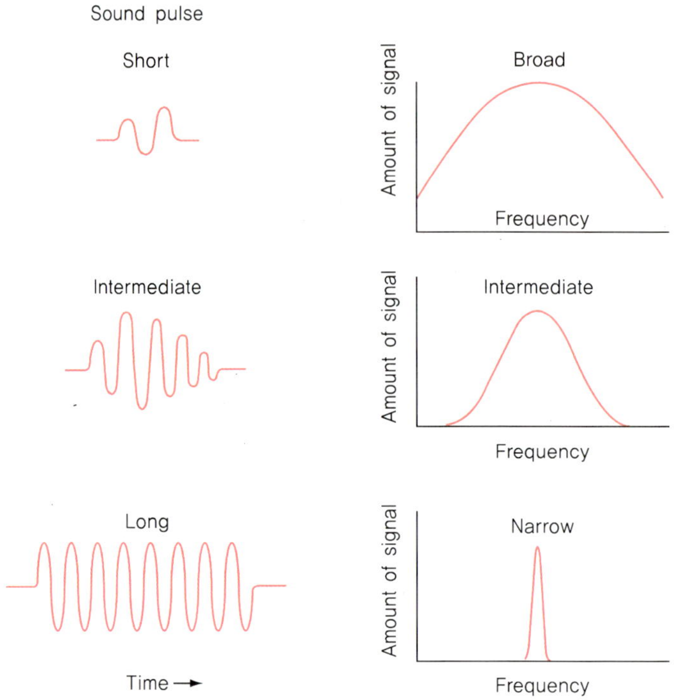

그림 1-11. 펄스의 길이와 주파수 대역폭의 관계. 짧은 펄스일수록 넓은 주파수 대역폭을 갖는다.

① 음파의 순수성

압전결정에 의한 초음파 발생은 다양한 주파수의 초음파가 발생한다.

즉, 3.5MHz transducer에서 2.5MHz~4.5MHz 사이의 초음파가 발생하는데 이같은 범위를 bandwidth(대역폭)라 하며, 필요주파수와의 비를 Q-factor라고도 한다.

Q-factor 값이 높다는 것은 긴 펄스의 초음파 즉, 연속파에 가까운 음으로 순수한 초음파라 할 수 있으며 narrow bandwidth주파수를 발생한다는 것으로 이것은 음의 발신효율이 높은 초음파 변환기이다.

그러나 Q-factor 값이 낮으면 wide bandwidth 주파수가 발생되는 것으로 짧은 펄스로 인해 수신효율이 양호한 초음파 변환기를 나타낸다.

② 음의 지속시간

음파의 시작에서 진동이 완전히 끝나는 시간 간격을 여운시간(ring down-time)이라 한다. 즉 여운시간은 곧 펄스의 길이를 나타내는 것으로, 여운시간이 긴 압전결정은 높은 Q-인자를 갖는 결정으로 Doppler 초음파에 적합하며, 낮은 Q-인자를 갖는 결정은 영상 초음파에 적합하다.

초음파 선속의 특성(Transducer beam characteristics)

초음파 선속의 지향성(Beam directivity)

대부분의 가청음(audible sound)의 음원은 점 음원(point source)으로 여기서 발생된 음파 에너지는 모든 방향으로 방사된다.

그러나 의료용 변환기(medical transducer)에서 발생한 초음파 선속은 매우 지향적(very directional)인 특성을 갖고 있다.

근거리 영역과 원거리 영역(Near field and far field)

① 근거리 영역(Near field = Fresnel zone)

초음파 선속이 초음파변환기에서 방출되어 축 방향의 한 점으로 약간 좁아지는 부분까지의 영역으로 탐촉자 표면에서부터 이곳까지의 길이를 근거리 음장의 길이(Near-field length, NFL) 이라 한다.

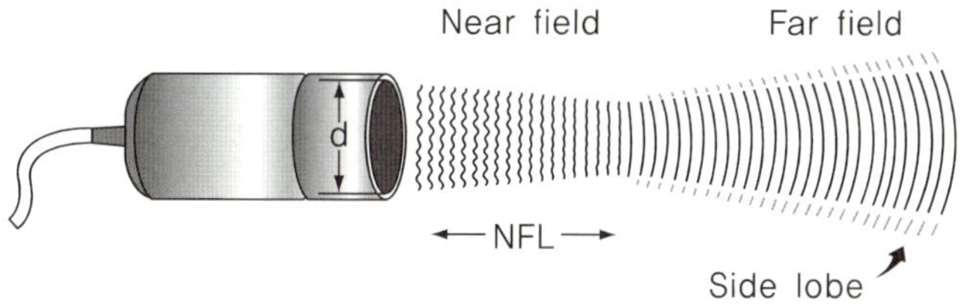

그림 1-12. 초음파 선속의 도해

② 원거리영역(Far field = Fraunhofer zone)

; 초음파 선속에서 근거리영역을 지나면서 초음파 선속이 확산되기 시작하는데 이 영역을 원거리영역(far field)이라 한다. 원거리 영역에서의 선속의 확산은 초음파의 파장과 변환기의 직경크기에 따라 달라진다.

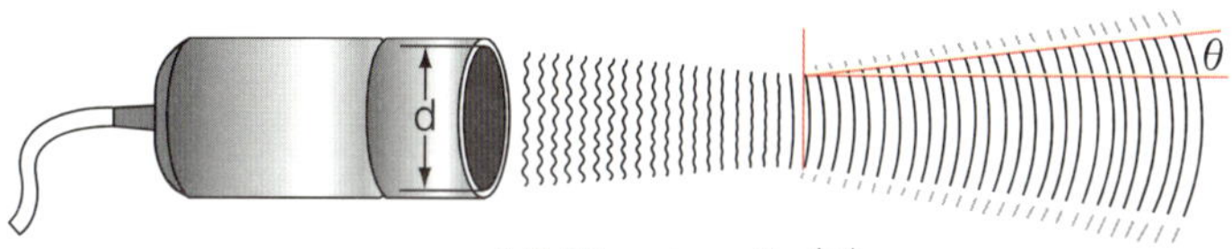

$$\text{Sin } \theta = \frac{1.2 \text{ Wavelength } (\lambda)}{\text{Diameter}}$$

그림 1-13. 원거리영역에서의 초음파 확산

즉 초음파변환기의 크기와 주파수의 관계는,

a. 같은 크기의 변환기인 경우 근거리음장의 길이는 주파수와 비례한다.
b. 원거리 영역에서의 초음파 확산은 같은 크기의 변환기인 경우 주파수와 반비례관계를 갖는다.
c. 주파수가 같을 경우 변환기의 직경이 클수록 근거리음장의 길이가 증가한다.
d. 같은 주파수일 경우 원거리에서의 초음파확산은 변환기의 크기에 반비례한다.

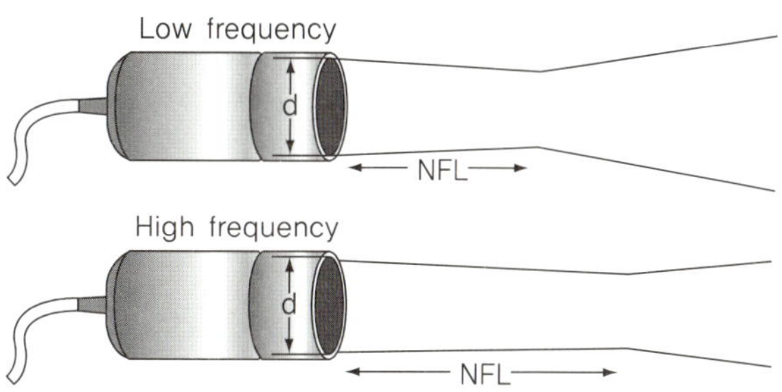

그림 1-14. 변환기의 크기가 같을 경우 주파수와 NFL, 초음파 선속의 확산과의 관계

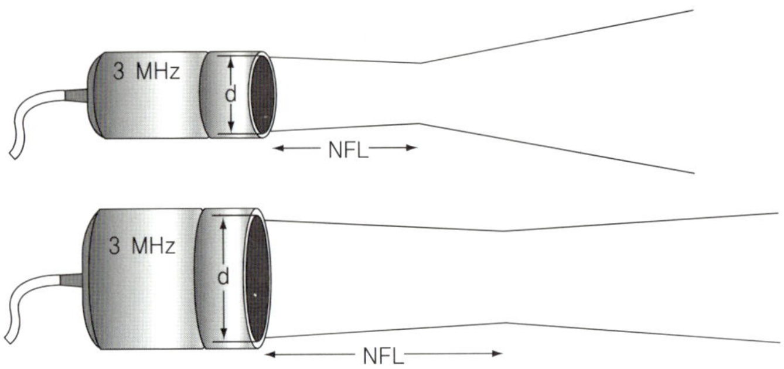

그림 1-15. 주파수가 같고 변환기의 크기가 다를 경우 NFL, 초음파 선속의 확산과의 관계

초음파 기기의 사용(Instrumentation of Ultrasound equipment)

초음파 기기의 조정

초음파 영상의 어느 특정 부위에서 발생한 반사신호(reflected echo)의 강도와 량은 매우 다양하여, 특정 깊이에 위치한 부분을 잘 나타나게 하려면 다른 부위의 영상을 잃어버리는 경우가 있다.

이러한 불균형을 방지하기 위해 각 깊이가 다른 곳의 반사신호 강도를 보정 해 주는 장치가 필요하다.

수신 강도 조절(Gain control)

전체적으로 수신된 약한 초음파 신호를 화면상에 나타나게 하기 위해 증폭시키는 것(=overall gain control)을 말한다.

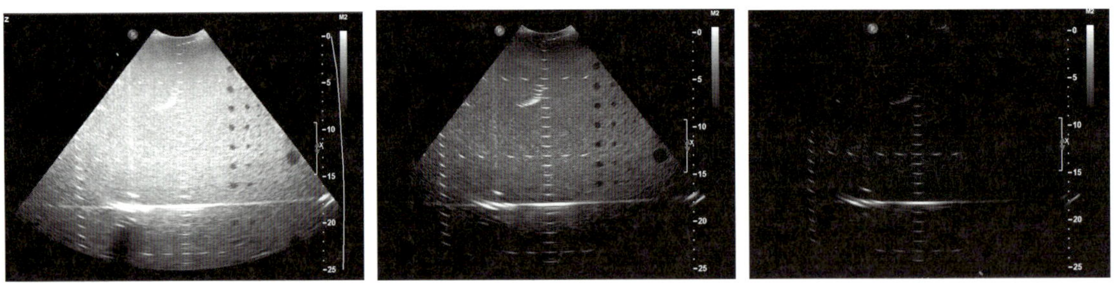

(A) (B) (C)

사진 1-1. Gain 조절. 좌로부터 Gain이 높은 경우(A), 적절한 경우(B), 낮은 경우(C)

시간-수신 강도 보정 조절(Time-gain compensation(TGC) control)

동일한 구조물의 반사체 일지라도 초음파변환기에서 먼 거리의 반사체에 의한 반사신호는 가까운 거리의 반사체 보다 약한 신호를 나타낸다. 때문에 동일한 반사체일 경우에는 그림 과 같이 동일한 반사신호가 나타나도록 거리에 따른 초음파 신호의 강도를 보정해 주는 것을 말한다. 초음파 장비의 TGC 단자를 이용하여 조절한다.

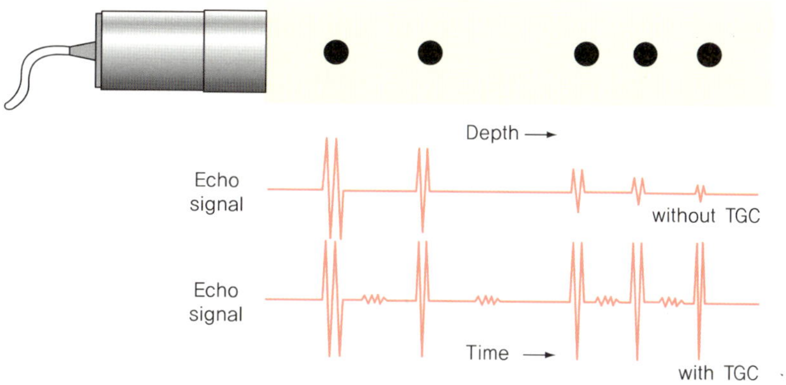

그림 1-16. TGC control. 동일한 반사체인 경우 깊이에 따라 각기 다른 반사신호를 보인다(위). TGC 조절로 같은 반사신호를 나타나게 조절한다.(아래)

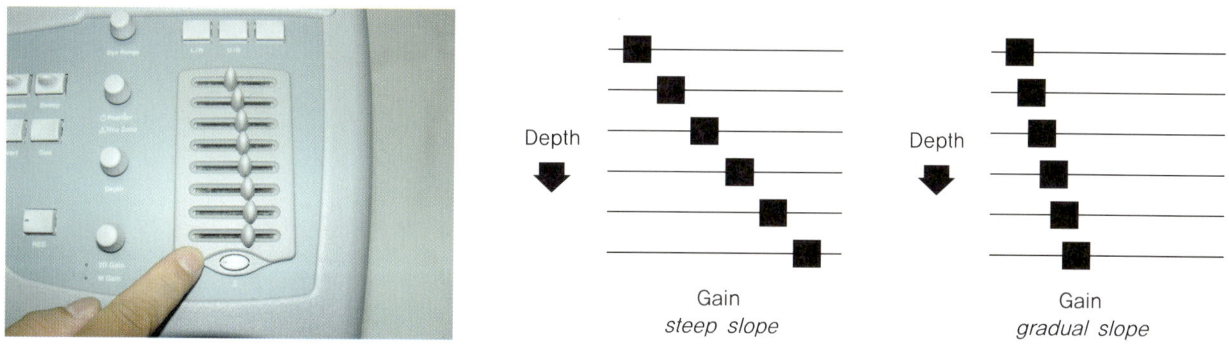

(A) (B)

사진 1-2. TGC의 조절(Acuson, Sequia 512). 고주파수인 경우(A)와 저주파수인경우(B)의 조절

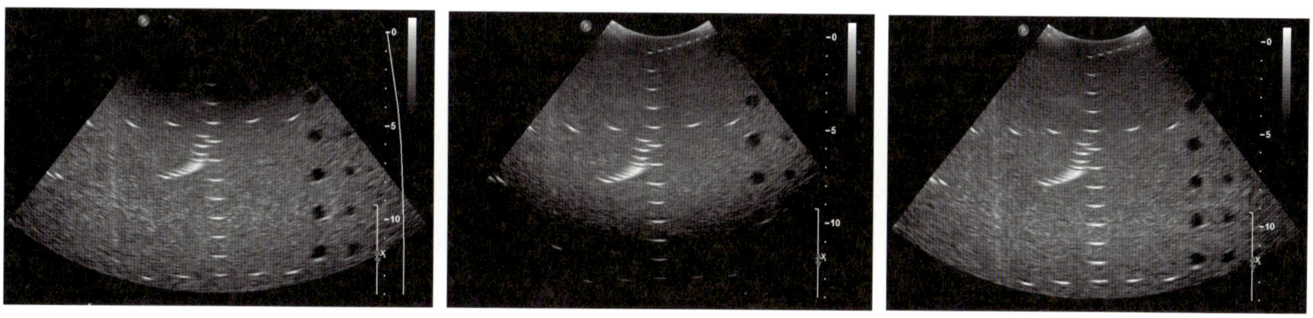

(A) (B) (C)

사진 1-3. TGC 조절영상. 근거리 TGC가 잘못된 경우(A)와 원거리조절이 잘못된 경우(B), TGC조절이 적절한 경우(C)

동적영역(Dynamic Range, DR)조절

초음파 신호 강도의 범위를 지정해 주는 장치로 수신된 초음파 중 불필요한 부분을 제거하고 세분화시키거나 결합시키는 기능을 한다. DR을 넓게 하면 약한 신호부터 강한 신호까지 넓은 범위의 신호를 모니터에 표시할 수 있어 관용도가 높은 영상이 되며, DR을 좁게 하면 특정 범위의 신호를 밝기차이가 크게 모니터에 표시할 수 있기 때문에 농도차가 강한 영상이 된다.

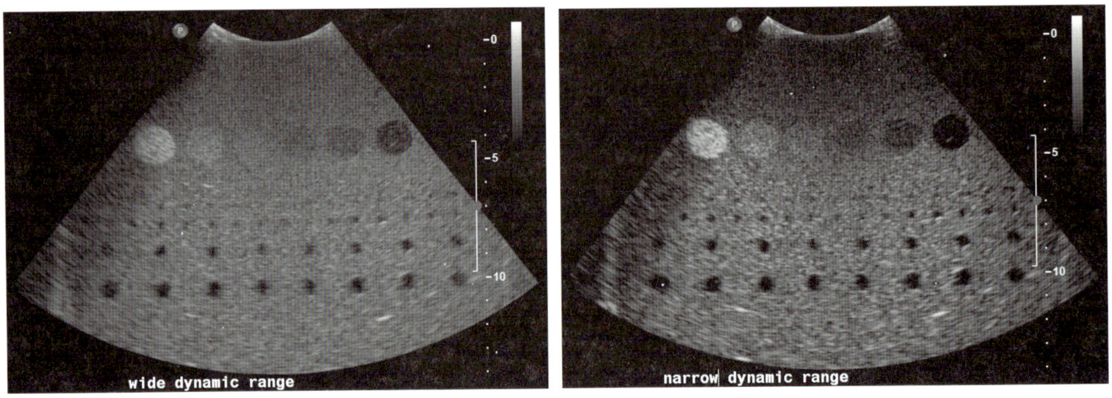

(A) (B)

사진 1-4. Dynamiic range 차이에 따른 영상. wide dynamic range(A)와 narrow dynamic range(B)

주변 증강(Edge enhancement)조절

반사 신호의 주변(edge)을 강조하는 영상 처리기법으로 장기의 윤곽을 뚜렷하게 하여 계측 등 을 쉽게 한다.

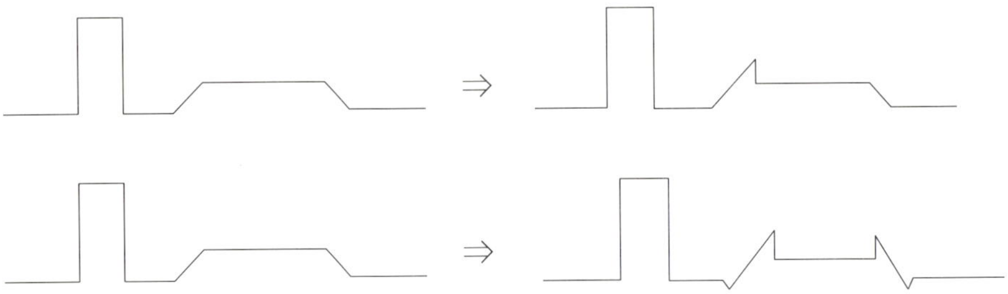

그림 1-17. Edge enhancement의 원리 모식도

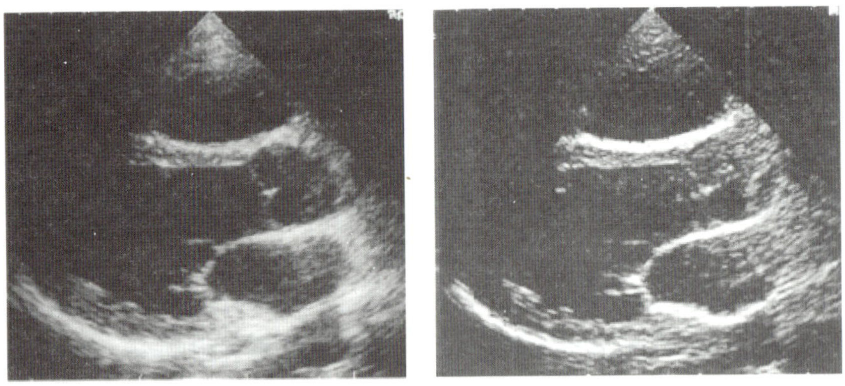

(A) (B)

사진 1-5. Edge enhancement를 하지 않은 영상(A)과 Edge enhancement를 시행한 영상(B).

화면수 조절(Frame control)

지속도 조절(Persistence control)

초음파 장비의 모니터에 나타나는 영상을 보다 균일한 영상을 얻기 위해 시간에 따른 화면 전환을 평균화 하는 작업으로 주사전후의 화면을 종합하여 부드럽게 보여지도록 하는 것을 말하며, Frame average라고도 한다.

- persistence가 높을 경우: 부드러운 영상으로 나타나며 움직이지 않거나 천천히 움직이는 장기. 즉, 유방, 갑상선등의 검사에 유용하다.
- persistence가 낮을 경우: 빠르게 움직이는 장기 예를 들면 심장의 초음파 검사 등에 유용하다.

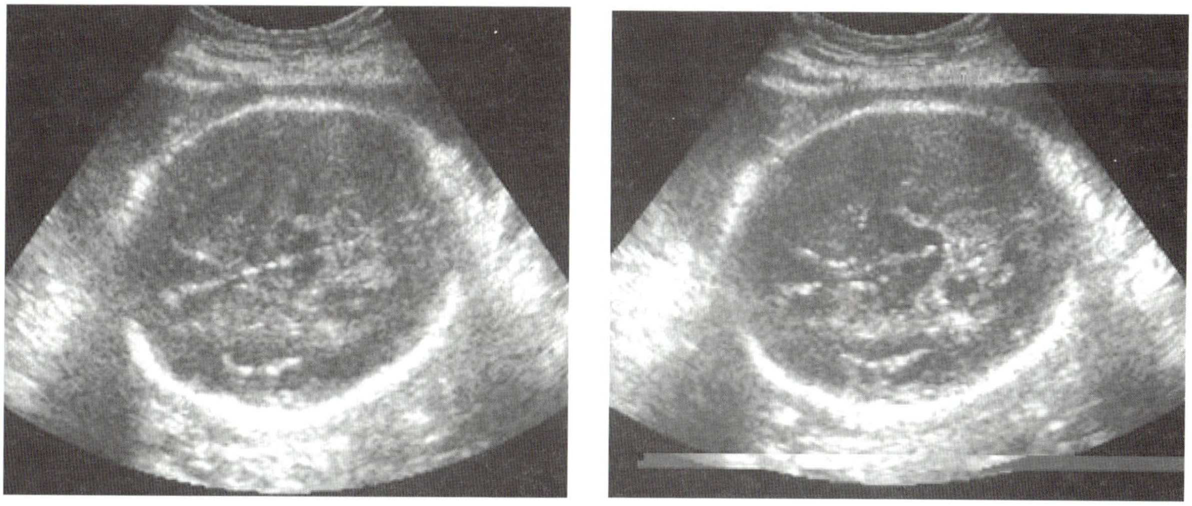

사진 1-6. persistence가 낮은 경우(좌)와 높은 경우(우)

선밀도(Line density)와 화면 발생율(Frame rate)

선밀도(line density)란 한 화면(field of view, FOV)에서 수직선의 수를 말하며, 선밀도가 높다는 것은 수직선의 수가 많은 것으로 영상의 해상력이 높아진다.

화면 발생율은 1초당 화면에 전시되는 영상의 수를 말하는 것으로 동영상을 위해서는 최소한 16 frame/sec의 frame rate가 필요하다.

선밀도와 frame rate는 서로 반비례 관계에 있기 때문에 움직임이 많지 않은 성인의 복부 검사시인 경우에는 frame rate를 줄이고 line density를 높여서 영상의 질을 좋게 하고, 심장 같은 빨리 움직이는 장기의 검사시 에는 frame rate를 높이고 line density를 줄여서 움직임에 의한 blurring을 감소시킴으로서 보다 정확한 검사를 할 수 있다.

Cine-loop

초음파 검사 중 transducer의 동작을 멈추면 정지된 화면보다 선행된 50~200개의 화면이 자동으로 기억되어 이것을 검사자가 원하는 대로 재생해 볼 수 있는 것. 빠르게 움직이는 물체(심장, 태아 운동), 소아 초음파 검사에 유용하다.

도플러의 조절

일반 도플러 조절 (Spectral Doppler)

여기서 일반 도플러는 pulsed Doppler와 M-mode Doppler를 가리킨다.

Doppler 신호 획득양 조절

물체에 반사되어 돌아오는 음영 신호를 조절 할 수 있는데 신호양을 증가시키면 혈류 흐름에 대한 예민도가 증가되는 장점이 있는 한편, 잡신호도 따라서 증가되는 단점이 있다. 신호양을 감소시키면 예민도는 감소하나 잡신호도 줄어 들어 영상신호가 깨끗해 진다.

도플러 속도 범위 및 펄스반복주파수(Velocity range, pulse repetition frequency)

초음파의 펄스반복주파수(pulse repetition frequency)를 조절함으로써 Dopper로 표현되는 혈류 속도의 범위를 조절 할 수 있다. (펄스반복주파수란 탐촉자에서 매초당 음파를 발생하는 횟수를 말한다.)

도플러 속도 범위를 높이면 표현 가능한 혈류 속도 범위가 따라서 증가되고 화면에 나타나는 혈류 파형의 크기는 작아진다. 반대로 도플러 속도 범위를 줄이면 혈류 속도 범위는 줄어들면서 혈류 파형의 크기는 커진다. 즉 범위를 높이며 aliasing 현상을 줄이고 범위를 낮추면 저속 혈류 신호에 대한 민감도를 높일 수 있다.

Wall filter(벽신호 차단)

이 벽신호 차단 기능은 맥박이나 호흡 등에 의해 발생되는 혈관벽의 움직임으로 인한 낮은 주파수의 도플러 신호를 제거함으로 혈류 자체의 도플러 현상만을 관찰하려는 목적으로 이용된다. 차단 수준을 너무 높이 지정하면 혈관벽 움직임 뿐 아니라 혈류 움직임에 대한 도플러 정보 또한 잃어버릴 수 있다. 따라서 벽신호 차단은 최대한 낮게 지정한 후 필요에 따라 올려가면서 검사하는 것이 바람직하다.

도플러 작동 범위(Doppler gate, sample volume)

이것은 탐촉자에서 도플러 초음파 신호를 보내고 받아들이는 영역을 말하며 이 범위를 필요에 따라 조절 할 수 있다.

이 범위를 증가시키면 보다 확대된 범위에서 발생되는 도플러 신호를 포착하는데 유리하며 따라서 정맥이나 작은 혈관의 신호를 찾아내고자 할 때 쓰인다.

이 범위를 감소시키면 좀 더 예민하게 해당 신호를 나타낼 수 있다.

각도 조절(angle correction)

혈류 속도는 angle cursor(도플러 각을 나타내는 표시)의 cosine에 연관되어 변화한다. 따라서 혈류 속도를 측정하고자 할 때는 각을 혈류에 일치시켜(o°) 측정하도록 하며 60°를 넘는 것은 의미가 없다.

기준선(Baseline)

기준선은 혈류가 O인 지점을 잡아서 상하로 혈류 파형을 나타낼 때 쓰인다. 이 기준선을 상하로 이동시킴으로 보다 큰 범위의 신호를 화면에 나타 낼 수 있으나 펄스반복주파수(pulse repetition frequency)는 변화하지 않는다.

일반적으로 기준선 위쪽의 파형은 탐촉자 쪽으로 접근하는 혈류 파형을 나타내고, 기준선 아래쪽의 파형은 탐촉자에서 멀어지는 혈류파형을 나타낸다. 색도플러에서는 기준선 이상은 붉은색으로 나타나고, 기준선 이하 부분은 파란색으로 혈류가 표시된다.

색도플러의 조절

색신호 획득(color gain)

색신호 획득양을 올리면 혈류에 대한 예민도가 높아지는 한편 잡신호가 섞일 위험도가 높아지는 단점도 있다.

색도플러 신호의 조절은 일반초음파 화상과 일반도플러 화상의 조절로 이루어지는데, 일반초음파 화상위에 색신호가 입혀지므로 일반초음파 화면을 조절하는 것이 우선이다. 일반초음파 신호 획득(2D gain)을 증가시키면 색신호는 약해지고 일반초음파 신호 획득양을 줄이면 색신호는 더 잘 나타나게 된다.

혈류속도 범위의 조절(Velocity scale)

색도플러가 나타나는 화면의 좌측 혹은 우측의 색막대 모양으로 나타내지며 어두운 색일수록 혈류 속도가 느린 것을 나타내고 밝은 색일수록 혈류 속도가 빠른 것을 나타낸다.

혈류 속도 범위를 올리면 위신호(aliasing)는 줄일 수 있으나 저속 혈류에 대한 예민도는 감소된다.

색도플러 범위 조절(color Box size control)

일반 초음파로 관찰한 뒤 관찰하고자 하는 조직의 깊이와 넓이를 정해서 색도플러를 작동시킬 수 있다. 이 색범위의 크기에 따라 화면 전환 비율(frame rate)과 해상도(spatial resolution)가 좌우된다.

색 범위의 폭을 넓히면 해부학적 구조를 한 번에 관찰하기 편하고 혈관의 위치를 찾는데 편하다. 하지만 단위 넓이당 주사선수(sacn line)가 적어져서 방위분해능(lateral resolution)이 나쁜 단점이 있다.

색범위(color box)를 길게 하면 조직의 깊이에 따른 관찰이 용이하지만 거리분해능(axial resolution)은 저하된다.

따라서 조직내 혈관의 위치를 찾을 때는 색 범위를 크게 해서 찾은 뒤에, 색 범위를 최대한 작게 함으로써 해상도와 화면 전환 속도를 증가시킬 수 있다.

벽신호의 차단 (Wall filter) - 혈관벽 신호의 제거

혈관벽의 움직임이나 다른 조직의 움직임에 의한 낮은 주파수의 도플러 신호를 제거하려는 목적으로 사용된다. 높게 지정할수록 잡신호를 줄일 수 있으나 작은 혈관의 저속 혈류를 놓치기 쉬운 단점이 있으므로 관찰하고자 하는 조직에 따라 알맞게 지정해야 한다.

지속도 (Persistence)

일반 초음파에서처럼 연이은 화면 사이의 신호잡음을 줄여서 색도플러 화면을 부드럽게 해주는 역할을 한다. 예민도를 높이기 위해서는 지속도를 높이고, 화면 전환 속도를 높이려면 지속도 수준을 낮추어야 한다.

Tips and Points

색도플러 관찰시 색의 양이 너무 많으면
- 색 획득양 (color gain)을 줄여본다.
- 색 속도 범위 (color velocity scale)를 늘린다.
- 벽신호 차단을 높게 지정한다.

부인과 병변의 색도플러 검사시 관찰내용
양적관찰 : color pixel의 수와 밀도
관찰되는 혈관의 수
혈관의 가지치기
질적관찰 : 혈류속도 측정
도플러 지수 측정

기타 조절

영상의 크기 및 형태(frame size, shape) 조절

영상크기를 작게(깊이와 넓이)할수록 공간해상도가 좋아지거나 화면전환속도가 올라가게 되므로 특정 해부학적 구조물 관찰에 필요한 장치로, 영상크기 조절은 전체 영상의 깊이나 넓이를 조절할 수 있고, 한 영상에서 관심부위(Region of interest; ROI)를 별도로 조절할 수도 있다.

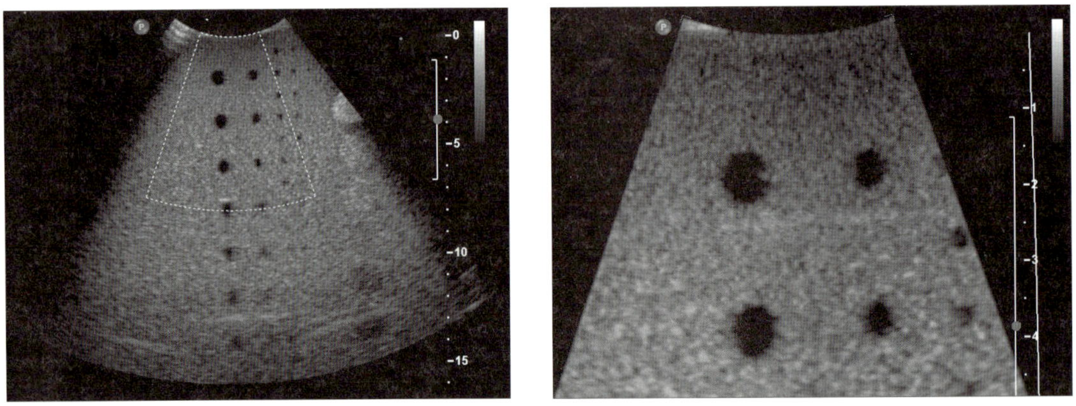

(A) (B)

사진 1-7. 원영상(A)과 관심부위를 확대한 영상(B)

초점(focusing) 조절

실시간 초음파 영상에서 촛점의 깊이, 숫자를 조절하는 것으로서 초점의 숫자를 증가시키면 초음파 선속이 전체적으로 집속이 되어 측방향 해상도가 좋아지고 음의 강도도 강해지지만, 화면 발생율이 떨어지게 된다.

Tips and Points

표 1-3. 초음파 기기의 Setting 요령

항 목	부인과 초음파	산과초음파	태아 심장
Dynamic range	High	Middle	Low
Persistence	High	Middle	Low
Frame rate	Low	Middle	High

초음파 기기의 조절 순서

: 동일한 초음파 기기라도 보고자 하는 물체의 특성, 위치에 따라서 조절하여 해상도를 높일 수 있다.

1. 2D gain을 조절 - 전체적인 수신강도를 조절한다.
2. depth 조절- 보고자 하는 조직의 깊이에 맞게 조절하여 불필요한 영상을 줄이고 화면의 해상도를 높인다.
3. T.G.C(시간차 수신강도)조절 - 조직의 깊이와 초점을 맞추어 조절한다.
4. focal zone(촛점영역) - 보고자 하는 조직이 위치한 곳에 focal zone이 오도록 하며 보고자 하는 물체의 특징에 따라 focus의 수를 조절한다. 태아의 경우는 focus의 숫자를 최소로 하며, 부인과 초음파 검사시는 focus의 수를 증가시켜서 관찰한다.
5. section width(초음파 선속 폭의 조절)- 보고자 하는 조직외의 다른 부분을 줄여서 집중시킨다.
6. zooming(확대) - 마지막으로 검사대상 조직을 화면에 꽉 차게 확대시켜서 관찰한다.

입체 초음파, Power Doppler, Tissue Harmonic Imaging

입체 초음파(3D Ultrasound)

3D 기술은 2D의 정보를 연속적으로 모아 컴퓨터에서 합성하는 것으로 2D 화상이 잘 보일 때 3D 화상도 잘 보일 수 있다.

장점

1. Volume imaging 이 우수하여 골반내 장기의 부피를 측정하는 데 유리하며, section reconstruction, surface rendering, volume rendering의 세 단계로 이루어진다.<D. Jurkovic, 2002>
2. 자궁의 coronal plane을 관찰하는데 유리하며 난소종양의 형태를 관찰하는데 유리하다.
3. 산과적으로는 태아의 척추이상, 골격계 이상, 얼굴이나 손, 발의 이상을 관찰하는데 3D가 유리하다.<LD Platt, 1998>

단점

1. 아직은 속도가 느려 산과에서는 태아의 심장관찰에는 할 수 있다.
2. 초음파 영상 (image)이 겹쳐서 세밀한 부분관찰을 도리어 방해할 수 있다.

3. 양수양이 적을 때 관찰이 쉽지 않다.
   → 부인과 초음파에서는 이러한 단점이 별로 중요하지 않다.

부인과에서의 적용

1) 자궁기형을 관찰하는데 유리하며, 자궁기형을 관찰하기 좋은 시기는 황체기 (luteal phase)로 자궁내막이 비교적 두껍고 자궁내강이 자궁근종과 잘 구별되어 보인다.
2) 반복유산(recurrent miscarriage)과 불임환자 (infertility)에서 3D를 쓰는 것이 장점이 있다. 난소 부피의 측정으로 인공수정(IVF) 환자에 도움을 줄 것으로 기대되고, 다낭성 난포증(Polycystic ovary) 환자의 난소 실질의 부피 (ovary stroma volume) 측정에 유리하다.<Rage F, et al. 1997> <Kupesic S, et al. 1998>
3) 질식초음파와 hysterosalpingography, hysteroscopy, 3D sonohysterography을 비교했을 때 3D sonohysterography가 정확하다고 보고한 바 있지만 아직 논란이 많다.<Bonilla-Musoles et al. 1997>
4) 자궁내막의 평가에 약간 더 정확한 듯하나 큰 차이는 없다.
5) 자궁내 피임장치(IUD)의 평가에 정확한 듯하나 큰 차이는 없다.
6) 자궁부속기 종괴(Adnexal tumor)의 관찰시 echogenic foci나 papillary projection이 더 잘 보인다.

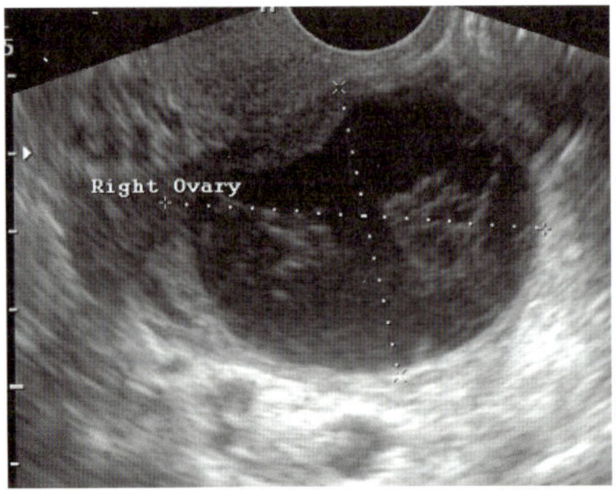

사진 1-8. 출혈성 황체낭종(일반 2D)

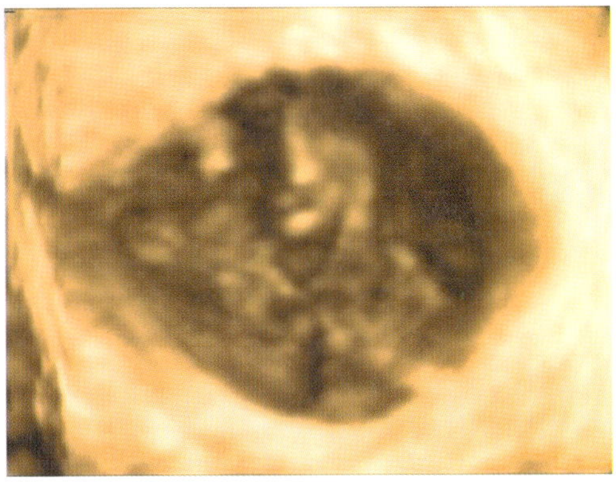

사진 1-9. 출혈성 황체낭종(일반 3D)
낭종내부의 lacelike strand가 더욱 뚜렷하게 관찰된다.(사진 1-8과 동일한 환자임)

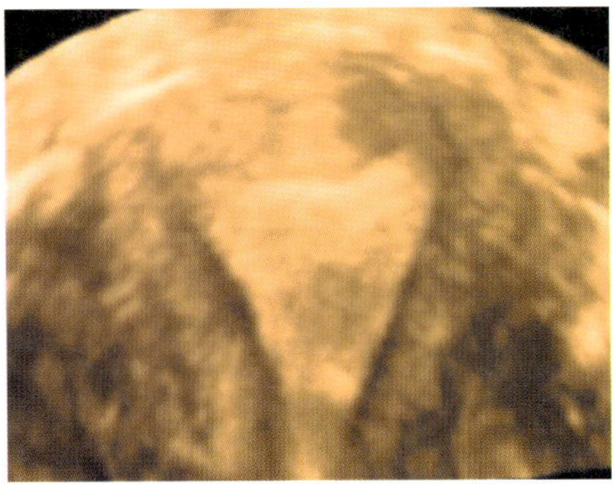

사진 1-10. 정상자궁의 3D 입체초음파
자궁내부의 내막이 뚜렷하다

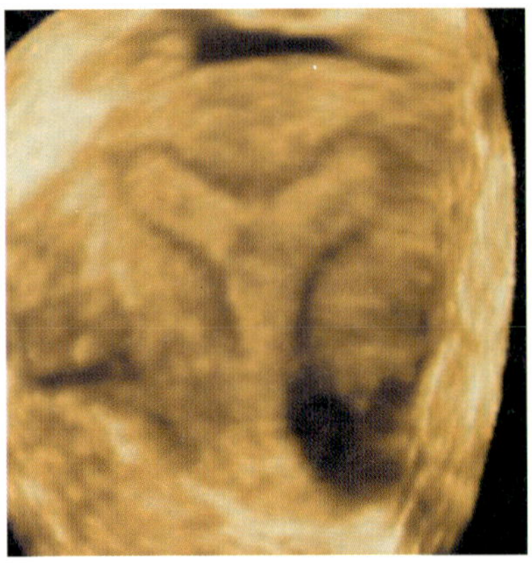

사진 1-11. 중격자궁(septate uterus)의 3D 입체초음파
자궁내막이 Y자로 구분이 잘되며 자궁의 저부(fundus)가 함몰되지 않은 것으로 중격자궁임을 알 수 있다.

Power doppler

: 일반 칼라 초음파에 비해 3~5배 예민하여 느린 혈류, 작은 혈관의 형태를 볼 수 있는 것이 장점이나 혈류의 방향성은 구분되지 않는 것이 단점이다.

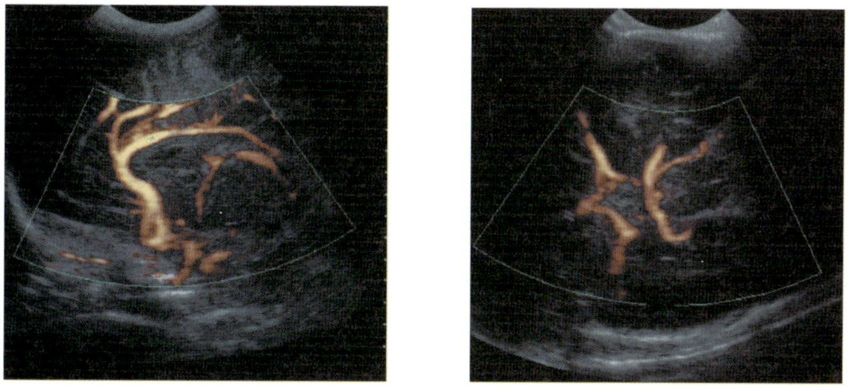

(A) (B)

사진 1-12. Power Doppler. Carotid sagittal scan image(A)와 Willis circle axial scan image(B)

Tissue harmonic imaging

장점

1. 초음파의 투과성이 우수하여 조직심부에 있는 장기가 더 잘 보인다.
2. 측방향 분해능 (lateral resolution)이 우수하다.
3. Side lobe에 의한 허상이 적게 발생한다.
4. 신호대 잡음 비율이 우수하다.

단점

같은 대조비와 밝기를 얻기 위해 일반 초음파(conventional B-mode)보다 강력한 음파(acoustic power)를 필요로 한다.

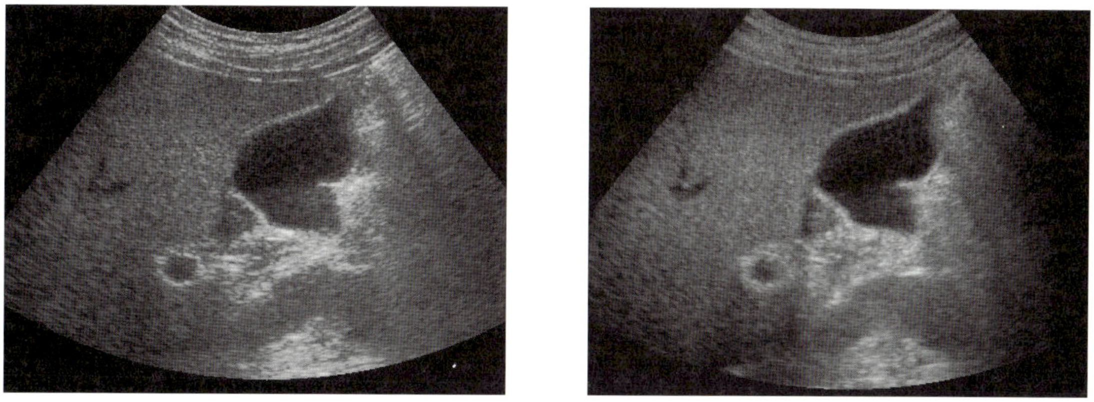

(A) (B)

사진 1-13. 일반 초음파 영상(A)과 하모니(Harmonic image) 초음파 영상(B)의 비교. Harmonic image에서 담낭의 내부 및 각 구조물의 경계면이 더 선명하게 보인다.

초음파 영상의 허상(Destription of sonographic artifact)

허상(artifacts)이란 실제 영상이 왜곡, 변형되어 나타나거나 부정확하게 나타나는 모든 현상을 말한다. 이러한 허상은 초음파 장치의 기본가정(Basic assumption)이 위반된 경우나 장치의 부적합한 사용, 오작동에 의한 경우와 초음파와 관찰조직간 물리적 특성에 의한 것이 원인이 되어 나타날 수 있다.

초음파 검사의 기본 가정(Basic assumption)은 아래와 같다.

① 초음파는 항상 직진한다.

② 반사체는 항상 초음파 선속의 축위에 위치한다.

③ 초음파음속은 항상 1,540m/sec로 일정하다.

④ B-mode 영상에서 반사의 강도는 오직 반사체에서의 반사정도만을 나타낸다.

⑤ 초음파 영상 단면은 매우 얇다.

⑥ 초음파는 반사체에 수직으로 입사해서 탐촉자로 돌아온다.

허상의 종류

반사체가 독립적인 것으로 구분되어 보이지 않는 경우

초음파와 조직사이의 물리적인 현상으로 발생하며 서로 가까이 있는 별개의 반사체가 하나로 나타난다.

① 축방향 분해력(Axial resolution)

초음파 선속의 주축을 따라 많은 구조물 들이 분포하여 있으나, 가까이 있는 구조물이 영상에서는 한 개의 반사체로 나타나는 현상(그림 1-17) 일반적으로 SPL/2와 같으며, 임상적으로 0.3에서 1.0 mm의 값을 갖는다.

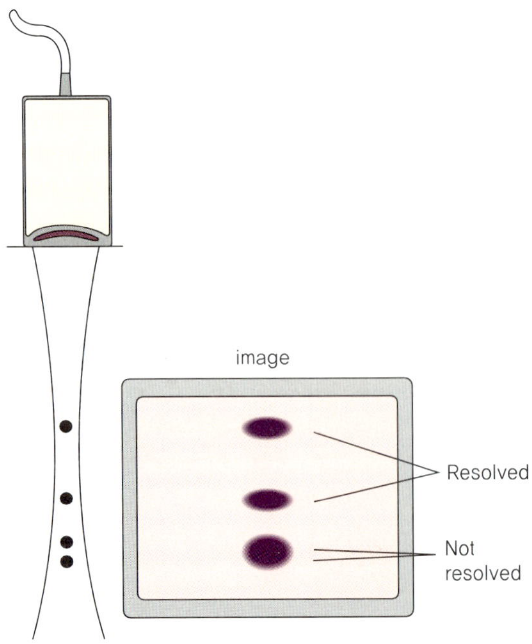

그림 1-17. 초음파의 축방향해상력(거리분해능). 초음파의 펄스길이(SPL)의 1/2보다 가까이 인접한 구조물은 분리되어지지 못하여 한 개의 구조물로 나타난다.

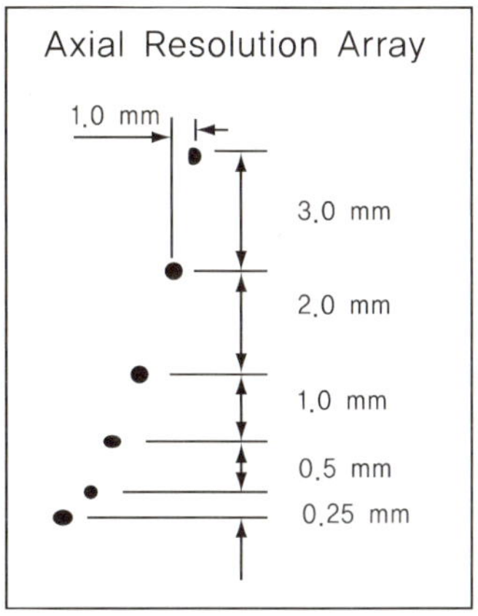

그림 1-18. axial resolution.

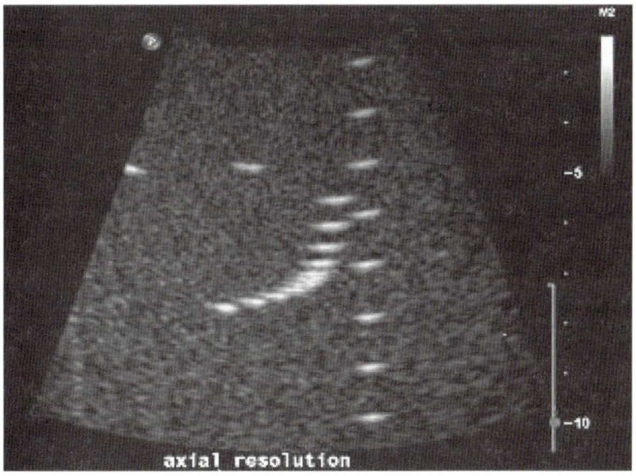

사진 1-14. QA phantom의 target의 배치도(A)와 scan한 영상(B) 인접한 target가 분리되어 보이는 것으로 해상력을 표시한다. 영상에서 축방향 해상력은 0.5mm이다.

② 측방향 분해력(Lateral resolution)

초음파 선속의 주축(main axis of sound beam)에 대해 수직으로 가까이 위치한 많은 반사체들이 하나의 반사체로 보이는 현상으로 측방한 해상력은 초음파 선속 폭의 크기와 같고, 영상의 깊이에 따라 각기 다르다. 임상적으로는 2~10mm의 값을 가지며, 초음파 음을 집속(focusing)함으로서 개선할 수 있다.

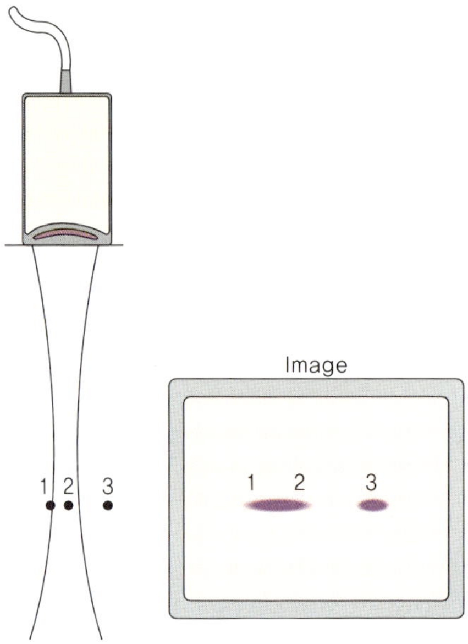

그림 1-19. lateral resolution. 2번과 3번 target는 구별이 되어 보이지만 초음파 선속 폭 보다 가까이 인접한 1번과 2번 targets는 구별이 되지 않는다.

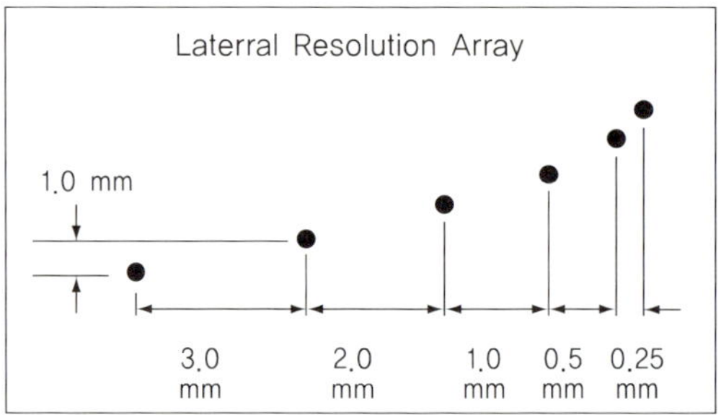

그림 1-20. lateral resolution.

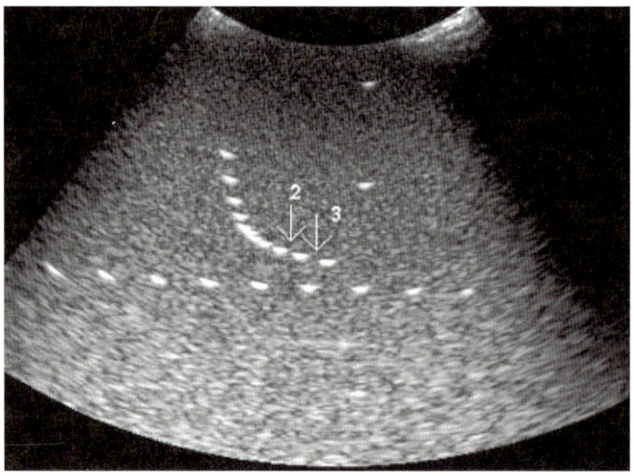

사진 1-15. target의 배치도(A)와 scan한 영상(B)에서 3, 2는 분리되어 보이지만 그 이하는 분리되어 보이지 않는다. 영상에서 측방해상력은 2mm이다.

③ 음향반점(Acoustic speckle)

초음파가 매질내에 입사하면 입자를 구성하고 있는 무수히 많은 반사체들에 의해 반사가 일어나는데, 그 반사체들은 반사체 자체가 너무 작기 때문에 산란체(scatterer)로서 나타나며, 매질의 도처에 산란체들이 불규칙적으로 너무 많거나 적게 존재하기 때문에 일반적으로 각각의 산란체로서의 역할을 하지 못하기 때문에 초음파 영상에서 각각을 구별해 낼 수 없다.

일반적으로 초음파 영상에서 점(dot)으로 나타나는 반사 신호들은 대체로 산란체들의 그룹에 의한 신호들이 합성된 것으로, 이러한 산란체들이 초음파 영상에 작은 점들의 형태로 나타나는 것을 반점(speckle)이라 한다.

B-mode 초음파 영상에 나타나는 기관이나 조직 등이 점(dot)들의 집합 형태로 배열되어 나타나는 것을 영상의 texture 라고 하며, 임상적으로 영상의 texture는 반사체의 크기에 따라 각기 "coarse echoes", "grainy echoes", "fine echoes"등과 같은 용어로 표현한다.

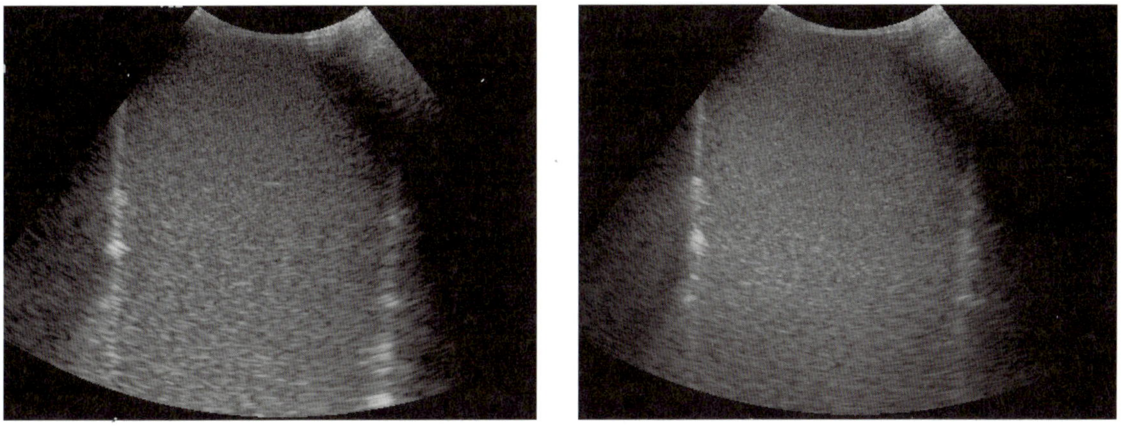

(A) (B)

사진 1-16. speckle pattern. 2MHz의 영상(A)과 4MHz의 phantom 영상(B). 2MHz 영상에 비해 4MHz 영상이 더 고운 입자형태(fine echo texture)를 보인다.

다중반사(Reverberation)

강한 경계면(Interface)를 갖는 두 개 이상의 반사체가 축 방향에 대해 전.후로 인접해 있을 때 그 사이에 초음파가 입사하여 두 반사체 사이에서 반사가 계속 왕복(ping-pongs)되어 영상에 일정한 간격으로 점점 약해지는 영상이 이어져서 나타나는 현상을 말한다.

① 금속성 물체에 의한 다중반사현상

초음파가 조직 내의 금속성 물질, 예를 들면 이물질이나 조직에 삽입된 금속바늘 등으로 인해 ringing and reverberation의 결과 발생한다. 혜성꼬리(Comet tail)와 같은 모양의 허상이 발생된다.

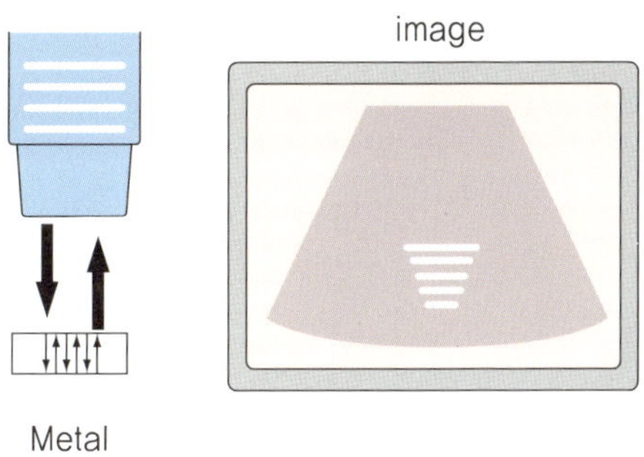

그림 1-21. reverberation 허상의 발생원리.

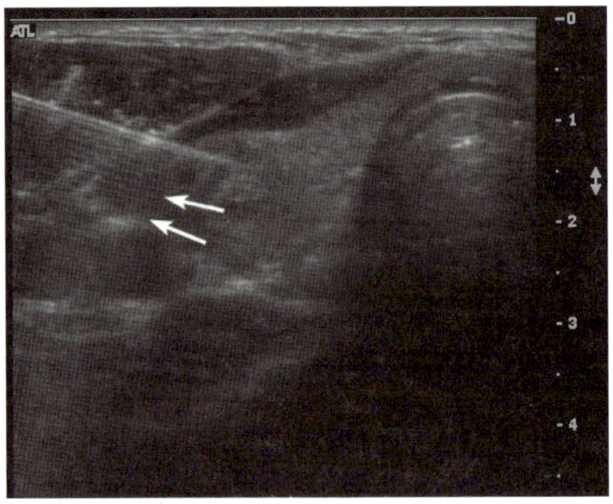

사진 1-17. 갑상선 조직검사시 주사바늘(biopsy needle)에 의해 발생한 다중반사 허상.

② 기체에 의한 다중반사현상

미세한 공기방울(micro gas bubbles)이나 국소적인 액체성분이 존재하는 곳의 경계면에서 발생된다. 예를 들면 횡격막, 장관, 담낭벽 등에서 발생하며 금속물체에 의한 다중반사의 발생과 거의 유사하다.

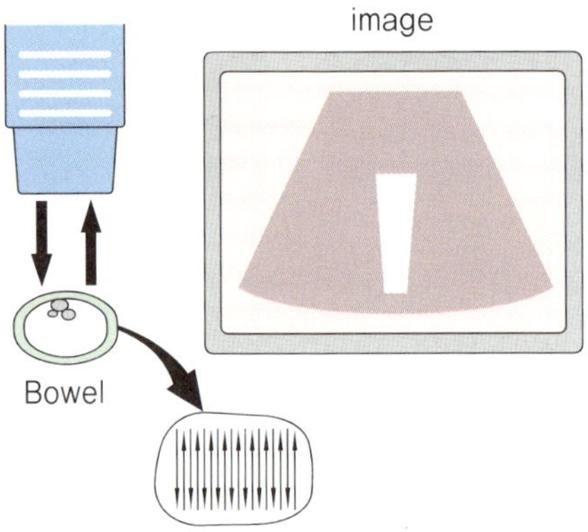

그림 1-22. 기체에 의한 다중반사현상

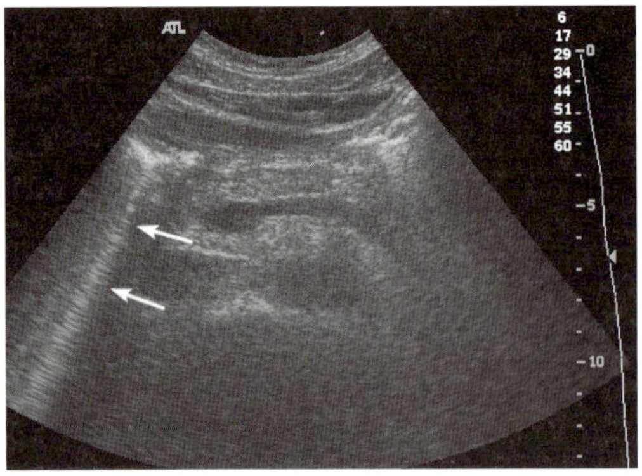

사진 1-18. 췌장의 두부앞쪽 십이장내의 공기에 의한 다중반사 artifacts 현상

굴절허상(Refraction artifact)

초음파가 음속이 다른 두 매질 사이를 통과할 때 경계면에서 굴절로 인해 반사체의 위치가 실제 위치에

서 벌어나 보이는 현상(그림 1-24)을 말한다.

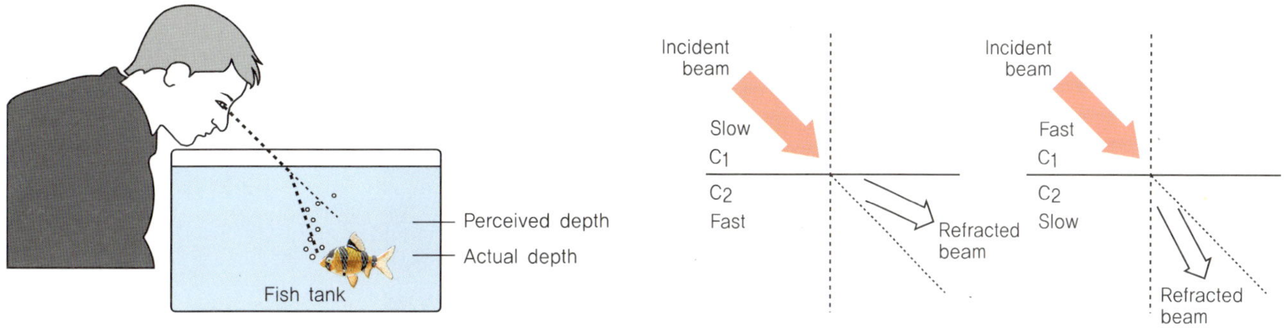

그림 1-23. 굴절허상이 발생하는 기전

음영허상(Shadowing artifact)

초음파가 조직내의 어떤 부위에서 갑자기 흡수되거나, 또는 강한 반사체에 의해 대부분 반사되어 초음파 에너지가 급격히 감쇄되어 흡수체나 반사체의 후방에 검은 그림자가 나타나는 현상(= posterior acoustic shadowing: 후방음향음영)으로 담낭결석이나 신결석 등의 후방에 검은 그림자가 나타나는 현상을 말한다.

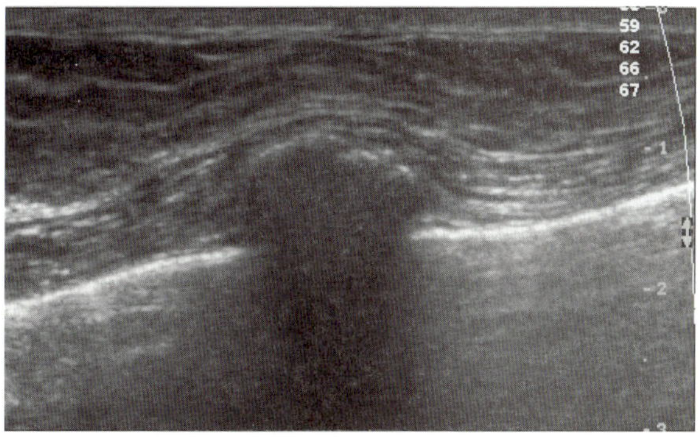

사진 1-19. 유방초음파 검사시 나타난 늑골에 의한 음영허상

증강(Enhancement)

초음파가 조직을 통과할 때, 낭성물질과 같이 감쇄가 비정상적으로 적게 일어나는 부위를 통과할 때 주위조직에 비해 상대적으로 많은 양의 초음파가 투과되어 반사체 후방에서 반사 echo가 증가하여 밝게 보이는 현상(=posterior acoustic enhancement; 후방음향증강)을 말하며, 초음파의 물리적 특성으로 주위 조직과의 밀도차이로 초음파의 진행방향이 바뀌어서 집속현상으로 초음파 선속이 강해짐으로 후방에서 반사 echo가 강해져서 발생하기도 한다.

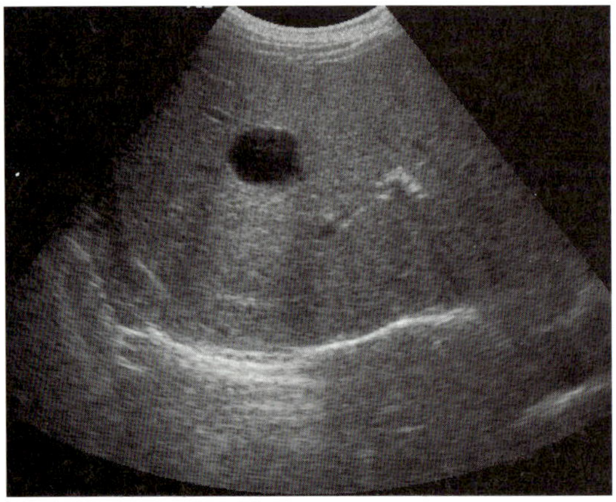

사진 1-20. 간내 낭종(cyst)의 후방에 나타나는 enhancement

거울효과(Mirror effect)

초음파가 강한 반사체(interface)를 만나면 굴절보다 입사각과 같은 각의 반사 echo가 형성되어 경계면 내의 구조물이 경계면밖에 있는 것처럼 보이는 현상을 말한다.

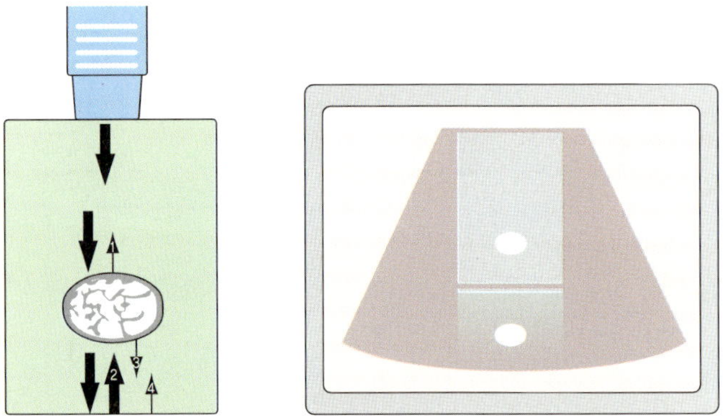

그림 1-23. mirror effect의 형성 원리

음속(Speed of sound)의 차이에 의한 Artifact

초음파 장치는 연부조직 내에서의 초음파 음속이 항상 1,540m/sec인 것으로 설정하여 제작되어 있다. 그러나 인체 내의 구성 물질은 다양하기 때문에 실제로는 다양한 음속이 발생할 수 있다.

예를 들면, 특정부분 내에서의 음속이 연부조직내의 음속 보다 빠를 경우 반사체의 위치는 실제의 위치보다 가깝게 나타날 것이고, 반대로 특정부위 내에서의 음속이 연부 조직내의 음속보다 느릴 경우에는 반사체의 위치가 실제 위치보다 멀게 나타난다. 이것은 음속의 변화를 초음파 장치가 감지하지 못함으로 인하여 발생하는 허상을 말한다.

예) · 간조직 내부에 고음영의 종괴가 있을 경우에 뒤쪽의 횡격막이 실제위치에서 벗어나 보이는 현상
 · 실리콘이 들어있는 유방을 검사할 때 실리콘 내에서의 음속이 주변의 연부조직보다 음속이 느리기 때문에 뒤쪽의 구조물들이 실제 위치보다 더 멀게 보인다.

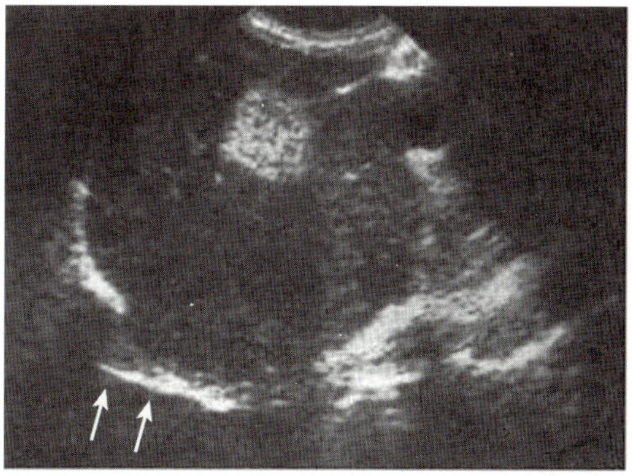

사진 1-21. 음속차이에 의한 허상. 간조직 내의 고음영종괴에 의한 초음파의 전파속도 차이로 인해 후방에 있는 횡격막이 끊어져 보인다.

측엽에 의한 허상(Side lobe artifact)

초음파 beam이 probe의 압전결정에서 직각으로 방사되는데 이를 주엽(main lobe)이라 하고 그 주위에 여러 개의 측엽(side lobe)이 있다. 이 side lobe가 강도는 약하지만(주엽의 1/100) 강한 반사체에 수직에 가까운 각도로 측엽이 입사하는 경우에 탐촉자로 강한 반사 echo가 검출되어 주엽의 경로 내에 반사체가 있는 것처럼 나타난다.

예) GB 내의 sludge같은 모양 형상

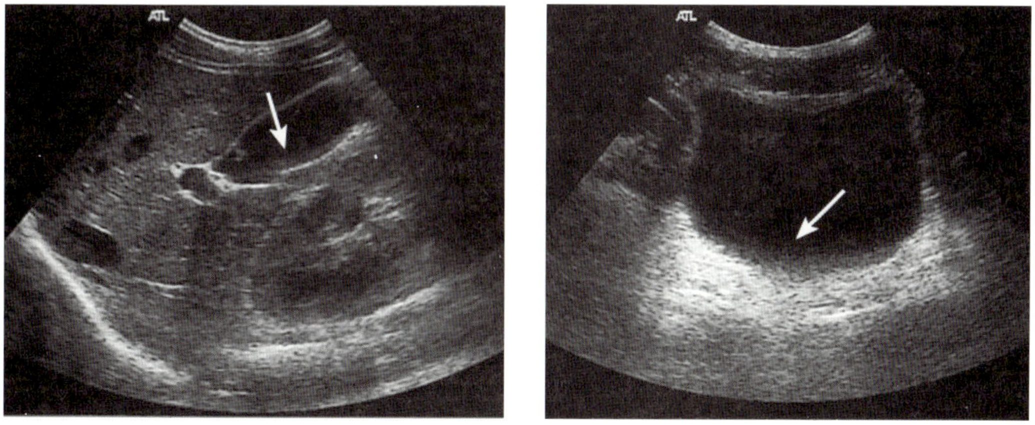

(A) (B)

사진 1-22. 측엽에 의한 허상. 담낭의 하면(A)과 방광의 하면(B)에 측엽에 의한 찌꺼기(sludge) 모양의 허상

단편 두께에 의한 허상(Slice thickness artifact)

초음파 선속의 단편두께(Slice thickness)에 따라 동일한 영상이 다르게 나타나는 현상을 말한다.
예를 들면 혈관내에 이물질이 찬 모양으로 나타나는 경우나 담낭 뒤쪽의 십이지장이 담낭내로 돌출하여 담낭 내 결석으로 오인되는 경우 등이다.

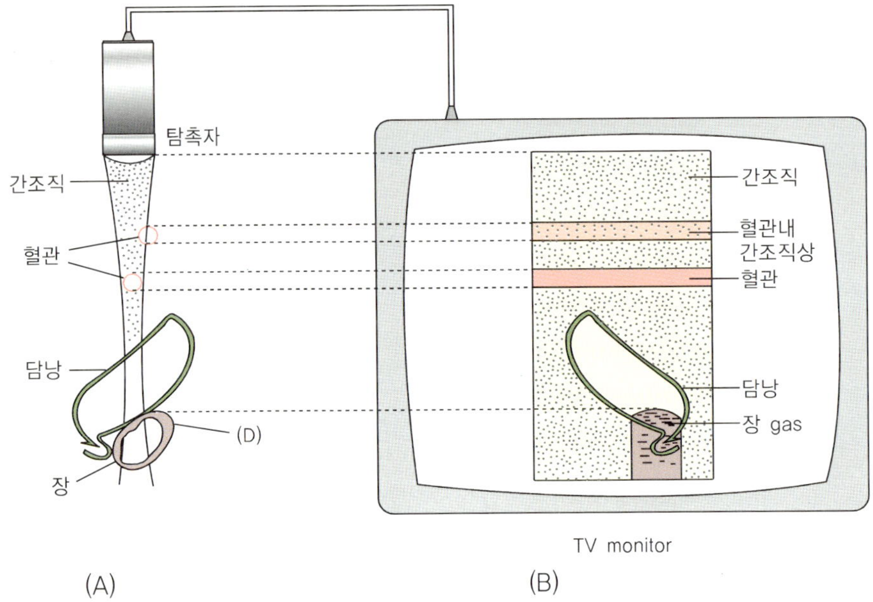

그림 1-24. 단편 두께 허상의 발생 원리 모식도(A). Array probe에서 발생한 단일 beam의 단면을 보면 입체 형태를 띠고 있음을 알 수 있다.(B)

초음파검사의 안전성

직업성 건강 장애

- 눈의 피로, 관절 근육통, Carpal tunnel syndrome
- 눈의 피로를 줄이기 위해서는 모니터 화면의 밝기를 최소로 하고 실내를 어둡게 하는 것이 좋다.

초음파의 주된 생체효과(biologic effect)는 발열작용(thermal effect)과 공동화(cavitation)이다.

1. 발열작용(thermal effect)

a. 초음파가 조직을 통과하여 진행할 때, 흡수된 에너지는 열로 전환된다. 발열작용은 주파수가 높을수록 증가한다.

b. 발열작용이 41℃로 5분 이상 지속될 때 배아나 태아에게 해를 미칠 수 있다는 보고가 있다.

c. 발열에 의한 작용은 실험동물에서는 신경관 결손증, 작은 안구증과 소두증 (microcephaly) 등의 발생에 영향이 있었다.

d. 뼈 조직에서 흡수가 많이 일어난다.

e. 다음과 같은 순서로 발열작용이 더 많이 발생한다.
B-MODE < M-MODE <color Doppler < pulsed Doppler

f. 아직까지는 현재 사용되는 진단용 초음파기에 의한 생물학적 이상이 확인된 적은 없다.

g. 하지만 배아기에는 불필요한 질초음파 사용시간을 줄이고, 특히 pulsed Doppler 사용은 꼭 필요한 경우에만 시행하도록 한다.

2. 공동화 현상(cavitation)

a. 초음파가 작용된 매질내에 gas bubble이 생기는 현상을 말한다.
b. 폐의 폐포 같은 gas가 있는 조직에서 발생한다.
c. 자궁내 태아에서는 발생되지 않는다.

3. 현재까지의 발표결과로서는 진단적 초음파 사용으로 인해 산모나 태아에게 생물학적 이상효과가 발생 했다는 증명된 보고는 없다.

Tips and Points

초음파 기기를 다룰 때 주의사항

1. 탐촉자를 고열소독하면 안된다.(depolarization)
2. 탐촉자 표면이 벗겨지면 안된다. (열발생)
3. 탐촉자가 금이 가면 누전 위험이 있다.
4. 줄을 꼬거나 구부리면 예민도가 떨어지고, 화면에 잡신호가 많아진다.
5. 탐촉자 표면은 아주 예민하므로 젤리가 말라붙지 않도록 전용 크리너를 사용하고, 부드러운 종이나 수건으로 항상 닦아준다.
6. 초음파 기기에 전류가 일정하게 들어오도록 하는 것이 좋다.

참고문헌

Bonilla-Musoles F, Raga F, Osborne NG, Blanes J, Coelho F, Three-demensional hysterosonography for the study of endometrial tumors: comparison with conventional transvaginal sonography, hysterosalpingography and hysteroscopy, Gynecol Oncol 1997;65:245-52

D. Jurkovic 3D ultrasound in gynecology Ultrasound obstet Gynecol 2002;19:109-17

Edwards MJ. Hyperthermia as a teratogen: a review of experimental studies and their clinical significance. Teratogenesis Carcinog Mutagen 1986;6:563-82.

Essentials of Ultrasound Physics, James A. Zagzebski, Ph. D, Mosby.

Haar GR. Ultrasound biophysics: cavitation. In: Hill CR, ed. Physical principles of medical ultrasound. Chichester: Horwood 1986:388-408.

Kupesic S, Kurjak A, Septate uterus, Detection and prediction of obstetrical complications by different forms of ultrasonography J Ultrasound Med 1998;17:631-6

L.D, Platt, Santulli, Three-dimensional ultrasonography in obstetrics and gynecology: Preliminary experience. Am J Obstet Gynecol 1998;178(6):1199-1205

Raga F, Bauset C, Remohi J, Bonilla-Musoles F, Sinanc, Pelliceva, Preproductive outcomes in women with congenital Mullerian anomalies, Hum Reprd 1997;10:2277-8

Safty considerations for diagnostic ultrasound, Laurel, MD, 1991, American Institude of Ultrasound in Medicine.

WFUMB World federation for ultrasound in medicine in biology symposium on safety and standardization in medical ultrasound: Issue and recommendations regarding thermal mechanical and biological effects of ultrasound. Ultrasound Med Bilo 1992;18:9.

Understanding ultrasound physics, Sidney K. Edelman, Ph.D. 1994, D. Armstrong Co., Inc. Houston, Texas

The Burwin Institude of diagnostic Medical Ultrasound, Ultrasound Physics & Instrumentation course number 01, Denis Gratton, RDMS

의료초음파공학, 최흥호 편역, 2003, 인터비젼

2. 부인과 초음파 검사의 시작

미국 방사선학회(American College of Radiology)와 산부인과학회(American College of Lbstetries and Gynecology)에서는 부인과 초음파에 대하여 임상지침을 발표하였으며 다음과 같은 내용을 관찰하고 기록할 것을 권장하고 있다<ACR practice guideline for the performance of pelvic ultrasound in females. 2004, Sept.>

· 자궁에 관하여 기술할 사항 : 자궁의 크기, 형태, 방향, 자궁내막, 자궁근, 자궁경부
· 자궁부속기에 관하여 기술할 사항 : 난소의 크기 및 이상소견, 덩이가 보이면 난소와 자궁과의 관계성, 덩이자체의 크기, 음영정도, 내부음영의 특성(액체성, 고형성, 혼합형), 덩이의 색도플러나 도플러 소견
· 후맹낭에 관하여 기술할 사항 : 덩이가 있다면 자궁부속기 덩이를 기술하는 것과 마찬가지로 기술한다.

복식 초음파(Transabdominal ultrasonography)

방법

1) 방광에 소변이차면 음향창(acoustic window) 역할을 하여 방광뒷쪽의 자궁, 난소가 잘보이며, 골반강내 장이 위로 밀려 올라가게 되므로 검사전 물을 충분히 마시고 소변을 참도록 한다.
2) 방광충만이 부족하면 탐촉자로 하복부를 누르듯하여 장을 밀어내면서 초음파 검사를 시행한다.

장점

· 골반강을 넘어선 커다란 덩이 구조를 관찰하는데 유리하다.
· 덩이의 골반강내 위치를 파악하기가 쉽다.
· 경질식 초음파검사에 비해 시야가 넓고, 초음파 도달 깊이가 깊다. 모든 부인과 초음파 검사시 우선적으로 경복부 초음파검사를 시행하여 대략적인 구조나 형태를 파악하며 필요시 경질식 초음파 검사를 시행한다.

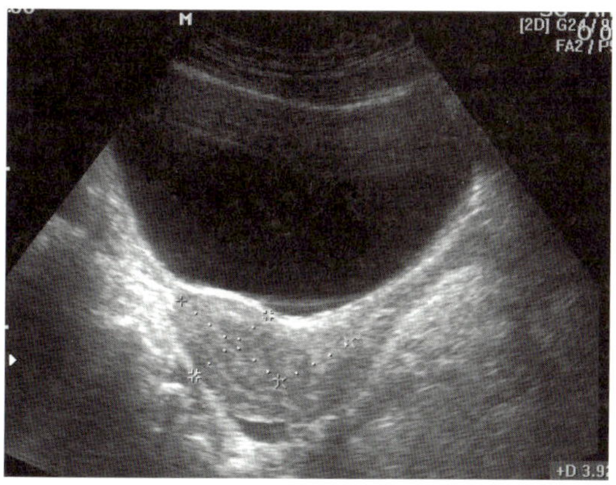

사진 2-1. 경복부초음파 사상단면

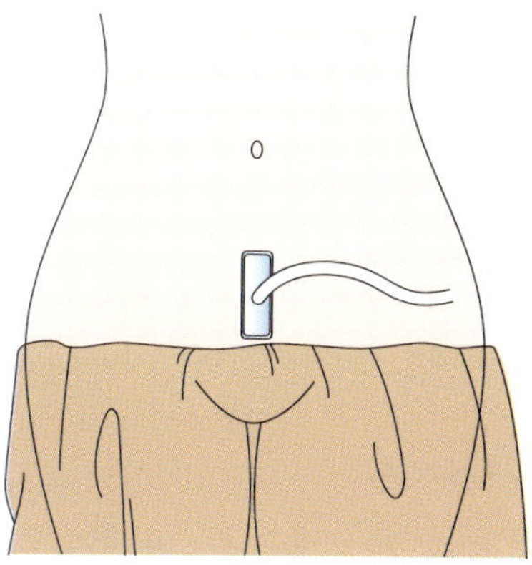

그림 2-1. 경복부 초음파 시상단면 도해

2

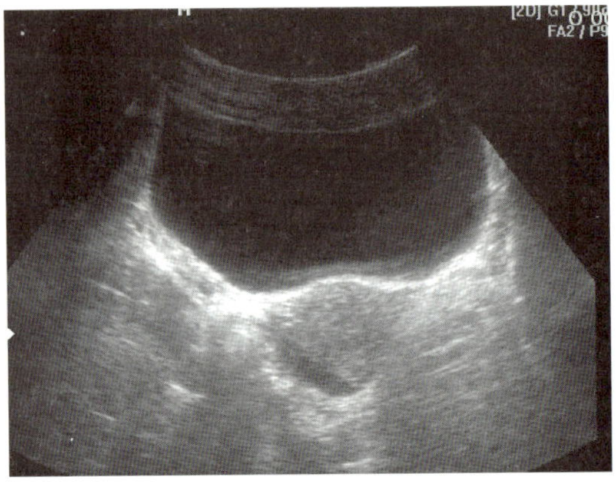

사진 2-2. 경복부초음파 관상단면

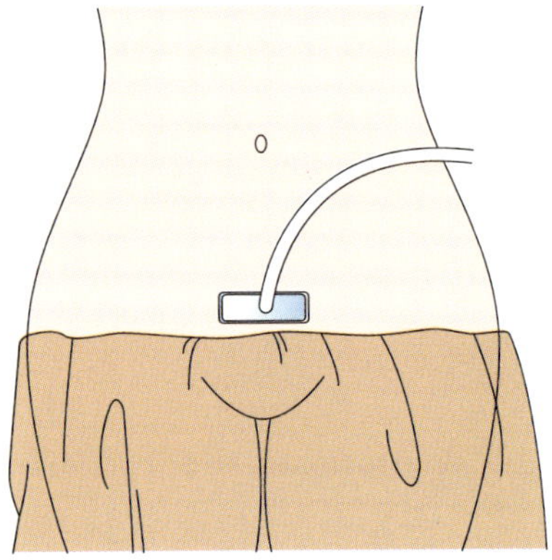

그림 2-2. 경복부 초음파 관상단면 도해

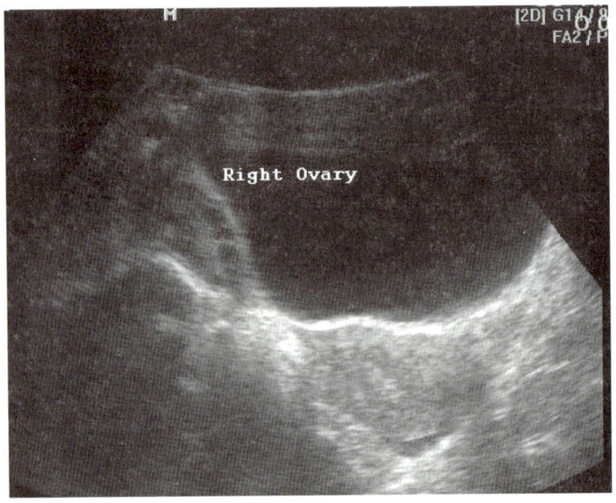

사진 2-3. 경복부 초음파 자궁부속기의 관찰

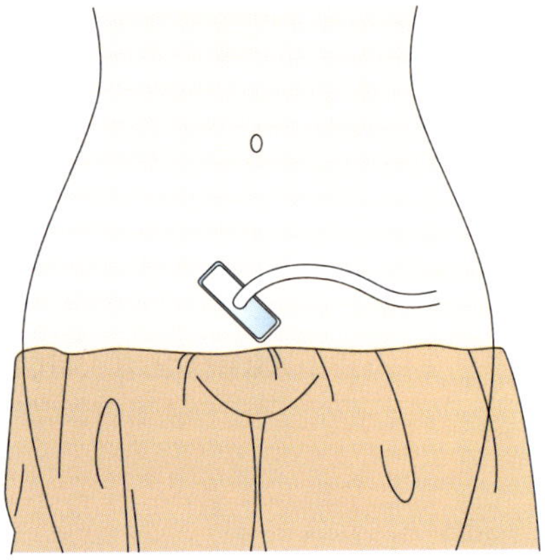

그림 2-3. 경복부 초음파 자궁부속기의 관찰 도해

질식 초음파(Transvaginal ultrasonography)

준비

1. 질식 초음파를 시행하기 전에 경복식 초음파를 먼저 실시해야 한다.
2. 질식 초음파 검사 전에 검사의 필요성을 설명한 후 환자의 동의를 받아야 한다.
3. 검사자가 남성이라면 보호자를 입회시키거나, 여성 검사 보조자를 입회시켜야 한다.
4. 소변을 보도록 하여 방광을 비워야 한다.
5. 탐촉자에 젤리를 바른 후 초음파용 비닐포(혹은 condom)를 씌운다.

자세

천장을 올려다 보고 누운 자세에서 무릎을 구부리고 발 사이를 벌린다.

탐촉자의 삽입

1. 일회용 초음파포를 씌운 탐촉자 끝에 윤활제를 약간 바른 후 검사자나 환자 본인이 삽입하도록 하는데 질 입구에서 들어갈 때 뒤쪽-아래 방향을 유지하면서 삽입되도록 하는 것이 올바른 방향이며 불편한 느낌도 덜하다.
2. 탐촉자를 자궁 경부에 밀착 시킬 필요는 없으나 검사 중에 자궁의 이동성이나 이동시 통증 유발 여부를 알기 위해서는 탐촉자로 자궁을 움직여 보기도 한다.

관찰 순서

1. 자궁과 자궁내막의 장축을 관찰하면서 검사를 시작한다.
2. 자궁 부속기를 장축의 방향을 유지하면서 관찰해 본다(그림 2-4).
3. 장축에서 90° 돌려서 자궁의 횡단면(trunsverse view)을 관찰한다. 이때 탐촉자를 옆으로 기울여 자궁 부속기를 관찰 할 수 있다(그림 2-5).
4. 탐촉자를 후방으로 기울여서 자궁경부와 자궁 뒤쪽 공간(Posterior cul de sac)을 관찰한다.
5. 검사중간에 탐촉자를 잡지 않은 손으로 복부를 눌러보면서 유착이나 이동통 여부를 확인하는 것이 도움이 된다.

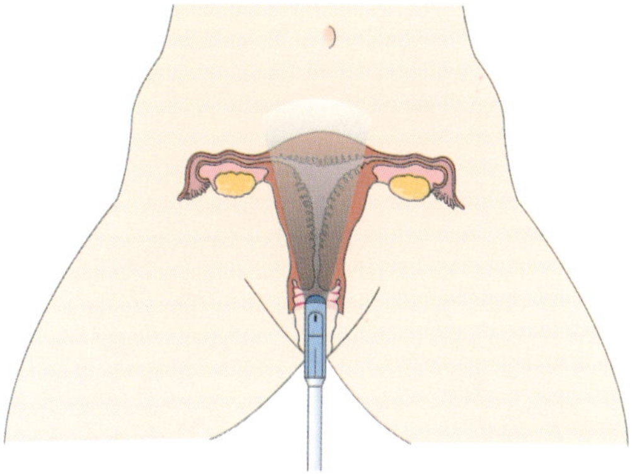

그림 2-4. 질초음파검사방법

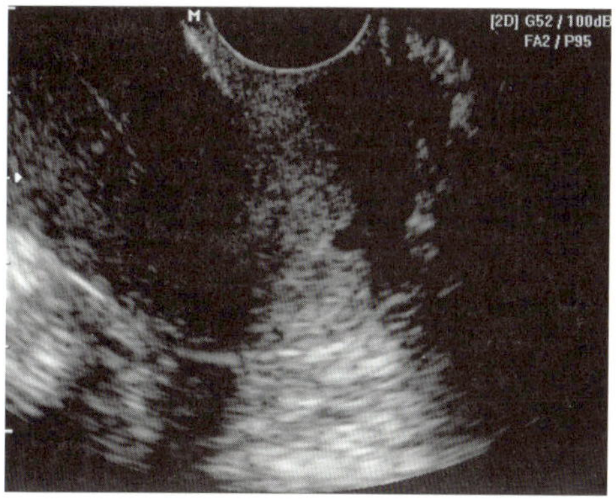

사진 2-4. 질초음파검사방법

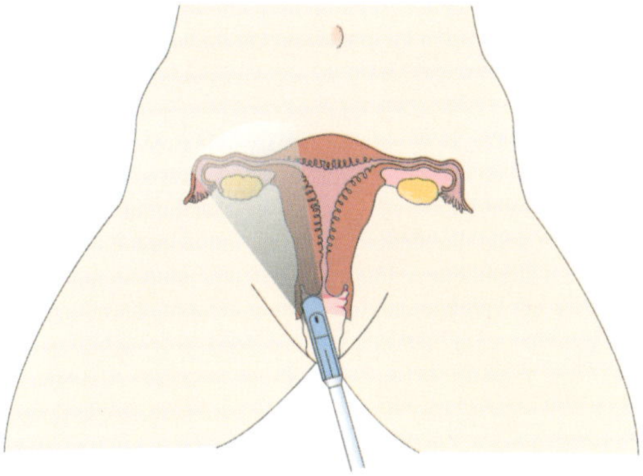

그림 2-5. 질초음파검사방법

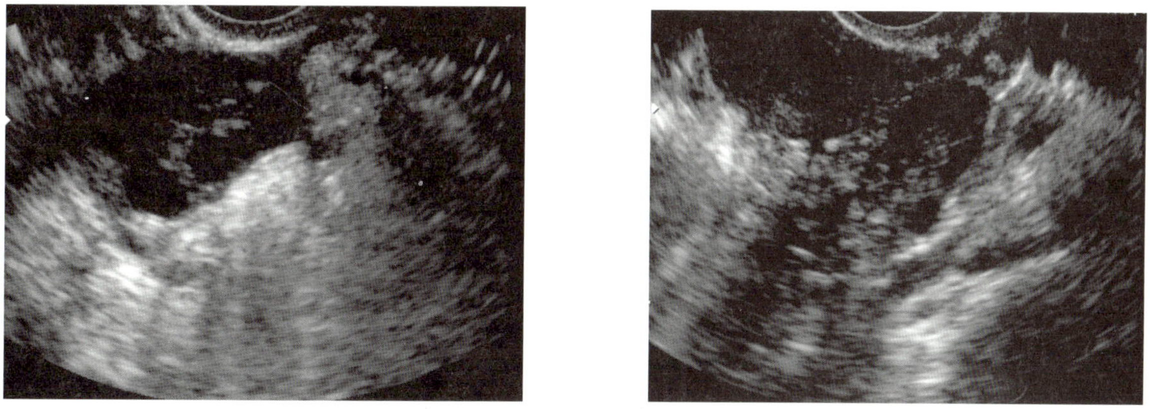

사진 2-5. A : 질초음파검사방법

B : 질초음파검사방법

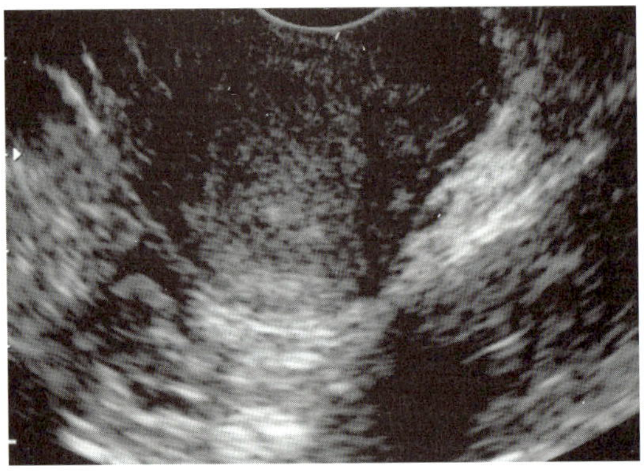

사진 2-6. (A) 질초음파검사방법 : 자궁 횡단면의 관찰

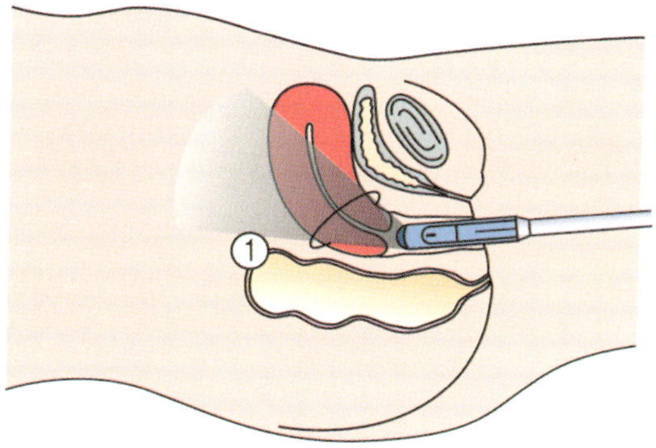

그림 2-6. (A) 질초음파검사방법 도해

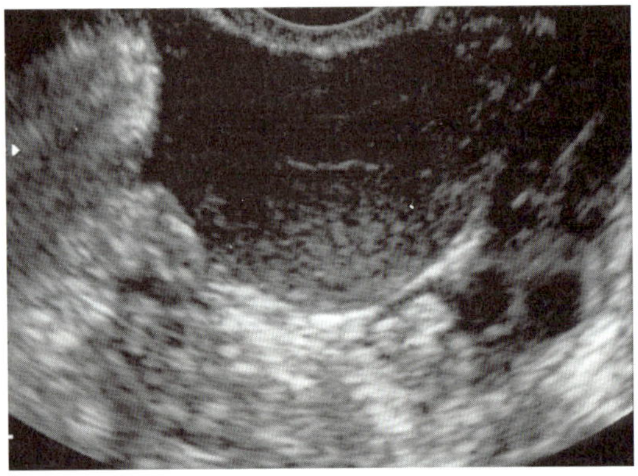

사진 2-7. (B) 질초음파검사방법 : 자궁 횡단면의 관찰

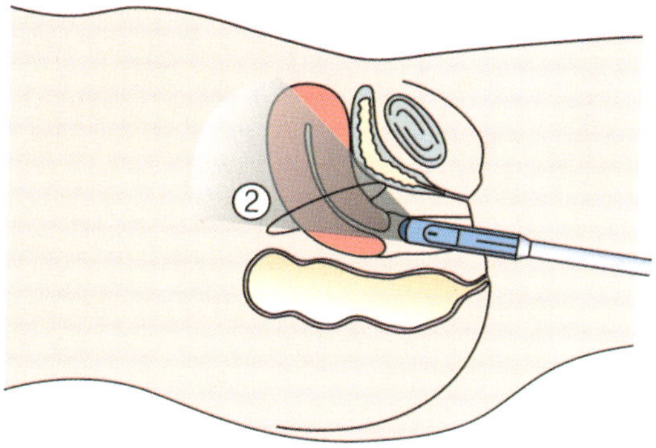

그림 2-7. (B) 질초음파검사방법 도해

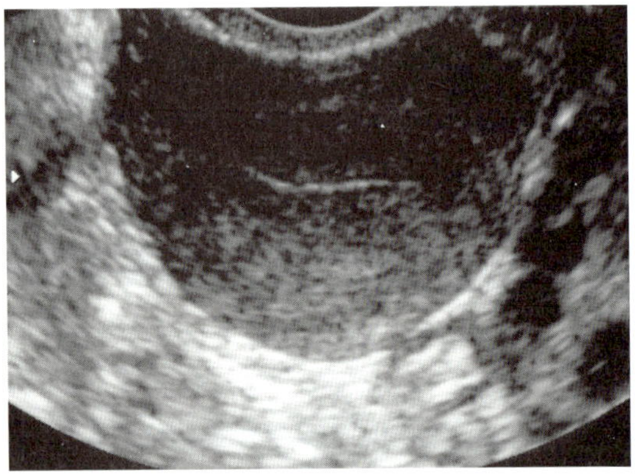

사진 2-8. (C) 질초음파검사방법 : 자궁 횡단면의 관찰

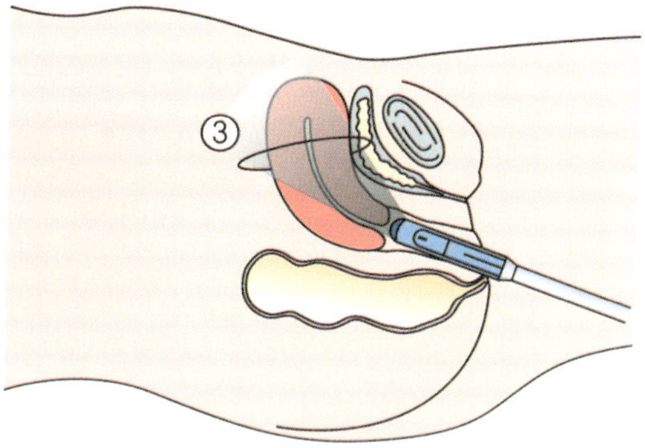

그림 2-8. (C) 질초음파검사방법 도해

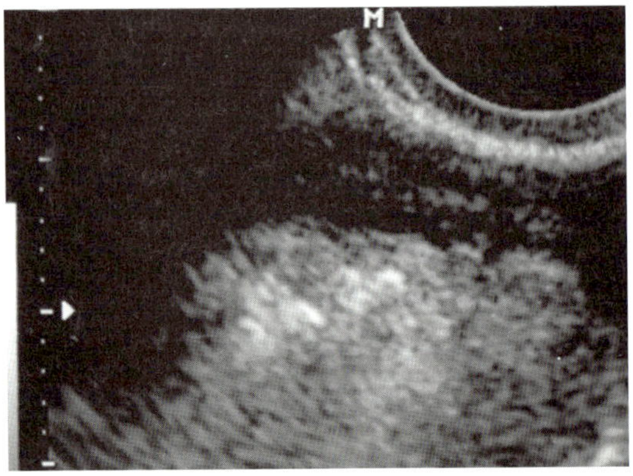

사진 2-9. (D) 질초음파검사방법 : 자궁 횡단면의 관찰

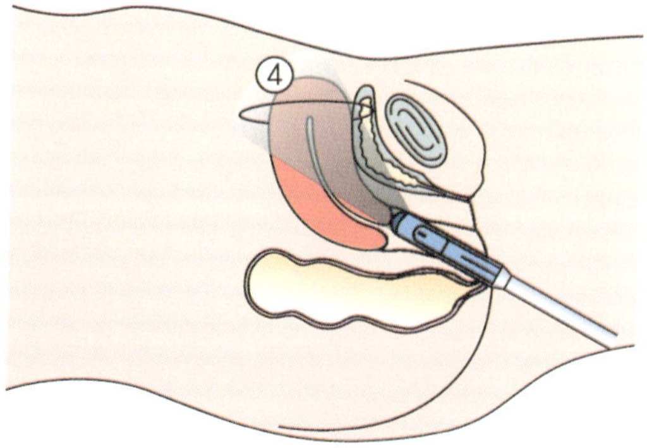

그림 2-9. (D) 질초음파검사방법 도해

Tips and Points

1. 방광을 완전히 비우는 것 보다는 소변이 약간 남아 있는 것이 구조 파악이 쉽다.
2. 자궁 저부가 앞으로 많이 굽은 경우 탐촉자 손잡이를 내리면서 관찰해야 하므로 환자 엉덩이에 베개나 받침으로 고이도록 한다(부인과용 진찰대를 사용하는 것이 편리하다).
3. 난소를 관찰하기 위해 탐촉자를 질원꺼부(fornix)에 위치시켜야 할 때도 있다.

질식초음파의 장점

1. 고주파수의 탐촉자를 사용 할 수 있어 해상도가 좋다.
2. 자궁 및 난소 등 관찰하고자 하는 조직이 탐촉자에 가까이 있어 초음파 감쇄가 적어 해상도가 향상된다.
3. 후맹낭(PCDS) 관찰이 우수하다.
4. 방광을 채울 필요가 없다.

질식초음파의 단점

1. 환자가 질 삽입을 불편해 할 수 있다(특히 출산 경험이 없거나 폐경 이후에).
2. 초음파 관찰 시야가 경복식에 비해 좁다.
3. 구조물의 상대적인 위치 파악이 처음에는 쉽지 않다.
4. 탐촉자에서 멀리 떨어진 종괴나 구조물은 안보일 수 있다.

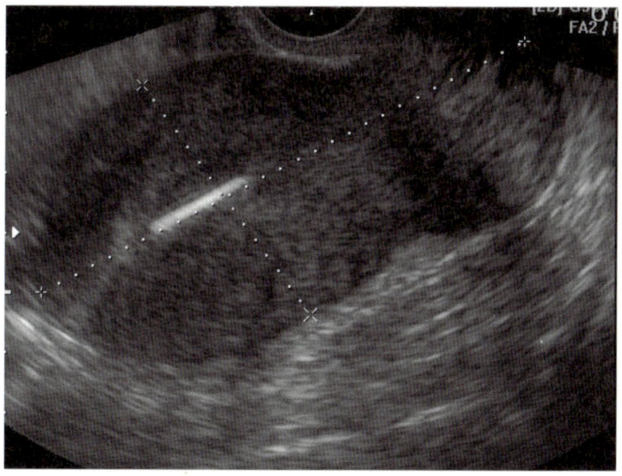

사진 2-10. 자궁내 피임장치

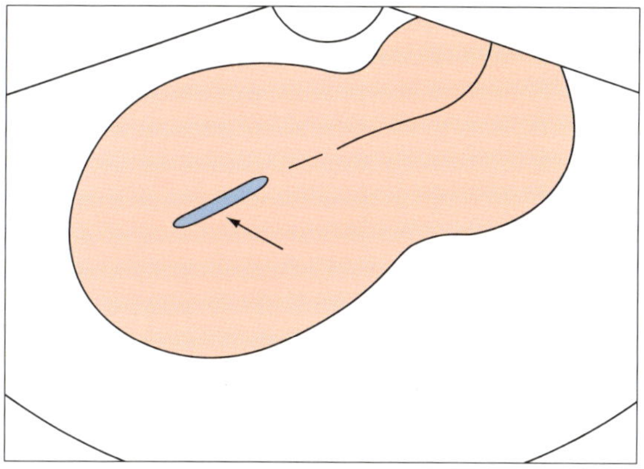

그림 2-10. 자궁내 피임장치 도해

초음파 자궁강검사(Sonohysterography)

준비물

질경(speculum)
소독 세트
소아용 위삽입관 또는 소아용 Foly 카테터
30 cc 주사기
생리 식염수 100 ml

필요시 난관 조영제(Ecovist, Albunex)

검사방법

1. 쇄석위에서 질경을 삽입하고 자궁경부와 질내를 소독한다.
2. 생리식염수로 질내를 씻어낸다.
3. 소아용 위삽입관이나 도뇨관(Foley, catheter)을 생리식염수로 관통시켜 내부를 식염수로 채운 상태로 고정시킨다.
4. 관을 자궁경부를 통해 자궁강끝까지 밀어 넣은 후 1~1.5 cm정도 다시 뺀 후 위치를 고정시켜 움직이지 않도록 한다.
5. 관을 고정시킨 채 질경을 조심스레 빼내고 질 초음파 탐촉자를 자궁경부의 후방으로 위치시킨다.
6. 자궁강내로 삽입된 관을 초음파로 확인한 뒤 생리 식염수를 주입시켜 자궁강을 확장시키면서 내부를 관찰한다.

시행시기

1. 생리가 끝난 후 1주 이내
2. 또는 질출혈이 끝난 뒤

적응증

1. 비정상 자궁출혈
2. 반복유산
3. 자궁유착
4. 불임

금기증

1. 임신중 일 때
2. 골반염
3. 자궁경부의 협착

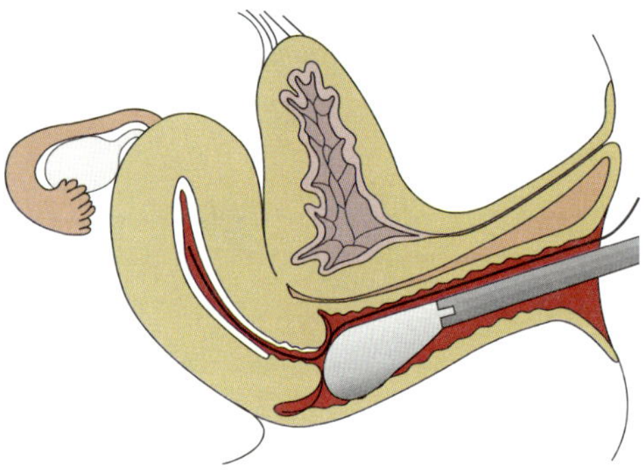

그림 2-11. 도뇨관의 삽입

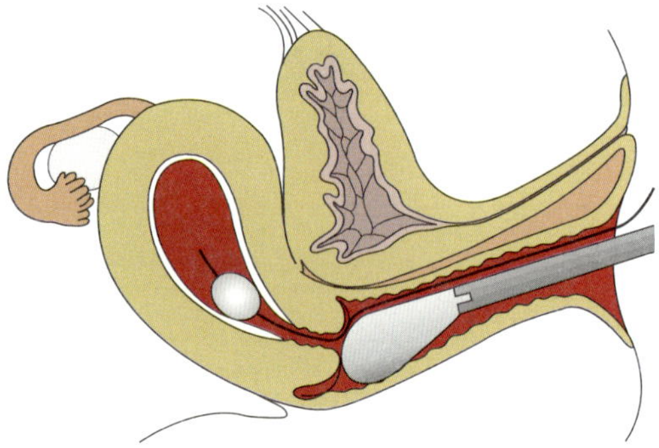

그림 2-12. 생리식염수 주입

Tips and Points

1. 생리주기 중 분비기(secretory phase)에 시행할 경우는 임신여부를 확인하지 못한 상태라는 점 외에도 내막의 가성족(pseudopodia)현상으로 인해 종괴여부가 혼동될 수 있다.
2. 혈액찌끼나 다른 조직찌끼를 유착이나 용종과 같은 종괴와 감별하기 위해서는 삽입된 관을 움직여서 건드려본다.
3. 난관의 소통여부를 확인하기 위해서는 생리식염수를 주입하면서 난관기시부를 Power Doppler로 관찰하거나 검사 전후의 후맹낭(PCDS)에서 관찰되는 체액의 양을 측정함으로 간접적으로 확인해 볼 수 있다.

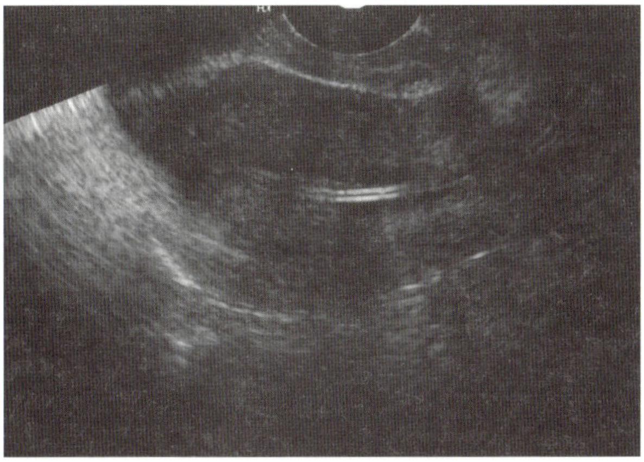

사진 2-11. 자궁강내로 관을 삽입한 상태

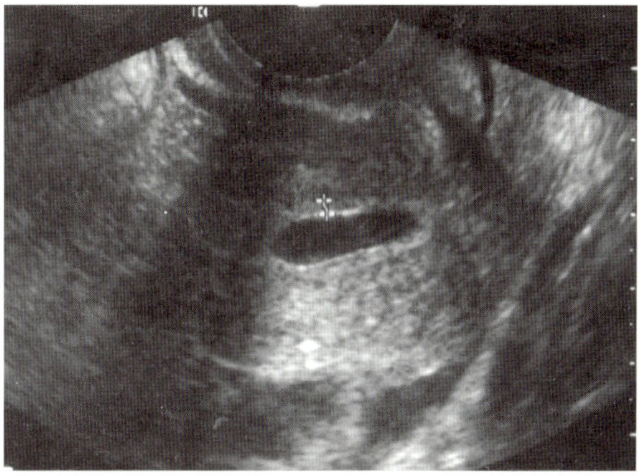

사진 2-12. 생리식염수를 주입하여 자궁내강을 깨끗이 관찰할 수 있다.

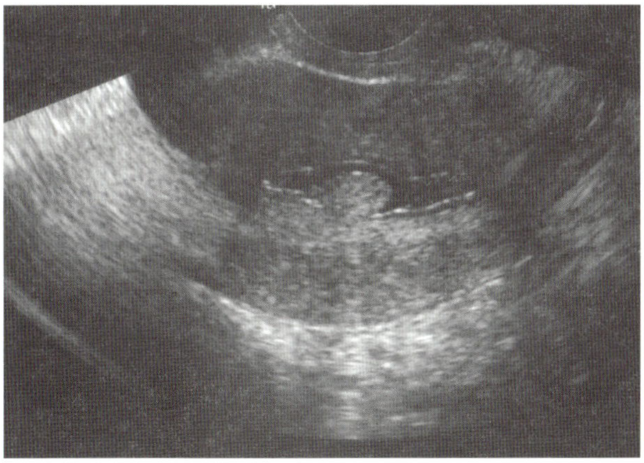

사진 2-13. 생리식염수를 주입한 상태로 자궁강내에 작은 용종이 관찰된다.

부인과 도플러 초음파 검사

부인과 환자에서 도플러는 골반내 장기의 혈류를 관찰하고 정상, 비정상을 구분하며 양성과 악성을 추정하는 데 도움을 준다. 또한 초음파상 낭종이 관찰될 경우 혈관성 구조인지 확인할 수 있다.

2

종양의 혈관생성

종양자체에서 관찰되는 혈류는 혈관직경이 작은 경우가 많아 느리고 약한 경우가 많다. 따라서 Power Doppler를 이용하여 혈관분포를 찾는 것이 도움이 될 수 있다. 종양이 급속히 자라는 시기에는 종양의 중심부는 혈관이 비교적 풍부하다. 그 이후로 새로이 형성된 혈관에 의해 중심부는 이차적으로 압박을 받게된다. 그리하여 중심부로의 혈행이 감소되면서 괴사가 발생할 수 있다. 종양의 중심부는 혈관분포가 없어지기도 하고 풍부하게 분포되기도 하는 양상을 보이게 되는 데 이러한 현상은 악성종양에만 국한된 현상은 아니며, 급속히 자라는 자궁근종에서도 관찰될 수 있다. 악성종양은 혈관신생과정에서 혈관을 급속히 만들기 위해 평활근이 결여된 혈관을 만들며, 동-정맥 문합이 흔하고 따라서 혈류저항이 낮은 도플러 특징을 보인다.

도플러 지수

도플러 지수의 선택

1. S/D 지수: 가장 간단하나 확장기 혈류(D)가 아주 작아질 경우는 수치가 무한정 커지므로 의미가 없어지는 단점이 있다.
2. RI=(S-D)/S: 0에서 1 사이의 값을 취하며 감별력(discriminatory performance)가 우수하나 확장기 혈류(D)가 역전될 때(negative 값을 취할 때)는 사용할 수 없다.
3. PI=(S-D)/A: 이론상 혈역동학적으로 가장 우수하고 확장기혈류(D)가 역전될 때도 사용될 수 있으나 time averaged value가 정확하지 못해 감별력(discriminatory performance)이 떨어지는 단점이 있다. 난소의 혈류를 측정하기에 적절하다.

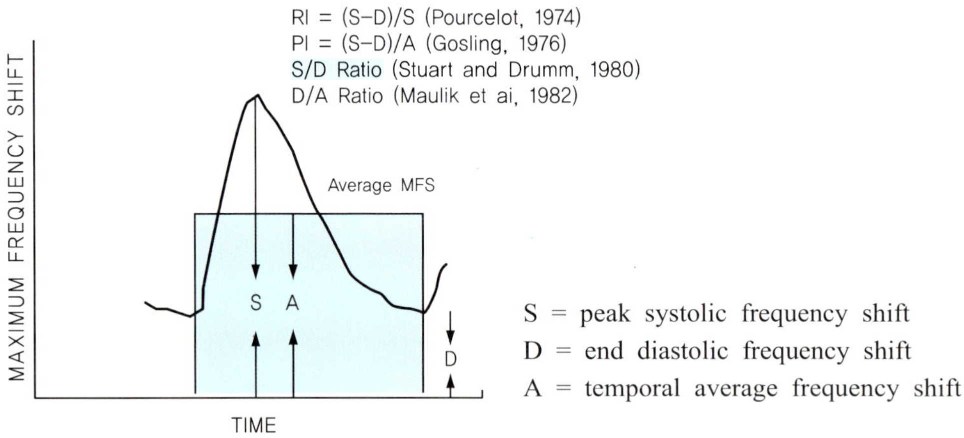

그림 2-13. 도플러 지수

Tips and Points

도플러지수는 측정시마다 조금씩 차이가 있을 수 있으며 측정치중 가장 불량한 예후와 연관된 수치를 선택하는 것이 안전하다.

자궁의 도플러 검사

정상적으로 자궁동맥의 혈류는 혈류속도가 높고 혈류저항이 높은 것이 특징이다. 자궁동맥은 내장골동맥에서 가지쳐나와 자궁경부상단에서 자궁으로 들어와서 상, 하로 분지되어 자궁의 측면을 따라 주행하면서 꼬불꼬불한 활꼴동맥(arcuate artery)으로 변한다. 활꼴동맥은 자궁근내에서 방사상 동맥(radial artery)으로 바뀐 후 자궁내막에 혈액공급하기 위해 나선동맥(spiral artery)으로 이어진다.

자궁의 정맥분포는 동맥과 함께간다. Kurjak은 자궁내 종양에서 혈류저항을 검사한 결과 자궁근종의 RI 값은 0.58(±0.12)였고, 자궁내막암의 RI 값은 0.34(±0.03)이라고 보고한 바 있다(Kurjak, 1991). 그는 RI 값이 0.4 미만일 때는 악성으로, 0.4~0.5 사이일 때는 의심스러운 경우로, 0.5를 넘을 경우는 양성으로 구분할 수 있다고 제시하였다. 이 수치에 따른 구분은 기억하기 편하나 양성과 악성사이의 혈류저항은 서로 중첩되는 경우가 많아 절대적으로 적용시킬 수는 없다. 따라서 도플러 검사로 자궁의 병변을 관찰할 때에 진단에 보조적인 도움을 줄 수는 있겠으나 악성과 양성을 판별하는 기준적인 역할을 하기에는 부족하다고 볼 수 있다.

표 2-1. 정상자궁에서 도플러 지수의 비교

N=	Volume of uterus	Range	RI	PI	P=
100	276.2cm^3	65~928cm^3	0.77	1.69	0.01
60	101.4cm^3	36~171cm^3	0.82	1.97	0.01

참고문헌

Hata K, Makihara K, Hata T. Transvaginal color doppler imaging for hemodynamic assessment of reproductive tract tumors. JPN Int J Gynecol Obstet 1991; 36: 301-8

난소의 도플러 검사

난소의 혈액분포는 난소동맥과 자궁동맥에서 이중으로 받고 있다. 난소의 혈류특성은 생리주기에 따라 달라지는 특징을 보이는 데 황체기에는 저항이 낮고, 월경기나 난포기에는 저항이 높다. 난포기 난소내 동맥 RI가 0.54~0.60, 초기 황체기 난소에서는 0.42~0.45, 후기 황체기에서는 0.49~0.52 정도 된다고 한다. 또한 황체는 혈관신생의 특징이 초음파상 종양과 유사하다. 따라서 난소 종양의 도플러 관찰은 생리 제3~10일 사이가 바람직한 데 이는 황체에서 보이는 낮은 혈류저항과 종양을 혼동할 수 있기 때문이다. 난소종양에서 도플러 관찰 시에는 종양의 내부에 분포하는 혈관을 찾아 혈류파형을 관찰하도록 하며 혈류저항값(RI, PI)은 가장 낮게 측정된 값을 기록한다. 양성과 악성을 구분하는 도플러 지수값은 발표자마다 약간의 차이는 있지만 대표적인 수치가 악성인 경우는 PI 값이 1.0 미만, RI 값은 0.4 미만일 때로 기억하면 될 것이다 <Bourne 1989, Kurjak 1991, Fleischer 1991>.

2

표 2-2. 난소종양의 수술전 색도플러 검사 비교

Authors	Patients	Malignant /benign	Index	Cutoff level	Sensitivity (%)	Specificity (%)	Accuracy
Kurjak et al. 1991	680	56/624	RI	0.4	96	99	99
Fleischer et. al 1991	43	11/32	PI	1.0	100	83	100
Weiner et al. 1992	53	17/36	PI	1.0	94	97	-
Kawai et al. 1992	24	9/15	PI	1.25	-	-	96
Tekay et al. 1992	72	11/61	RI	0.6	82	72	74
Kurjak et al. 1992	174	38/136	RI	-	97	100	99
Timor-Trisch et al. 1993	115	16/99	RI	-	93,8	98,7	-
Prömpeler et al. 1994	129	45/84	RI	0.5	85	77	84
Voigt et al. 1995	186	49/137	PI	1.0	87	93	90

표 2-3. 폐경 전후의 난소종양 도플러 지수 비교

Criterion	Benign Median	Tumors Range	Malign Median	Tumors Range	p=
Permenopausal RI	0.54	0.41~1	0.44	0.3~0.53	0.0154
Postmenopausal RI	0.52	0.24~1	0.42	0.22~0.66	0.0351

<from Doppler ultrasound, 2003>

혈류의 분포

악성은 종양의 내부에 혈류가 존재하고 양성은 종양의 주변부에 존재하는 경향이 있으나 악성의 21%에서 주변부 혈류만 관찰되고, 양성의 31%에서는 내부 혈류만 관찰되었다는 보고도 있어 절대적인 기준은 될 수 없다<Stein. Am J Radiology. 1995>.

확장기 혈류의 파임현상(diastolic notch)

동맥혈관에 정상적인 평활근이 존재함을 의미하는 것으로 악성종양의 혈류에서는 관찰되지 않는다. 따라서 도플러 검사의 정확도를 높여줄 수 있다. 하지만 양성종양에서도 종종 관찰되지 않는 경우가 있으므로 진단적 의미를 부여할 정도는 못된다.

난소물혹의 꼬임(ovarian cyst torsion)

혈류가 관찰되지 않을 수 있으며, 꼬임 현상이 있어도 혈류가 관찰되는 경우는 난소가 이중의 혈류를 공급받기 때문이며 동맥이 막히기 전에 정맥이 막힌 상태에서도 증상은 유발될 수 있기 때문이다.

Tips and Points

정상적인 황체낭종이 낮은 혈류저항을 보인다.
종양의 가장자리에서 관찰되는 혈류가 실제 종양의 혈류가 아닐 가능성이 꽤 있다.
어떤 종양에서는 혈류가 관찰할 수 없는 경우도 있다.
양성종양의 21%에서는 낮은 혈류저항을 보일 수 있다.
악성종양의 23%에서는 높은 혈류저항을 보일 수 있다〈Salem. Am J Radiology 1994〉.

참고문헌

Taymor ML. The regulation of follicle growth: some clinical implications in reproductive endocrionolgy. Fertil Steril 1996; 65: 235-8

3. 골반과 내부 생식기의 초음파 해부학

골 반(Pelvis)

골반은 엉치뼈곶(sacral promontory)과 골반분계선(linea terminalis)을 기준으로 가골반과 진골반으로 구분된다. 골반 분계선은 엉덩뼈, 장치골선, 그리고 치골의 융기선에 의해 형성되는 둥근 선을 말한다. 미산부에서는 자궁, 난소, 그리고 부속기는 진골반내에 위치한다. 방광과 소장은 자궁과 부속기의 앞쪽에 위치하게 된다. 복부초음파를 시행할 때 방광을 채우면, 방광의 천정이 가골반까지 올라가게 되어 소장을 밀어내므로 “sonic window”를 형성하게 된다.

복부 초음파에 비하여 질식 초음파는 시야가 좁아 가골반을 관찰하기에는 부적절하다. 복부 초음파시 방광을 채우고 검사를 시행하게 되면 sonic window를 형성하여 진골반을 검사하기에 용이하지만, 비정상적인 구조들 또한 가골반으로 밀어낼 수 있으므로 주의해야한다. 복부초음파가 끝나면 방광을 비운 뒤 가골반과 진골반을 모두 확인하는 과정이 필요하다.

질식 초음파 검사시 후맹낭(PCDS)에 소량의 액체가 종종 관찰되는 데 3~5mm정도는 흔하지만 정상적으로 10ml이상은 흔하지 않다. 10ml 이상의 액체가 관찰되면 Morrison's pouch(heptorenal space)를 검사하여 액체의 양을 추정해 볼 수 있다.

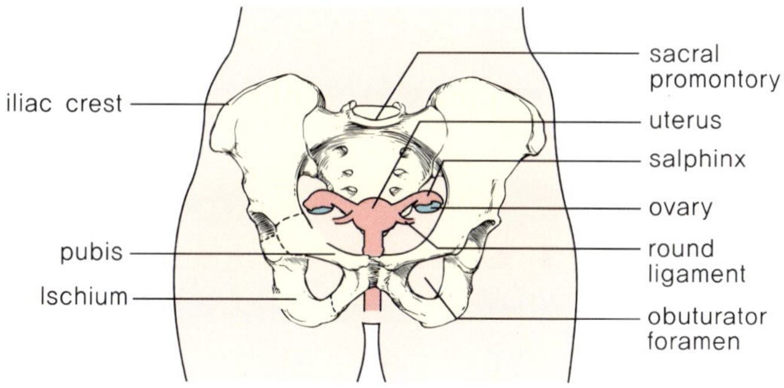

그림 3-1. 여성의 골반과 내부 생식기관(도해)

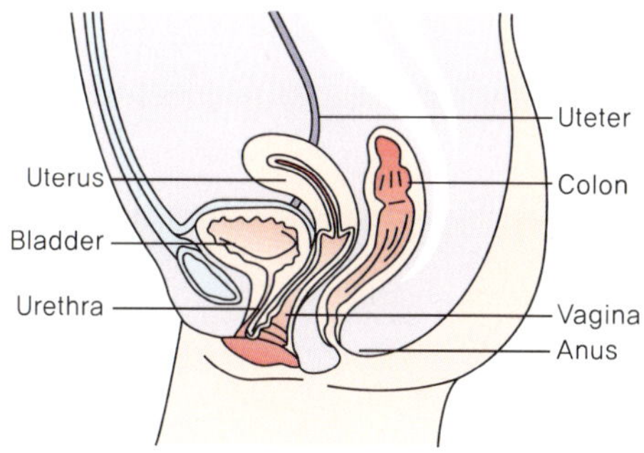

그림 3-2. 여성 골반내 장기(도해)

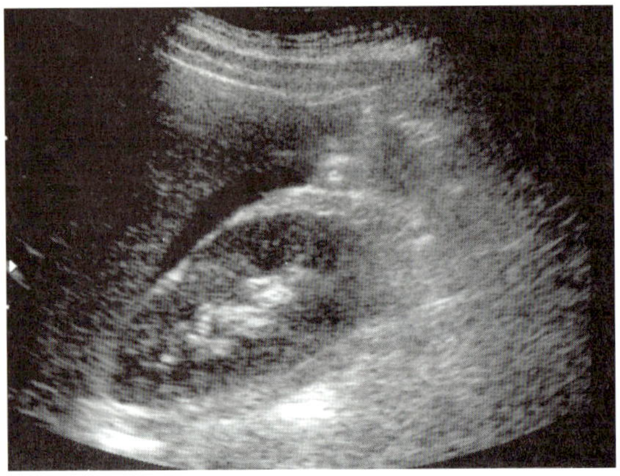

사진 3-1. Morrison's pouch(hepato-renal space)에 고인 체액 음영

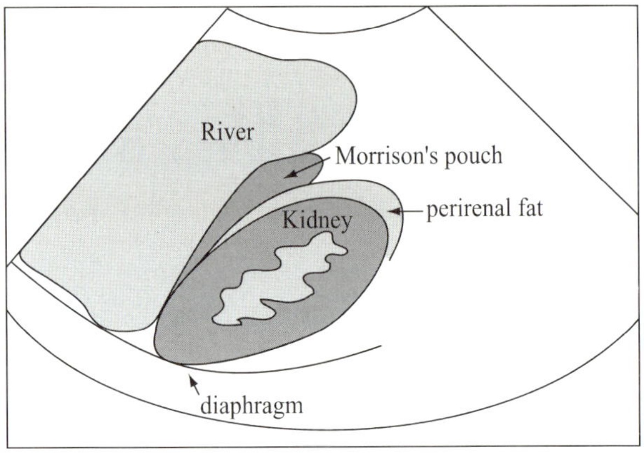

그림 3-3. Morrison's pouch(hepato-renal space)에 고인 체액 음영 도해

자 궁(Uterus)

자궁은 장막(serosa), 근육(myometrium), 내막(endometrium)의 세 층으로 이루어진다. 자궁은 진골반내에서 앞쪽으로는 방광과 뒷쪽으로는 직장사이에 자리 잡고 있다. 자궁의 위치는 다양하며 방광의 팽창 정도와 직장이 팽창된 정도에 따라서 달라질 수 있다. 자궁목(cervix)은 주인대(cardinal ligament)에 의해 골반에 매여져 있어 자궁의 몸통(corpus)나 기저부(fundus)에 비해 움직임이 제한된다. 자궁목은 질에 대해 90°로 굽어 있는 데 대개 앞으로(방광쪽) 굽어 있다(anteversion). 자궁은 그 자체로 목과 몸통이 서로 굽어져 각을 이루는데 대개는 앞으로(방광쪽) 굽어 있다(anteflexion).

경복식 초음파 관찰시 방광을 가득 채우게 되면 자궁이 펴져서 굽어 보이지 않으며, 질과 자궁 경부가 이루는 각도 자궁이 뒤로 눌리면서 90°를 넘게 된다. 자궁 후굴(retroversion)시 복부초음파로 자궁을 관찰하게 되면 잘 보이지 않아 질초음파 관찰이 필요하다.

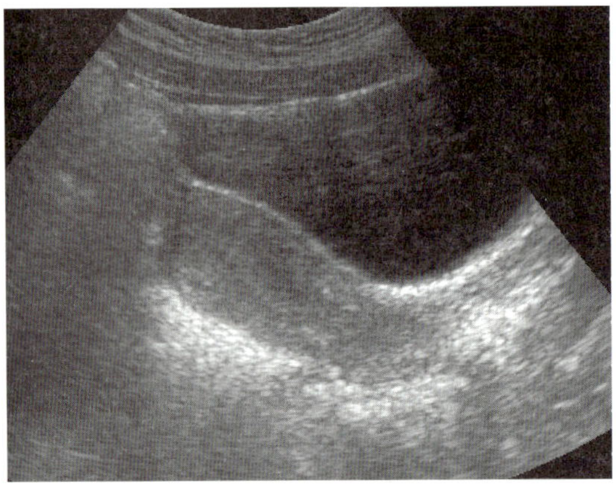

사진 3-2. 23세 임신경험이 없는 여성의 자궁종단면 (크기: 6.9×3.9×2.7cm)

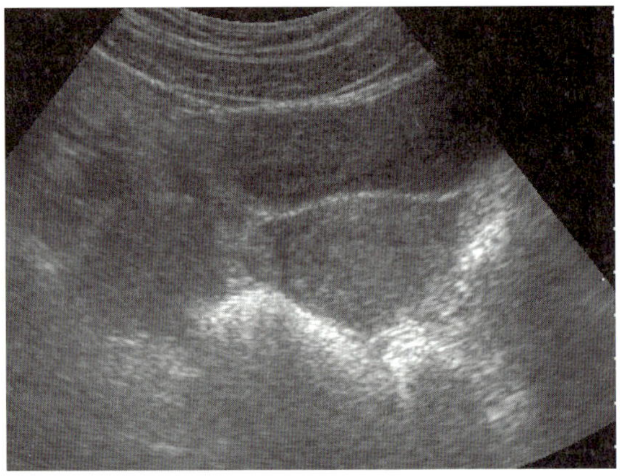

사진 3-3. 23세 임신경험이 없는 여성의 자궁종단면. 자궁 횡단면

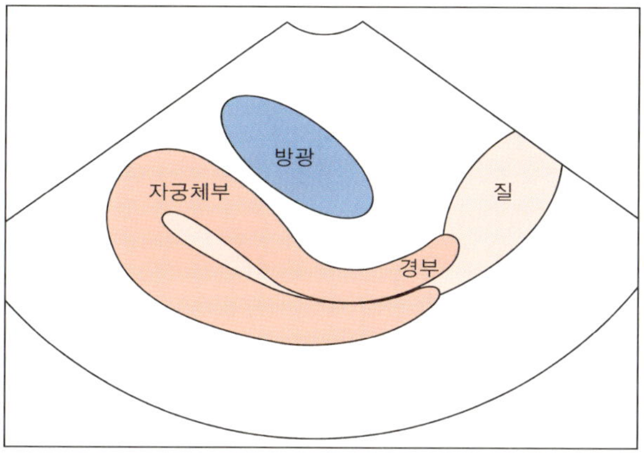

그림 3-4. 자궁의 형태(anteflexion, anteversion)

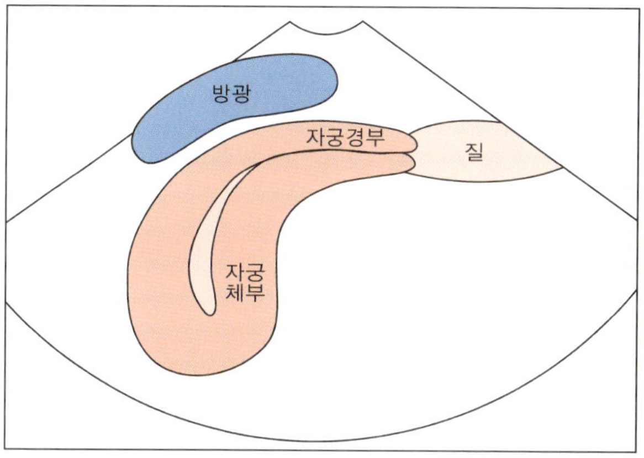

그림 3-5. 자궁의 형태(retroflexion, retroversion)

자궁근층

장막은 자궁을 싸고 있는 복막이다. 자궁의 근층은 다시 외근층, 중근층, 내근층의 세 층으로 나눌수 있다. 외근층은 대부분 세로섬유(longitudinal fiber)로 이루어져 있고, 내근층은 세로섬유와 원형 섬유(circular fiber)로 이루어져 있다. 사이에 위치하는 중간 근층은 가장 두껍다. 초음파상으로도 자궁근층은 세 층으로 구분되어 보인다. 가장 안쪽의 내근층은 저음영으로, 중근층은 보다 음영이 증가되어 보이고, 혈관구조로 중간층과 구분되어 보이는 바깥층으로 나눠어 관찰된다.

자궁내막

자궁내막은 특별한 형태의 점막으로서 가임기여성의 호르몬의 상태를 잘 반영한다. 자궁내막은 원주세포로 이루어진 점막, 심층내막선, 그리고 고유층(lamina propria) 혹은 간질(stroma)로 이루어지며, 크게 표재기능층(superficial functional layer)과 심부기저층(deep basal layer)으로 나눌 수 있다. 초음파 소견상 자궁 내막의 기저층은 분비선이 있어 고음영으로 보이고 기능층은 비교적 저음영으로 나타난다. 내막강은 자궁내부의 공간으로 서로 마주보는 내막 표면들의 표면에서 발생하는 밝은 선의 음영으로 보인다.

자궁내막의 두께는 내막의 전후를 합친 이중의 길이로 측정하며 내막강에 체액이 고인경우는 체액의 깊이를 제외해야한다(사진 2-5).

정상적으로 자궁내막의 두께는 폐경 전에는 16mm를 넘지 않으며 폐경 이후에는 8mm를 넘지 않는다.

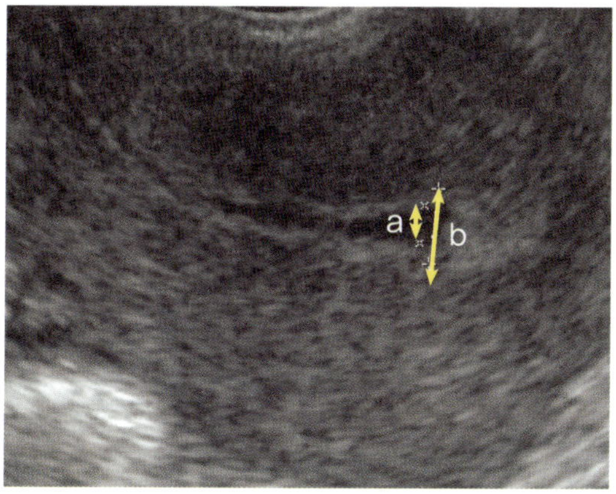

사진 3-4. 자궁내막두께측정(b-a)
내막강에 체액(a)이 고인 경우에는 체액의 두께는 제외되어야 한다.

Fleisher에 의한 자궁내막의 초음파 구분

Zone 1 - 약 2mm 두께의 저음영 부분으로 자궁내막을 둘러싸고 있으며 자궁근층의 가장 안쪽부분에 해당된다.

Zone 2 - 자궁내막의 가장 바깥쪽 기저층을 말하며 초음파상 고음영으로 나타난다.

Zone 3 - 자궁내막의 안쪽 저음영부분을 말하며 기능층(functional layer)에 해당된다.

Zone 4 - 자궁내막의 표면으로 자궁강과의 경계면에 해당된다.

<Fleisher A, 1997>

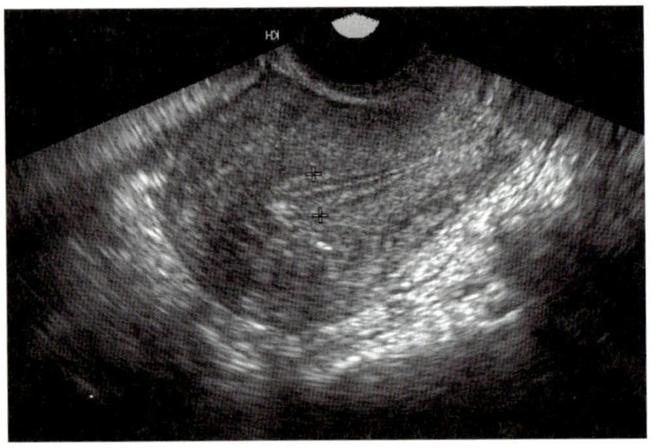

사진 3-5. 증식기 자궁내막(생리제11일)

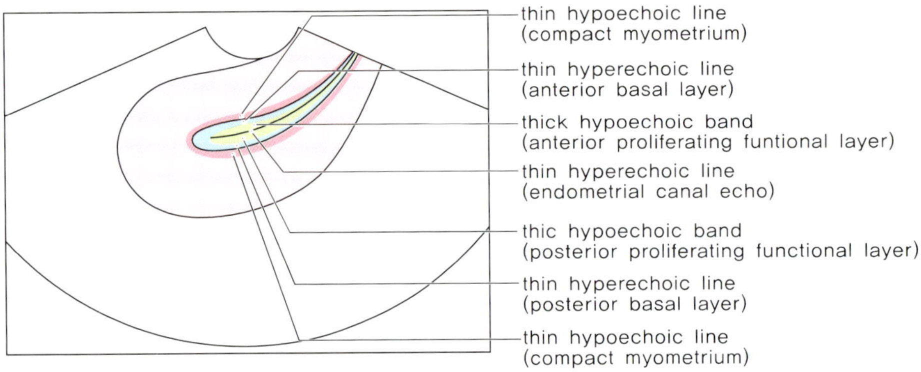

그림 3-6. 증식기 자궁내막의 삼중선구조

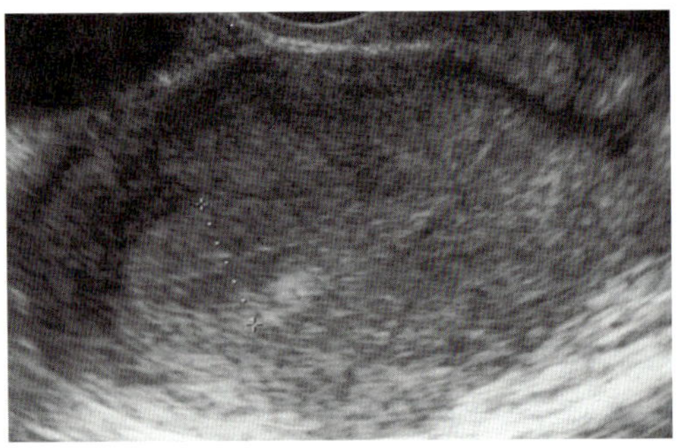

사진 3-6. 분비기 자궁내막 생리제22일)

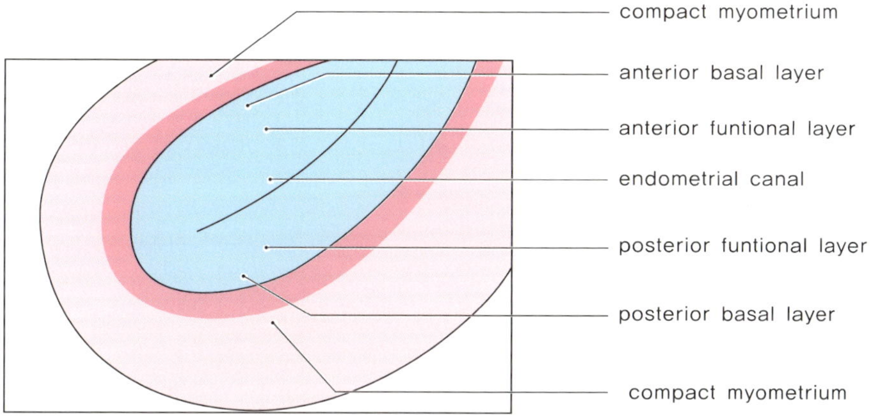

그림 3-7. 분비기 자궁내막의 단일층구조

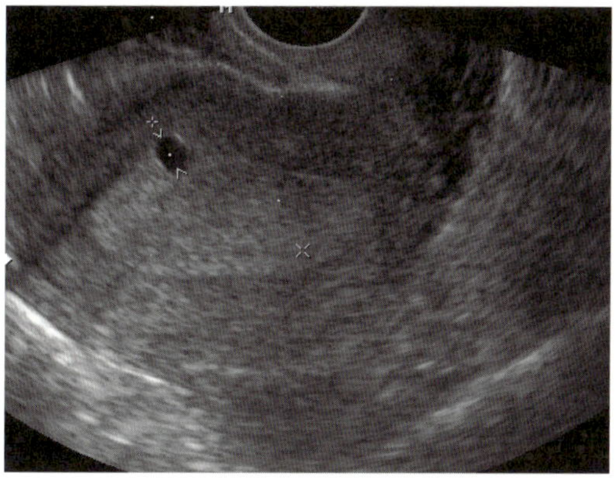

사진 3-7. 자궁내막선의 작은 낭종성 변화

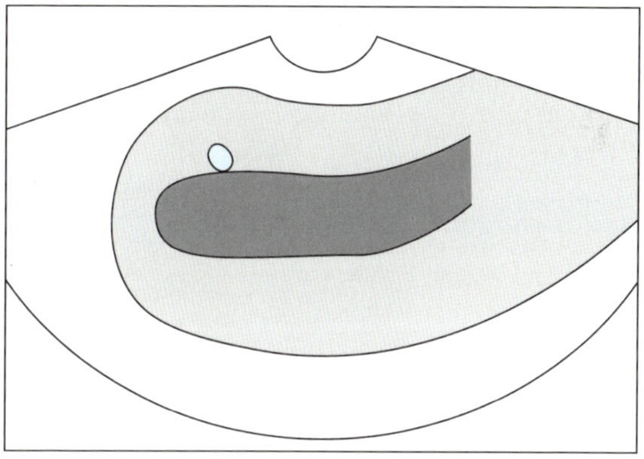

그림 3-8. 자궁내막선의 작은 낭종성 변화 도해

폐경이후 자궁내막의 변화

폐경이후 자궁내막의 변화는 폐경 후 경과된 시기, 호르몬 대체요법의 시행여부 및 환자의 체중과 관련 있다. 정상적으로 자궁내막은 위축되어 5mm이하이며 자궁내강에 점액이나 체액이 소량 고일 수 있다. 호르몬 대체요법시는 자궁내막이 두꺼워져 6mm~8mm정도가 종종 관찰된다.

자궁의 혈행은 나이가 듦에 따라 저하되는데, 혈관주위의 섬유아세포(fibroblast)의 증가나 교원질(connective tissue)의 증가가 원인이되며, 폐경 후 여성호르몬(Estrogen)의 감소도 영향을 미친다(Marcus SF, 1996)

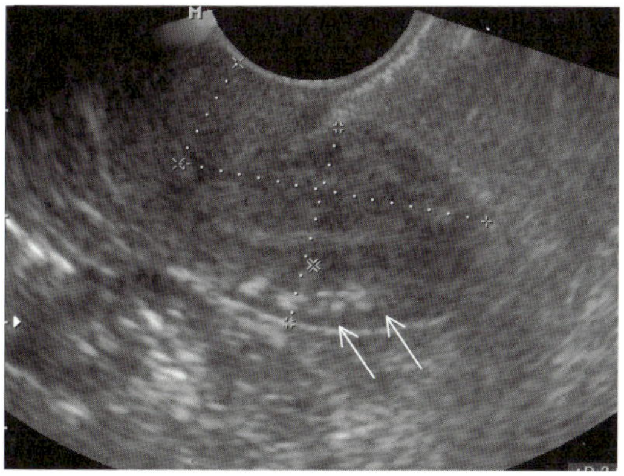

사진 3-8. 폐경여성의 위축된 자궁으로 4.2×2.1cm 크기임. 자궁의 측면으로 arcuate artery의 석회화현상이 관찰됨(화살표)

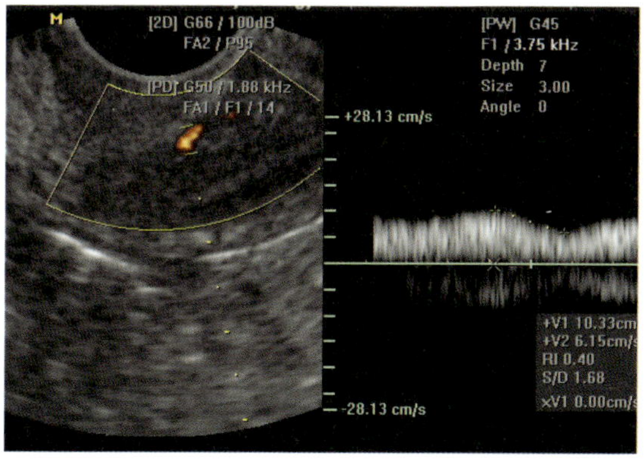

사진 3-9. 동일한 환자에서 활꼴동맥도플러 소견(arcuate artery Doppler).

자궁혈관분포

자궁의 동맥 혈관 분포는 속엉덩동맥(interanl iliac artery)에서 갈라져 나온 자궁 동맥에 의해 공급된다. 자궁동맥이 자궁목과 몸통의 경계부에서 자궁의 옆으로 들어와서 자궁의 옆을 따라 아래, 위 방향으로 주행하여 활꼴동맥(arcuate artery)을 이룬다.

이 활꼴동맥에서 자궁의 안쪽 근육층을 수직으로 파고 들면서 방사상동맥(radial artery)이 가지를 친다. 다시 이 노동맥에서 기저동맥과 나선동맥이 가지쳐 나온다. 이 나선동맥의 적절한 발달은 임신 착상에 필수적이라고 할 수 있다.

자궁의 정맥 분포는 동맥의 분포와 나란히 주행하는 것이 보통인데 직경이 동맥에 비해 좀 더 크다.

고령 여성이나 당뇨환자에서 활꼴동맥(arcuate artery)이 석회화되는 경우가 종종 나타난다. 여러 번 임신을 했던 여성에서는 활꼴정맥이 확장되어 보이는 경우도 종종 있다.

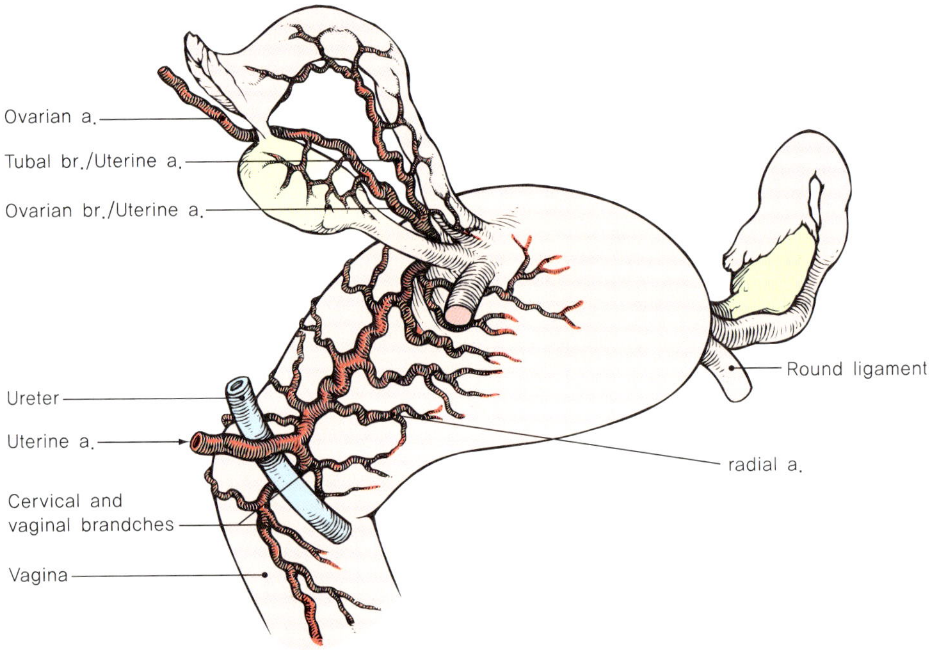

그림 3-9. 자궁혈관 도해

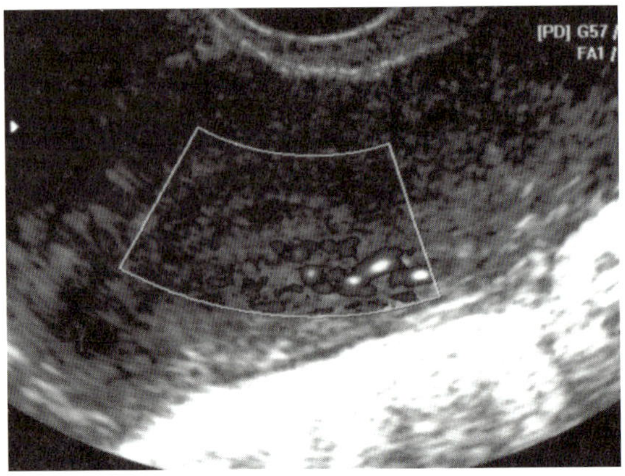

사진 3-10. 방사상 동맥(radial a.)과 나선동맥(spiral a.)의 색도플러

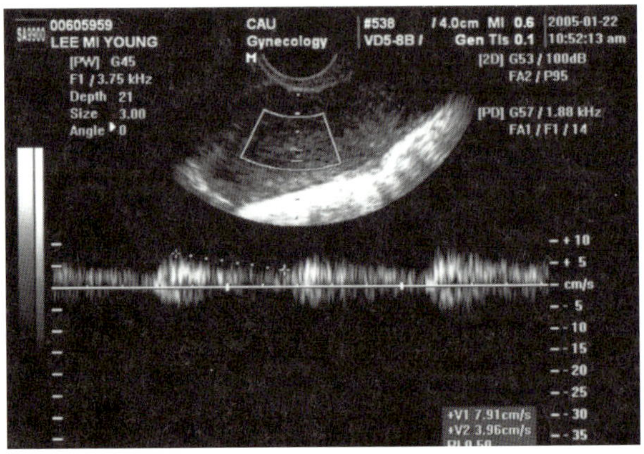

사진 3-11. 나선동맥의 혈류파형(MCD #13)

자궁의 지지구조

자궁은 골반내에서 인대(ligament)와 근막(fascia)에 의해 여유있게 지지되어 있다. 넓은인대(broad ligament)는 가장 큰 인대로서 자궁의 양옆을 덮고 있는데 실제로 이 인대는 인대라기 보다는 장막이 앞뒤로 자궁을 덮어 쌓고 있는 것으로서 골반 가쪽까지 연결되어 있다. 넓은인대의 위쪽 부분은 대부분의 난관을 둘러 덮고 있다. 두 개의 주인대(cardinal ligament)는 자궁목의 위쪽에서 시작되어 속폐쇄근막(obturator fascia)와 골반가쪽벽까지 연결되는 응축된 섬유조직과 민무늬근육으로 이루어진 끈을 말한다. 원인대(round ligament)는 넓은인대속에서 자궁각(uterine cornus)에서 시작되어 앞-옆으로 주행하여 샅고랑인대(inguinal ligament)밑을 통과하여 대음순(labia majora)의 근막에 이르는 인대이다.

난소는 난소간막(mesovarium)에 의해 넓은인대 뒷면에 부착되고 난소의 걸이인대(ovarian suspensory ligament)에 의해 골반가쪽벽에 매달려 위치하게 된다.

이 들 부난소, 난소간막, 원인대는 초음파상으로는 관찰되지 않는다.

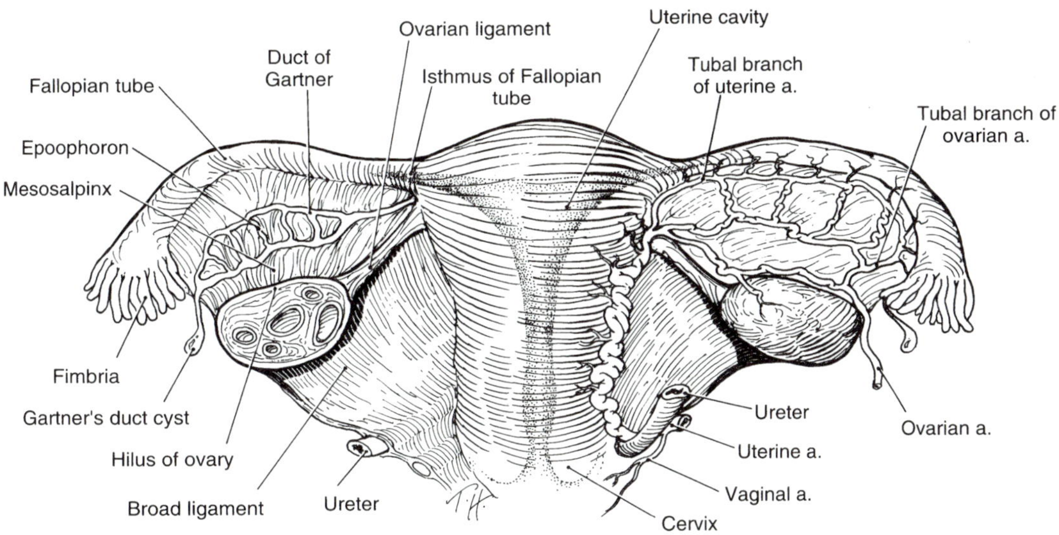

그림 3-10. 자궁과 부속기 도해

난 소(ovary)

난소의 위치

난소는 타원형으로 길쭉한 아몬드 모양을 하고 있으며 자궁의 양측에 자리잡는다. 난소는 골반벽쪽의 난소와(ovarian fossa)에서 주로 발견되며 초음파로 난소를 찾기 위해서는 우선 골반벽쪽의 큰 혈관구조(내장골동맥과 정맥)의 위쪽을 살펴본다. 하지만, 실제 난소의 위치는 변화가 많으며 특히 다산력의 여성에서는 변화가 심하다.

난소의 윗쪽은 난관술(fimbria of the fallopian tube)와 난소의 걸이인대(suspensory ligament)에 부착되어 있다. 걸이인대는 골반가쪽벽에서 시작된 두 겹의 장막으로 난소의 혈관과 신경을 포함하고 있으며 난소를 약하게 지지하고 있다.

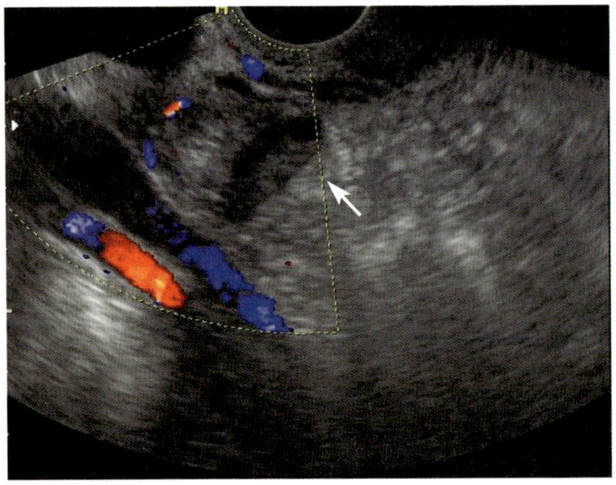

사진 3-12. 내장골 동맥과 정맥주변에서 관찰되는 난소

난소의 혈류 분포

난소의 동맥 분포는 이중으로 이루어지는데 주된 난소 동맥은 콩팥동맥 바로 밑에서 복부 대동맥의 가지로서 내려온다. 난소는 또 다른 혈류 공급을 자궁 동맥으로부터 받는다. 난소 정맥은 우측은 직접 하대 정맥으로 가고, 좌측은 좌측 콩팥정맥으로 간다.

난소의 변화

· 난소는 작고 균일하게 음영이 증가된 고형체로 보인다.

초경전 9~13세 여아에서 초음파상 3~6mm의 작은 난포들이 관찰되는 것이 정상소견이다.

생리기

· 초음파상 작은 난포들이 분포되어 있고 생리주기에 따른 변화를 보인다.

폐경기

· 초음파상 난소는 점차 크기가 작아지며, 작은 난포들은 폐경 후 4~5년까지 관찰될 수 있다.

폐경 이전 여성에서는 대부분에서 좌, 우 난소를 관찰할 수 있고 난포(follicle)를 관찰함으로 난소와 주위 조직간의 구분이 가능하다.

난포의 크기

난소의 크기는 연령과 생리주기, 임신 상태에 따라 변화한다. 대개 난소의 크기는 길이가 3~4cm, 넓이가 2~3cm, 두께가 1~2cm 정도이다.

난소의 크기는 용적으로 계산하는 것이 보다 정확하며 난소용적은

ovarian volume(ml) = length(cm) × width(cm) × Depth(cm) × 0.52로 계산될 수 있다.

나이에 따른 난소크기의 변화는 표(표 2-1)와 같다.

· 양측난소의 크기 차이는 두 배이상 나지 않는다.

· 난소의 크기가 정상보다 클 때는 다낭난소증후군(PCOD)을 염두에 두고, 난소의 크기가 작다면 난소기능저하 가능성을 생각한다.

표 3-1. 연령에 따른 난소의 용적변화

연 령	난소평균 용적(ml)	95% 신뢰구간(ml)
0~10세	1.7	0.2~ 4.9
11~20세	7.8	1.7~18.5
21~30세	10.2	2.6~23.0
31~40세	9.5	2.6~20.7
41~50세	9.0	2.1~20.9
51~60세	6.2	1.6~14.2
61~70세	6.0	1.0~15.0

난포와 황체

질초음파로 관찰시 난소에서 2mm~5mm 크기의 난포가 몇 개 관찰될 수 있다. 생리시작일로부터 제 9~10일이면 우성난포가 나타나며 크기가 10mm에 이른다. 이후 계속 성장하여 배란직전에는 20mm~24mm에 이른다. 배란후에 우성난포는 난자를 배출하고서 황체로 된다. 초음파상 황체는 몇가지 형태로 나타날 수 있다. 약 1/3에서는 성숙난포와 비슷하거나 약간 더 큰 크기의 낭종형태로 나타난다. 1/3에서는 좀더 초음파 음영이 증가되어 고형체 가깝게 나타날 수도 있고 1/3에서는 초음파상 잘 관찰되지 않는다. 임신이 된다면, 태반의 융모성성선자극호르몬(hcG)이 황체를 임신 10주까지 지속시키나 임신이 이루어지지 않으면 황체는 다음 생리 시작 1~2일 내에 사라진다. 정상적으로 난포나 황체는 크기가 3cm을 넘지 않는다.

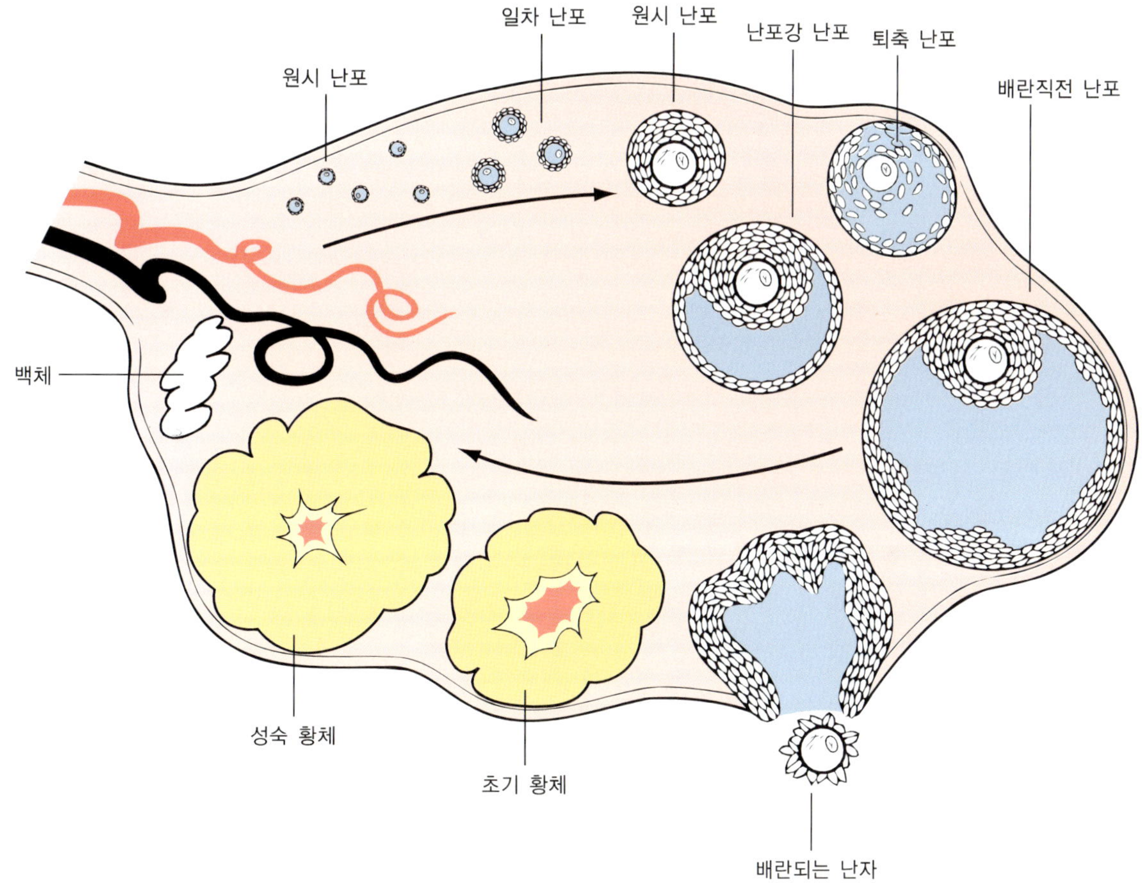

그림 3-11. 난소에서 난포의 성장과 쇠퇴과정

Tips and Points

대부분의 기능성 난소 물혹은 다음 생리 5일째까지는 사라진다. 따라서 난소물혹을 감별하기 위해서는 생리 제5일정도에 보는 것이 중요하다.

3

난관(Fallopian tubes)

난관은 약 8~14cm 길이의 관으로 넓은인대의 상부에 들어 있다. 난관의 끝인 난관술(fimbria)은 복강내로 열려 있어 복강과 서로 통한다. 난관은 네 부분으로 구분 할 수 있는데 자궁벽을 통과하는 가장 짧은 간질부(interstitial portion)가 자궁에 가장 가까운 부분이다. 그 다음이 협부(isthmus)로 자궁외 임신이 가장 자주 발생되는 곳이다. 세 번째 난관 부위는 팽대부(ampulla)로 난관에서 가장 긴 부분을 차지하며 정자와 난자가 만나 수정이 되는 장소이다. 네 번째는 난관의 바깥부분으로 깔때기부(infundibulum)이다. 난관술(fimbriae)은 난관의 네 부분에 포함시키지 않는다.

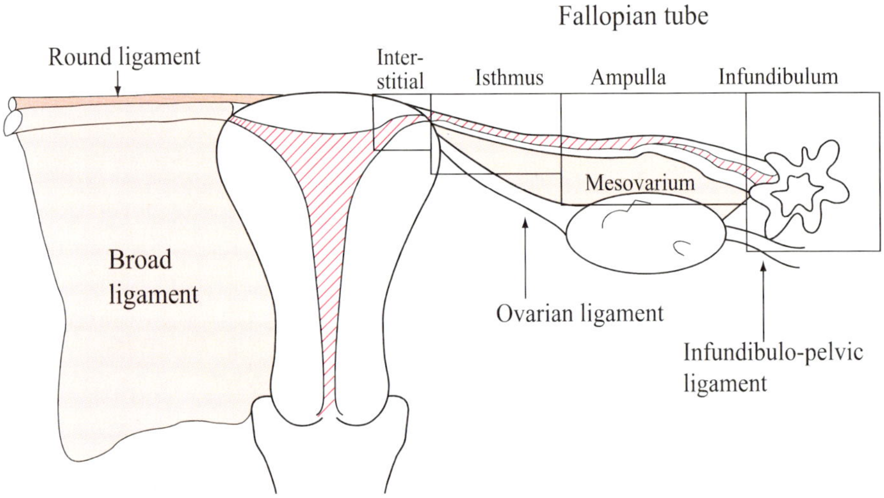

그림 3-12. 자궁과 부속기

난관은 정상적으로 초음파상 관찰하기 어려우나 자궁관내에 소량의 체액이 존재하거나, 난관 주위에 체액이 있으면 질 초음파로 관찰된다.

난관이 막혀 난관물혹이 생기면 난소물혹과 유사하게 보이나 특징적으로 물혹 안쪽으로 돌출된 돌기가 보여 난관임을 알 수 있는 실마리가 될 수 있다.

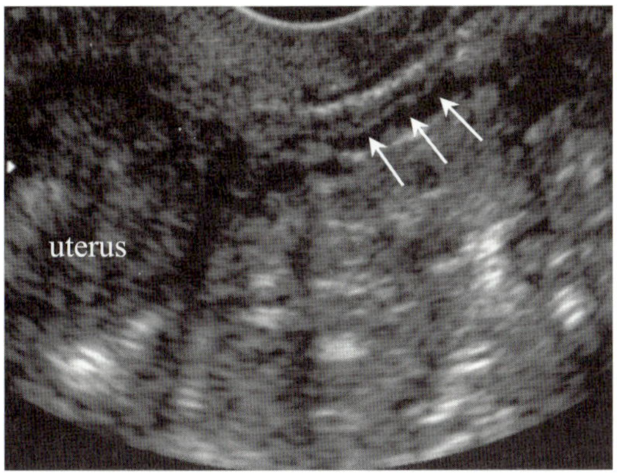

사진 3-13. 좌측나팔관(정상)
화살표가 나팔관의 내강을 가르킨다

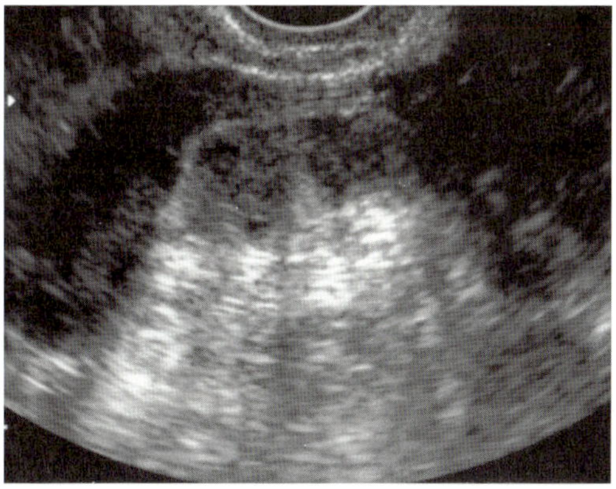

사진 3-14. 우측나팔관(정상)

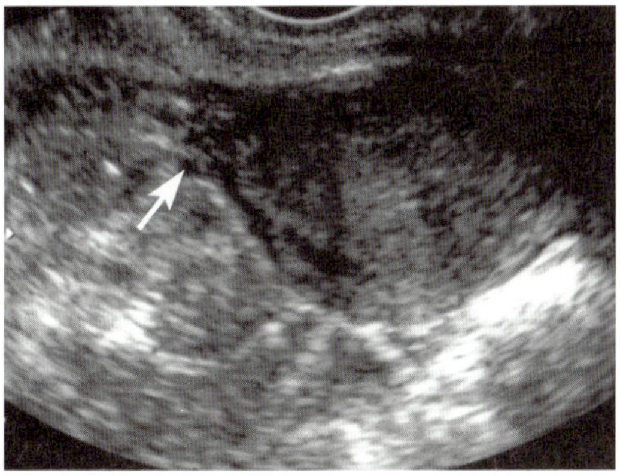

사진 3-15. 나팔관기시부

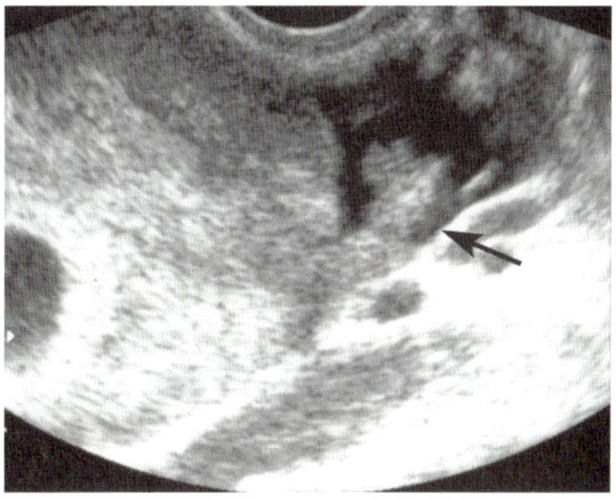

사진 3-16. 나팔관(fimbriae)

참고문헌

Fleisher A, Applebaum M, Parsons A. Transvaginal sonography of the normal endometrium. In: Fleisher a, Kurjak, Granberg s, Ultrasound and the endometrium . Parthenon Publishing Group : 1997; 1-17

O.Martinez-P. T.Perex-M. J.Bajo-A. Ultrasonography of endometrial polyps. Ultrasound Review of obstetrics and gynecology 2003; 3: 43-9

Marcus SF, Brinsden PR. IVF and embryo transfer in women aged 40 years and over. Hum Reprod Update 1996; 2: 459-68

자궁부속기종양의 초음파 관찰

자궁부속기 종양의 초음파 관찰 시에는
① 위치
② 형태
③ 크기
④ 동반이상
⑤ 혈관분포와 혈류저항
⑥ 그 외 이동성여부와 동통의 위치를 파악해야한다.

1. 위치

자궁에서 돌출된 것은 아닌 지, 나팔관에서 기원된 것은 아닌 지 확인해야한다.

2. 형태

낭종의 형태인지, 고체형태인지 혹은 혼합형인지 관찰하고 내부의 격막(septation), 고체부분, 종양의 벽과 내부로의 돌기 등을 관찰한다.

3. 크기

단순 낭종의 형태일 때 크기가 폐경 전 여성에서 6cm미만, 폐경 후 여성에서 5cm미만이면 양성 낭종의 가능성이 높으나 3cm이상일 때는 추적관찰을 하는 것이 바람직하다.

<u>폐경 후 여성에서 난포낭종</u>

97%가 3cm미만이다.
1년 이내에 50%에서 자연 소실된다.
30%는 크기 변화가 없다.
12%는 크기가 커진다<Levine et al. Radiolgy 1992>.

4. 동반이상

복수, 유착, 장막으로의 전이 소견이 있다면 악성의 위험도가 높아진다.

5. 혈관분포

격막의 두께가 3mm이상이고 격막에 혈류가 관찰되면 악성 가능성이 증가된다.
도플러상 PSV(최고혈류속도)> 20~35cm/sec, PI < 1.0, RI < 0.4이면 악성 가능성이 증가된다.
혈류가 종양의 고체부위에서 관찰되면 악성 가능성이 증가된다.

표 3-2. 골반내 덩이의 초음파 감별점

낭종성	혼합성	고체성
순수하게 낭종형태일 때 ·생리적 난소낭종 ·낭선종(cystadenoma) ·난관수종 ·부난소낭종 ·Hydatid cyst of Morgagni 낭종이 여럿일 때 ·자궁내막종 ·난포낭종 격막으로 구분이 될 때 ·낭선종(악성 가능성 있는)	주로 낭종성 일 때 ·낭선종 ·난관-난소 농양 ·자궁외임신 ·낭종성 기형종 주로 고체형 일 때 ·낭선종(악성 가능서 있는) ·생식세포종양	자궁에서 ·자궁근종 ·자궁내막암 자궁외에서 ·난소종양

3

4. 여성 생식기관의 주기적 변화 (Cyclic change of female genital tract)

정상적인 여성은 매달 생리주기에 따라 난소에서 호르몬이 생성되고 이에 따라 자궁의 내막 주기적인 변화가 나타난다.

자궁내막(Uterine endometrium)

자궁내막의 생리 주기에 따른 조직학적인 변화를 자궁 내막선(endometrial gland)과 그 주위의 버팀질(stroma)의 두 부분으로 나누어 살펴볼 때, 자궁 내막의 상층부 2/3은 생리주기에 따라 새로이 증식을 하는 부위(proliferating endometrium)이고 임신이 되지 않은 생리주기에는 월경시 탈락되어 없어진다. 이 부위를 기능층(functional layer) 이라고 하며 다시 표면인 치밀층(compact layer)과 그 아래 해면층(spongy layer)으로 나뉜다. 심부기저층(deep basal layer)은 자궁내막에서 가장 안쪽에 존재하는 층으로 생리주기에 따라 탈락되지 않고 다음 생리를 위한 자궁내막 재생의 근원이 된다.

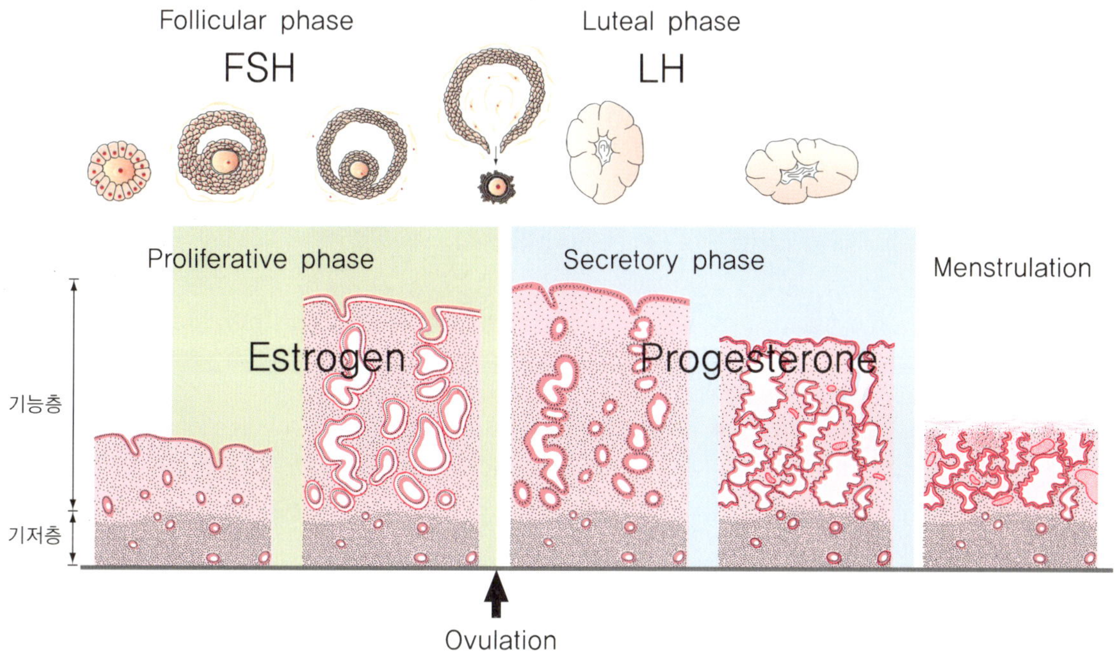

그림 4-1. 난소와 자궁내막의 주기적 변화양상

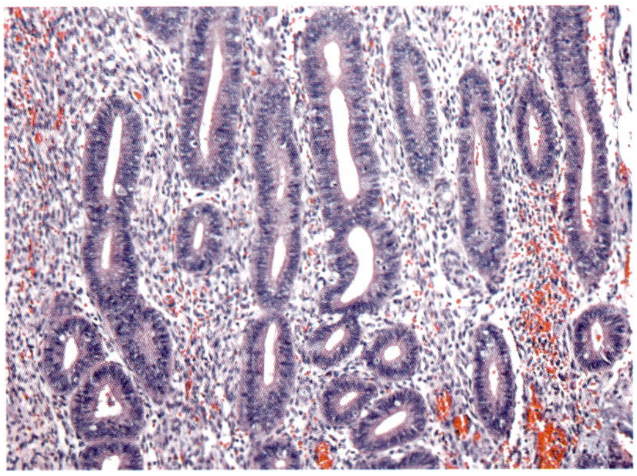

사진 4-1. 증식기 자궁내막의 현미경 사진.
내막샘들이 직선적인 관모양을 하고 있으며, 내막샘을 구성하는 세포의 핵은 길고 중첩되어 보인다.

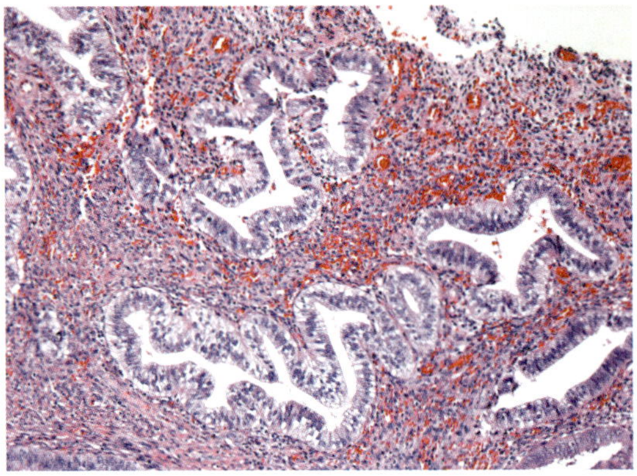

사진 4-2. 초기 분비기의 자궁내막 현미경사진
내막샘세포의 핵 아래부분에 분비 공포가 관찰된다.

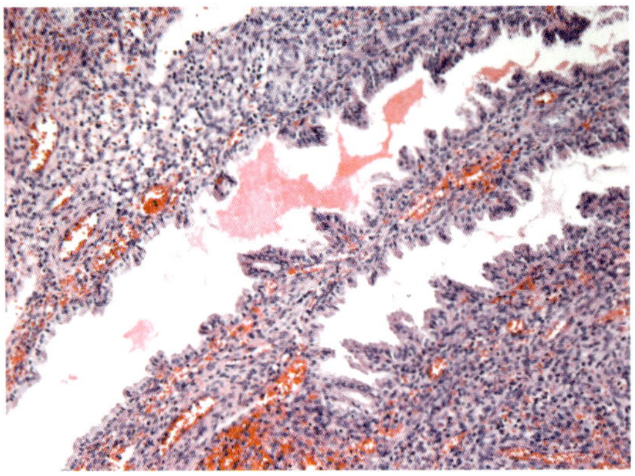

사진 4-3. 후기 분비기의 자궁내막 현미경사진.
내막샘이 톱니모양으로 보이고, 내막의 버팀질 조직에서 전탈락막 변화를 관찰할 수 있다.

증식기(Proliferative phase)

증식기는 초음파상 약간 저음영의 기능층이 점차적으로 두꺼워지는 시기이다. 생리주기 제 7~8일이면 자궁내막은 4~5mm인데, 이 시기부터 증식기의 끝, 즉 배란 때(생리 주기 제14일)까지 내막의 두께가 점차 두꺼워져서 대개 8~12mm에 이른다. 이후 내막두께는 더 이상 두꺼워지지 않으며 분비기동안은 약간 증가될까 말까하는 정도이다.

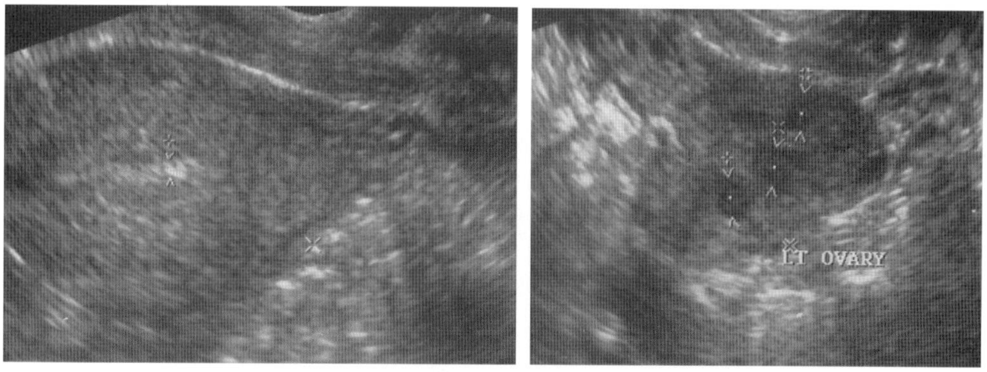

사진 4-4. 생리 제2일의 내막과 난소
자궁내막은 두께가 얇고 고음영이며 난소의 난포는 아직 작다.

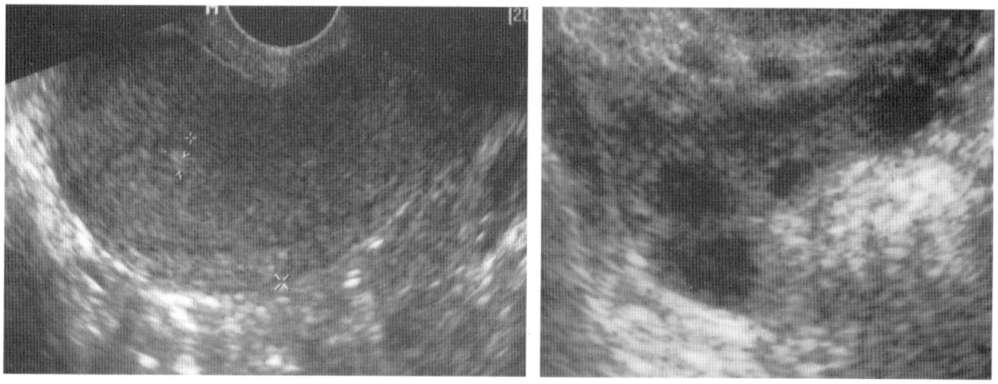

사진 4-5. 생리 7일의 내막과 난소
자궁내막의 두께가 증가하며 난소에서는 몇 개의 난포가 선발된다.

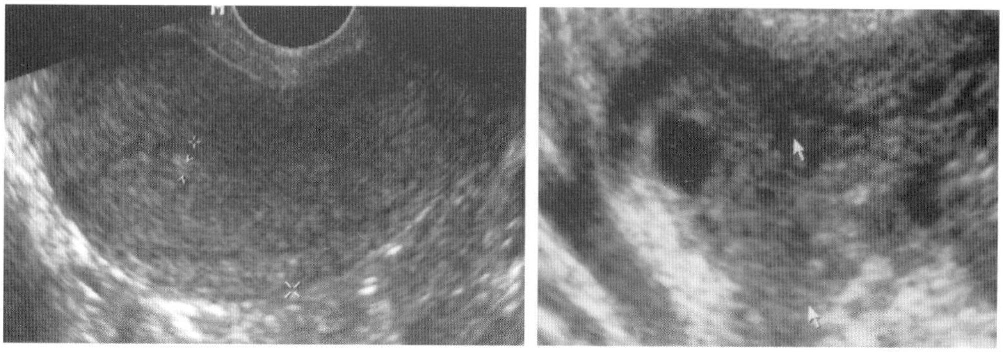

사진 4-6. 생리 제8일의 내막과 난소
자궁내막의 두께가 점차 증가하며 아직 확실한 우성난포는 관찰된다.

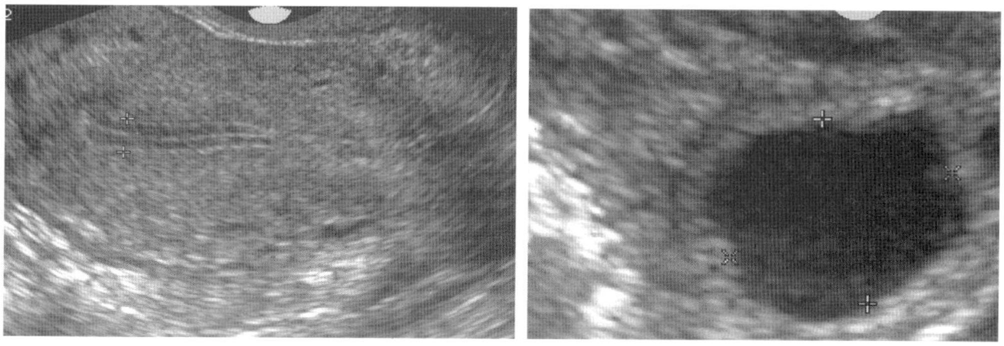

사진 4-7. 생리 제9일의 내막과 난소
자궁내막은 뚜렷한 삼중선을 보이며 난소에서는 우성난포가 관찰된다.

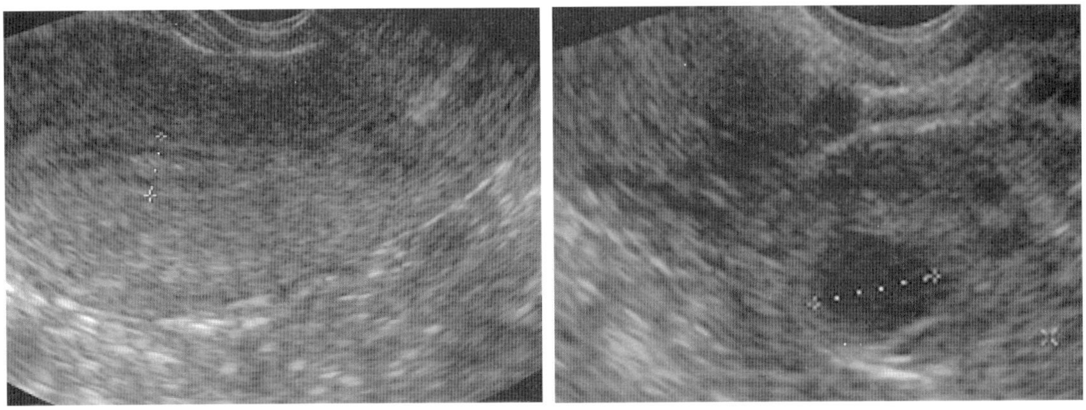

사진 4-8. 생리 제10일의 내막과 난소
자궁내막은 뚜렷한 삼중선을 나타내고, 우성난포가 관찰된다.

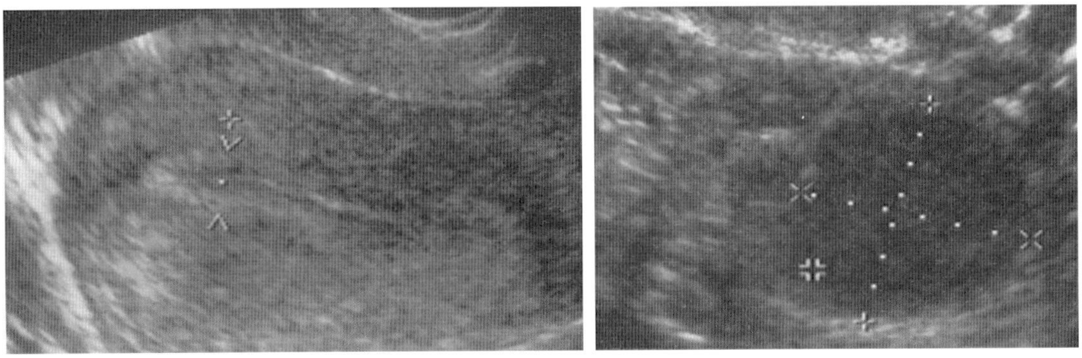

사진 4-9. 생리 제12일의 내막과 난소

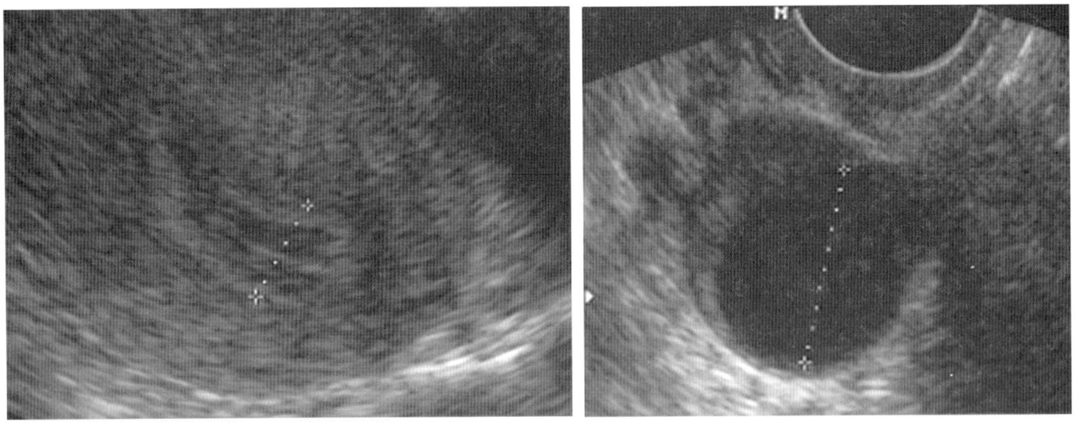

사진 4-10. 생리 제13일의 내막과 난소
자궁내막은 더욱 두꺼워지고 우성난포는 최대한으로 성장한다.

조직학적으로는 혈중 에스트로겐의 영향으로 기능층 세포의 유사분열이 증가되어 증식기 초기에 폭이 좁고 짧았던 내막선(endometrial gland)이 점차 길어지고 구불구불한 구조로 변화된다(그림 3-4).

초음파상으로는 두 줄의 얇은 고음영선 사이에 두툼한 저음영의 기능층이 나타나서 '삼중선 구조(Triple line)'를 보인다.

분비기(Secretory phase)

배란 48~72시간 후에 혈중 프로게스테론이 상승하면서 자궁내막은 분비기로 전환된다. 분비기동안에 자궁내막의 두께는 별로 변화하지 않는다. 하지만 내막의 초음파 음영은 증가되어 기저층과 기능층, 자궁내강이 서로 초음파 음영이 유사해지면서 '단일층(single band)'을 보인다.

조직학적으로는 내막선이 구불구불해지고 점액과 당질(glycogen)을 분비하면서 부종이 심해진다.

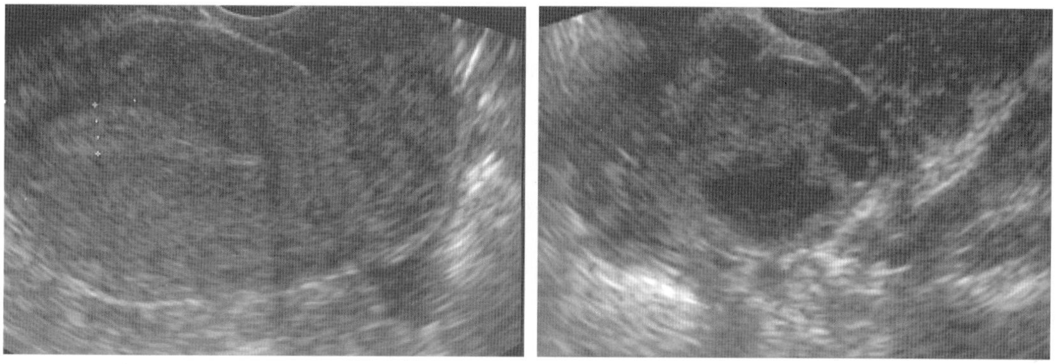

사진 4-11. 생리 제15일의 내막과 난소
자궁내막은 이제 단일층처럼 보이고, 우성난포는 관찰되지 않으며 파열된 형태로 보인다.

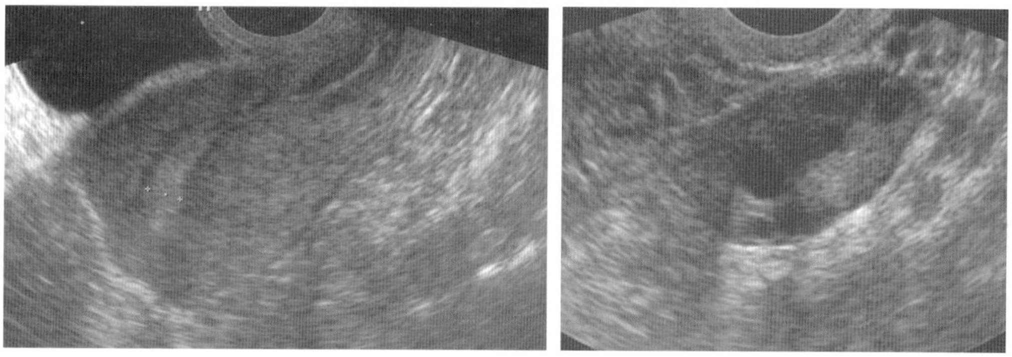

사진 4-12. 생리 제16일의 내막과 난소
자궁내막은 단일층으로 보이고 찌그러진 황체가 관찰된다.

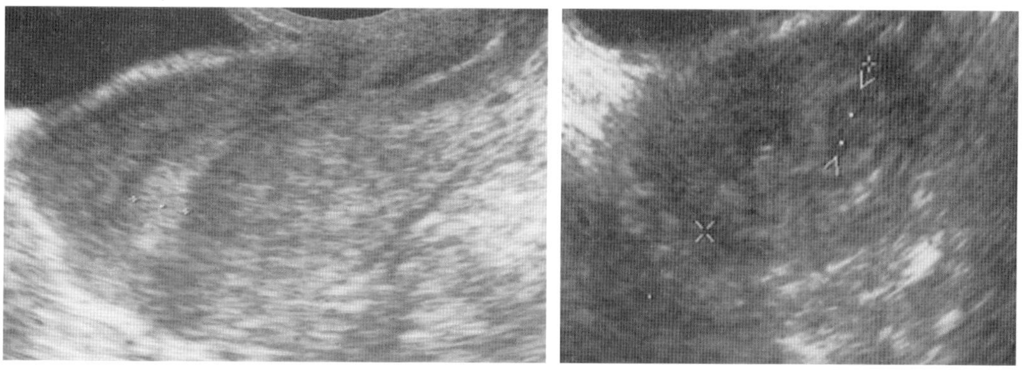

사진 4-13. 생리 제17일의 내막과 난소

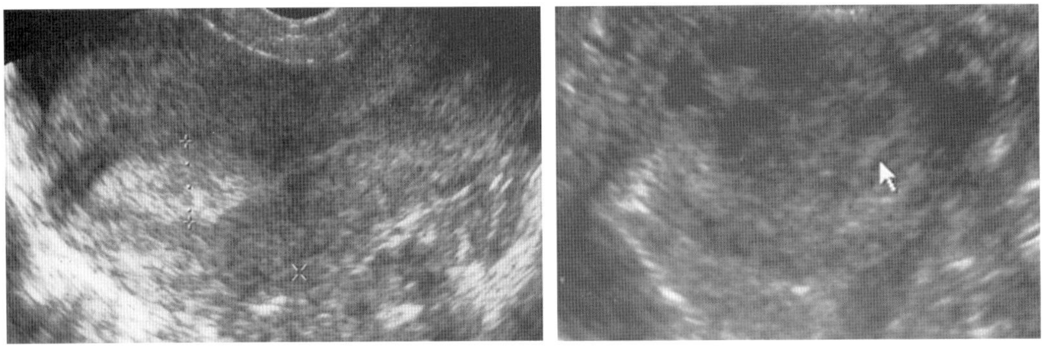

사진 4-14. 생리 제19일의 내막과 난소
단일층의 자궁내막과 황체가 관찰된다.

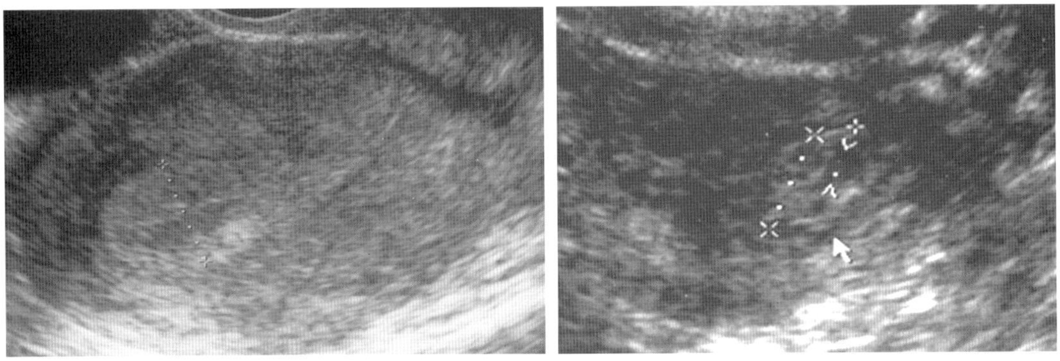

사진 4-15. 생리 제22일의 내막과 난소

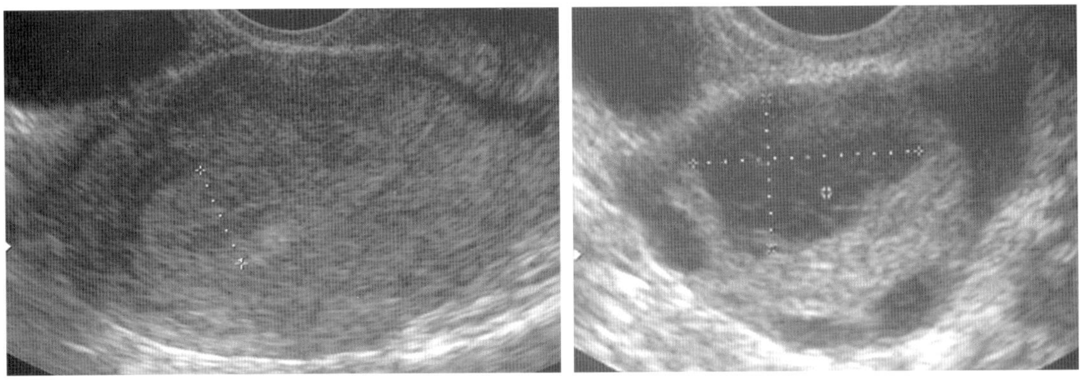

사진 4-16. 생리 제23일의 내막과 난소
혈액이 들어찬 황체가 관찰된다.

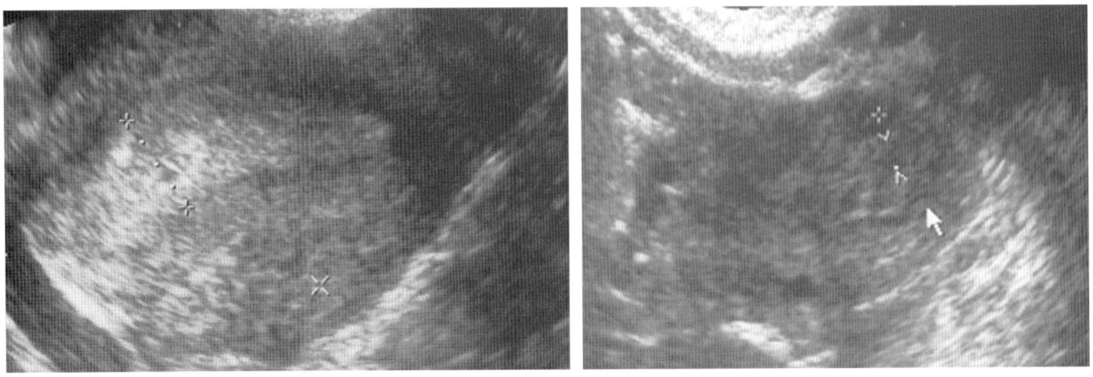

사진 4-17. 생리 제24일의 내막과 난소

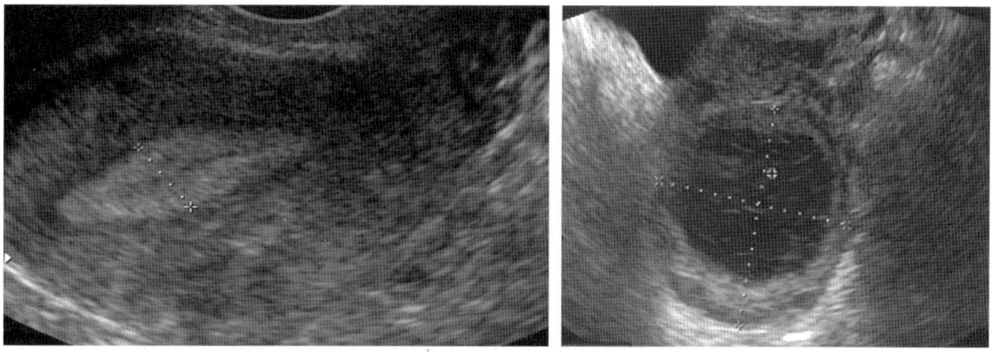

사진 4-18. 생리 제25일의 내막과 난소
난소에서 황체낭종의 형태가 관찰된다.

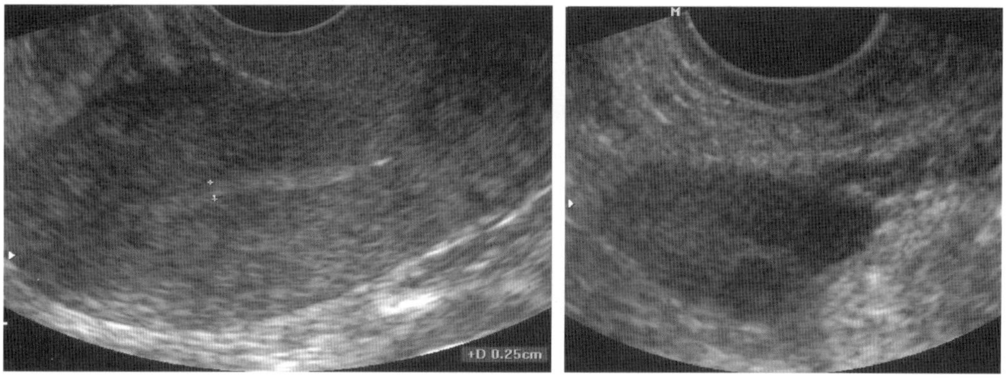

사진 4-19. 생리중의 내막과 난소
두꺼웠던 자궁내막이 얇아지고 황체낭종은 이제 관찰되지 않는다.

분비기 자궁내막의 두께는 8~14mm가 보통이나 때로 15~20mm에 달할 수도 있다. 이때는 자궁내막증식증과 구분이 어려우므로 다음 생리주기 증식기 초기에 추적 관찰하게 된다.

난소(Ovary)

출생시 약 40만개의 원시난포들이 존재하는데, 시간이 지남에 따라 난포형성과 폐쇄의 과정을 거치면서 점차 소멸되고 평생 약 400여개의 난포들이 배란된다.

난포형성은 가임기동안 지속적으로 일어나는데 각 생리주기마다 한 무리의 원시난포들이 성숙과정에 들어가면서 점차 커진다. 이중 한개의 우성난포가 선택되고, 이 우성난포가 더욱 자라서 배란을 하게 된다.

배란 후 우성난포는 찌그러지면서(혹은 다시 혈액이 들어차기도 한다) 황체를 형성한다. 황체는 배란 후 8~9일째부터 퇴축되기 시작하여 다음 생리주기 72시간 이후에는 관찰되지 않는 것이 보통이다.

난포기(Follicular phase)

생리 제 5~7일경 5~7개의 작은 낭종(선택 난포)이 초음파상 관찰되고, 이중 우성난포은 생리 제 8~12일이면 명확해진다. 난포기후기와 황체기 사이에 비우성난포들은 크기가 감소되어 직경이 11mm를 넘지 않는다. 5~11%에서 양측난소에서 각각 우성난포가 관찰될 수 있다.

우성난포는 하루 2~3mm속도로 직경이 증가하며 배란 직전 20~24mm에 이른다.

황체기(Luteal phase)

배란 후부터 생리시작 전까지를 말하며 약 14일 정도이다. 배란이 되면 우성난포는 관찰이 안되거나 크기가 반이상 줄어든다. 황체의 벽은 톱니바퀴모양으로 불규칙하고 내부는 저음영으로 나타난다.

황체는 느리게 성장하여 크기가 25~40mm에 이르고 배란 후 8~9일째부터 점차 소멸되어간다. 황체는 다음 생리 제 3일이후는 관찰되지 않는 것이 보통이다.

4 불임환자에서의 초음파이용

자연배란주기에서 초음파 관찰시 난포의 성장과 혈중 에스트로겐의 농도간에 유의한 상관관계가 있다는 것이 알려지면서 불임영역에서 초음파 사용이 활성화되었다.

불임치료 시에 초음파로 난포의 수, 난포의 성장을 관찰할 수 있고 자궁내막의 발달을 호르몬을 투여하면서 관찰할 수 있으며 자궁내 정액사정의 시기 등을 계획할 수 있다.

초음파는 또한 불임치료 중 발생할 수 있는 과자극증후군(hyperstimulation syndrome)을 발견하는 데 이용되기도 하는 데, 이때는 호르몬으로 난소자극 후 난소가 6~7cm 이상으로 커지면서 다낭성의 형태를 띤다. 심한 경우는 복강내 복수가 고이기도 한다.

기초 초음파 검사

검사시기

자연배란주기에서는 월경 제 2~3일에 시행하여 황체낭종이나 양성 난소 낭종의 유무를 확인하도록 한다. 배란유도시는 치료전 월경주기의 월경 제 10~15일에 실시한다.

배란 초음파의 검사내용

1. 자궁에서 관찰내용
   자궁의 위치와 이동성을 확인
   자궁의 크기 측정
   자궁기형여부 확인
   자궁근종/샘종 확인 및 도플러 평가
   생리식염수를 주입하여 자궁강조영술(sonohysterography)실시
   자궁의 혈류 측정(자궁동맥의 최고혈류속도, 도플러지수)

2. 자궁내막의 측정
   두께 측정
   내막의 형태 관찰
   도플러 평가

3. 난소에서 관찰내용
난소의 형태-정상/다낭난소(polycystic)/다난포성(muplticystic)
위치와 이동성 확인
난소의 부피측정
난포 개 수 확인
기질의 양 및 혈류 측정(PSV)
난소낭종의 확인 및 도플러 평가

4. 우성난포의 관찰
평균 직경 측정
최대 혈류 속도 측정

5. 난관에서 관찰내용
hysteroslaping-contrast sonography
난관수종 여부 확인

6. 기타
후맹낭(Pouch of Douglas)
체액 저류의 확인 및 측정
종괴의 확인<G.Nargund. 2002>

난포성장의 감시

질식초음파를 이용하여 될 수 있는 한 동일한 검사자가 검사하도록 한다.
난포의 크기는 입체적인 세 단면을 택해서 평균값을 취하며 난포벽을 제외한 난포의 안쪽에서 안쪽까지를 측정한다.

1. 자연배란주기에서의 난포성장감시
월경 제 8~12일경이 되면 초음파로 우성난포가 관찰될 수 있다. 이 시기의 우성난포는 평균 10mm전후로 관찰된다. 우성난포의 성장은 평균직경이 12mm까지는 하루 1.4~2.2mm 씩 정장하지만 12mm이후부터는 하루 2~3mm씩 성장한다.
우성난포의 성장과 혈중 에스트로겐의 농도는 비교적 정확한 상관관계를 갖는다. 배란직전의 난포의 크기는 개인차가 크며 대개 평균직경이 18~24mm에 이른다. LH surge후에 cumulus oophorus가 발달하므로 난포벽의 한부분에서 난포의 안쪽으로 작은 하얀 영상이 관찰될 수 있다.
배란 후엔 80~90%에서 우성난포가 관찰되지 않는다. 드물게는 난포가 그대로 남아있기도 하고 난포내의 음영이 다소 증가된 형태로 나타나기도 한다. 황체가 발달된 난소는 도플러상 혈류저항(RI)이 감소된다. 난포액이 골반의 후맹낭에 고이기도 한다.

2. Clomiphene citrate의 배란유도주기에서의 난포성장감시
클로미펜은 에스트로겐에 의한 음성 되먹이기 효과를 완화시켜 시상하부로부터 GnRH 분비를 촉진함으

로 혈중 성선자극호르몬의 농도를 증가시켜 배란을 유발하게 하는 약제이다.

배란유도 시 클로미펜은 월경주기 제 2~5일에 시작하여 5일간 투여한다. 과배란유도시는 월경주기 제 2~3일부터 투여를 시작한다. 클로미펜을 투여한 후 초음파 감시는 투여 마지막날 이나, 투여종료 다음 날부터 시작한다. 클로미펜 주기에서 배란직전의 난포는 평균직경이 19~24mm에 달한다. hCG를 투여하게 될 때는 최대난포의 평균직경이 19~20mm 때 투여한다. 클로미펜 투여시 항에스트로겐효과에 의해 자궁경관 점액이상이 있을 수 있고 40~50%의 환자에서 자궁내막성장 장애로 인한 황체기결함이 발생할 수 있으므로 초음파로 난포의 상장과 함께 자궁내막의 두께, 성상을 감시하여야한다.

3. GnRH 투여시의 난포성장의 감시

GnRH를 투여하기 직전에 기초초음파 검사를 시행하고 투여 5~6일 째부터 초음파로 난포성장를 감시한다. 이 때쯤 난포의 평균직경이 10~12mm에 달하는 우성난포가 관찰되는 것이 보통인 데 민일 이 시기에 직경이 10mm가 넘는 난포가 관찰되지 않는 다면 GnRH 투여용량의 증가를 고려해야한다. 이후 2일 간격으로 초음파 검사를 시행한다.

4. 외인성 성선자극호르몬 투여시 난포성장의 감시

성선자극호르몬 투여 직전에 기초초음파 검사를 시행한다. 투여 5일째부터 초음파 검사를 시행하여 난포성장을 감시한다. 난포의 성장이 활성화된 징후가 보이면 용량을 줄여나간다.

일반적으로 최대난포의 직경이 10mm 미만이면 1 엠플을 증량한다. 최대난포의 직경이 10~13mm이면 용량을 유지하며, 13mm가 넘으면 감량한다. 난포 감시중 직경이 18mm에 도달한 난포가 한 개 관찰되거나 17mm 이상인 난포가 2개 이상 관찰되면 hCG를 투여하여 배란을 유도한다. 난소과자극증후군(OHSS)의 위험성이 높을 때는 hCG를 투여하지 않는다.

그 외 불임초음파 평가

황체기의 평가

황체기 평가는 황체내에서 관찰되는 혈류를 측정함으로 가능하다. 낮은 황체혈류속도는 파열안된 황체화난포(unruptured luteinized follicle)를 시사하는 소견이며 높은 황체혈류속도는 건강한 황체를 시사한다.

배란의 초음파 소견

전에 보였던 우성난포의 크기가 갑자기 감소된다.

자궁내강의 내막선 초음파 음영이 뚜렷해지고 여러 겹의 모양을 나타낸다.

전에 보이지 않던 후맹낭(cul de sac)내에 소량의 액체 음영이 관찰된다.

착상을 위한 내막의 평가 내용

자궁내막의 두께

내막의 형태

내막의 혈류

자궁동맥의 PI

도플러의 이용

난포기의 난소에서 도플러 검사를 시행하였을 때 난포에서 관찰되는 혈류속도가 높을수록 건강한 난자를 얻을 가능성이 높아진다.

난소기질의 혈류분포가 증가될수록 다낭난포나 난소과자극증후군의 가능성이 높아진다.

<I.Y. Jarvela, S. Cambell. 2002>

참고문헌

김정훈. Monitoring for ovulation induction using ultrasound, in Ultrasound & other imaging techniques in Obstetrics & Gynecology. 2002년 울산의대 연수강좌.

G.Nargund. Time for an ultrasound revolution in reproductive medicine. Ultrasound Obstet Gynecol 2002; 20: 107-11

I.Y.Jarvela. P.Slackevicius, S.Kelly, K. Ojha, G.Nargund, S. Cambell. Three-dimensional sonographic and power Doppler characterization of ovaries in laate follicular phase. Ultrasound Obstet Gynecol 2002; 20: 281-5

5. 자궁의 질환

나보트 낭종(Nabothian cyst)

자궁경부샘의 분비물이 배출안되어 만들어지는 경부낭종으로 수 mm에서 1cm을 넘는 경우도 있다.

초음파 소견상 낭종내부 음영이 없고, 단방성의 단순낭종형태로 주위 조직으로 혈류증가 소견이 없다. 증상도 없으며 치료도 필요없다.

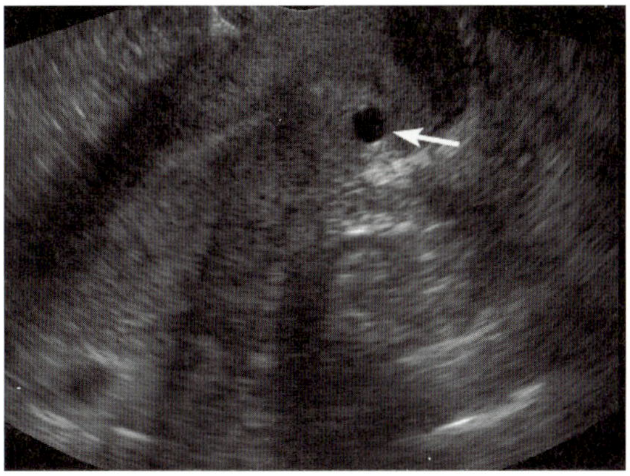

사진 5-1. 나보트 낭종(↑)

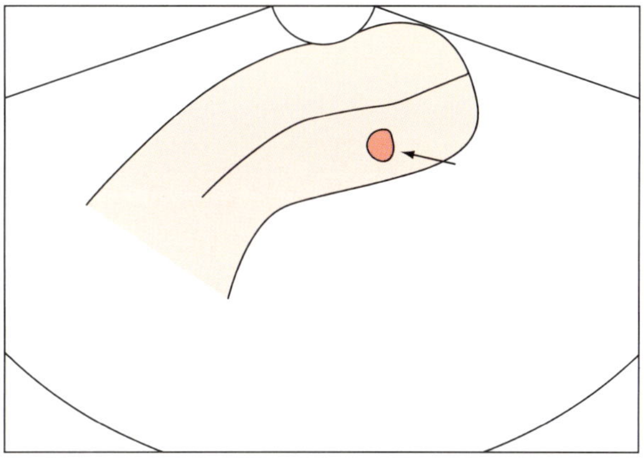

그림 5-1. 나보트 낭종(↑) 도해

자궁의 폴립(Uterine polyp)

자궁내막의 분비선(glands)과 기질이 과증식되어 자궁내막 상피에 의해 덮혀있는 것을 폴립이라 한다. 기능성 폴립(functional polyp)은 표면 상피가 다른 부위의 자궁내막상피와 같이 증식기, 분비기를 동시에 같이 이행하는 것을 말하며 비기능성 폴립(non-functional polyp)은 표면상피가 활성화되지 않고 조직검사상에도 다른 내막상피의 시기와 일치하지 않는 경우를 말한다.

역학

발생기원은 명확하지 않으나 자궁내막증식증과 유사할 것으로 여겨지고 있다. 여러 연구에서 자궁폴립은 자궁경부의 폴립과 자궁내막증식증 및 자궁내막암과 연관성이 있다고 보고된다.

주변 내막조직에 증식증이 있을 때 폴립은 30.1%에서 나타나고 폴립표면에서 내막증식증이 발견되는 경우는 46%정도로 보고된 바 있다<Anastasiadis PG.2000>. 하지만 악성으로의 전환은 드물다(약 0.45%). 고혈압과 비만이 폐경여성에서 자궁폴립의 위험성을 증가시키며<Reslova T. 1999> Tamoxifen을 복용하는 경우 8%에서 발생한다. 폴립은 비교적 흔해서 부검상 10%에서 발견되었고 폐경 후 질출혈이 있는 여성의 21.9%

~29%에서 발견되었다.

임상소견

비정상 질출혈

점액질의 질 분비물

진단

질식 초음파 검사시 예민도가 64.5%, 특이도가 75.5%였으며 초음파 자궁강검사는 예민도가 93.1%, 특이도가 93.9%로 초음파 자궁강검사가 우수함을 보고하였다<Kamel HS.2000>.

초음파 소견

자궁내막선이 폴립에 의해 굽어보인다.

초음파 음영이 증가된 비교적 둥근 형태를 보이는 돌기가 자궁강 내에서 관찰된다.

대부분의 폴립은 전반적으로 균일하게 증가된 초음파 음영을 나타내지만 때로는 낭종성 음영을 포함할 수도 있다.

처치

추적관찰을 해도 되는 경우

- 증세가 없으면서 색도플러상 혈류가 관찰되지 않을 때

조직검사 혹은 폴립을 제거해야하는 경우

- 증세가 있을 때
- 폐경 여성에서 발견되었을 때
- 용종의 줄기에서 혈류가 관찰될 때

Tips and Points

다른 질환과의 감별진단

자궁내막암과의 감별진단이 가장 중요하며 폴립은 규칙성이 있는 경계부, 초음파상 고음영이면서 균질성이 있다는 점과 내막하부의 테(halo)가 보존된다는 점이 감별진단의 열쇠이다.

자궁내막증식증과의 감별은 폴립의 표면이 초음파상 고음영의 선처럼 보인다는 점과 혈관성 줄기(vascular pedicle)가 있다는 점이다.

자궁근종과의 감별은 폴립은 하나의 중심혈관이 줄기에 있다는 것과 근종은 여러 혈관이 분포된다는 점이다.

혈괴와의 감별은 혈괴는 내부에 망같은 선구조가 종종 보인다는 점이다.

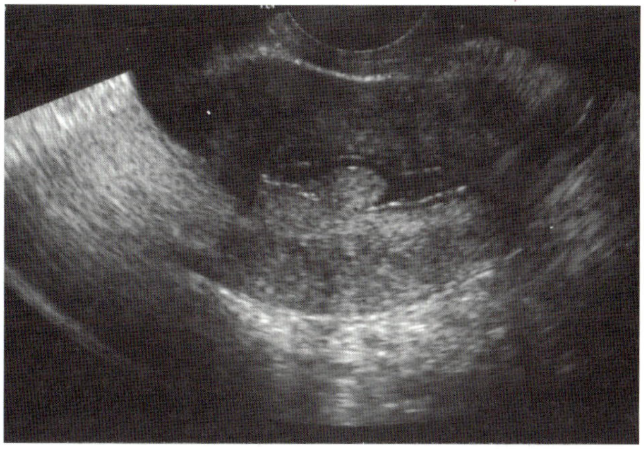

사진 5-2. 자궁폴립의 sonohysterography

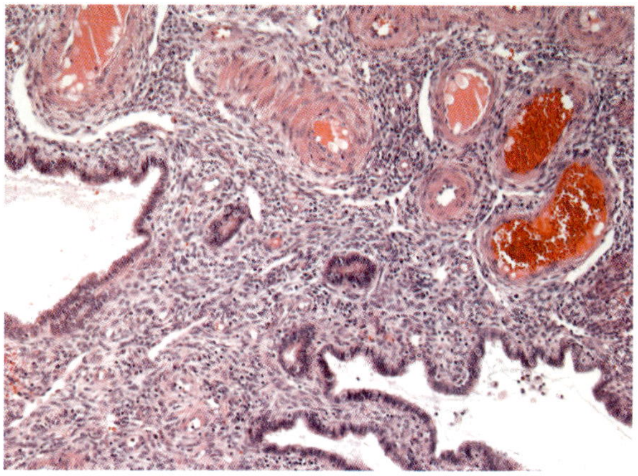

사진 5-3. 자궁내막폴립의 조직학사진. 불규칙한 형태의 내막샘과 혈관 및 섬유질성의 버팀질이 관찰된다.

참고문헌

Reslova T, Tosner J. Resl M, Kugler R, Varvova I. Endometrial polyps. A clinical study of 245 cases. Arch Gynecol Obstet 1999; 262: 133-9

Anastasiadis PG, Koutlaki NG, Skaphida PG, Galazios C. Endometrial polyps: prevalence, detection and malignant potential in women with abnormal uterine bleeding Eur J Gynecol Oncol 2000: 2: 180-8

Kamel HS, Darwith A. Comparison of transvaginal utlrasonography and vaginal sonohysterography in the detection of endeometrial polyps. Acta Obstet Scan 2000; 70: 60-4

O.Martinez-P. T.Perex-M. J.Bajo-A. Ultrasonography of endometrial polyps. Ultrasound Review of Obstetrics and Gynecology 2003; 3: 43-9

자궁경부암(Cervical cancer)

자궁경부(목)에 발생하는 편평세포암, 샘암종, 육종, 전이성 암 등이 자궁경부암에 해당되나 주로 편평세포암과 샘암종을 지칭하며 편평세포암이 더 흔하다.

역학

'자궁암'하면 흔히 자궁경부암을 지칭할 정도로 여성의 대표적인 암이였으나 자궁경부 세포진검사와 같은 선별검사가 보편화되면서 조기진단 및 치료율이 높아져서 2002년 한국중앙암등록사업 연례보고서에 의하면 자궁경부암은 전체 여성암에서 제5위로 9.1%를 차지하였다.

조기진단 및 치료에 의해 자궁경부에 특징적인 유두상덩이(Cauliflower)를 보이는 환자를 만나기가 쉽지 않다.

암발병연령은 평균 52세로 알려져 있으나 두 차례의 최빈도 연령대(35~39세, 60~64세)를 보인다.

위험인자

· 인유두종 바이러스(human papilloma virus) 감염에 의해 발병된다는 것이 알려졌다.

· 자궁경부암의 80%는 4가지 유형의 고위험군 인유두종 바이러스(16, 18, 31, 45)와 관련이 있다. <Loriucz AT et al, 1992>
· 그 외 위험요인으로 어린나이에 시작한 성교, 다수의 성교 상대자, 흡연 등이 알려져 있다.

임상소견

질출혈이 가장 흔한 증상(90%이상)으로 성교후 질출혈을 호소하는 경우가 대부분이나 생리불순과 유사한 증상으로 나타나기도 한다.
혈성 분부물의 증가
그 외 빈뇨, 배뇨통증, 골반통, 변비와 같은 비특이적 증상이 있을 수 있다.

진단

선별검진으로 자궁경부세포진검사(PAP smear)가 있으며 자궁경부확대촬영, 조직생검, 원추조직생검 등이 있다.

영상의학적인 진단방법으로는 MRI가 우선 선택된다. MRI는 종양덩이를 형상화하고, 조직침윤 정도를 평가하고 병가를 설정하는데 우수하다. CT는 MRI를 시행하기 어려운 경우에 2차 선택으로 선택된다.

5

초음파소견

· 자궁경부암 진단에 있어 초음파 검사는 보조적인 역할을 수행한다.
· 자궁경부에 비정상적 덩이 음영을 보이며, 덩이는 주위조직에 비해 저음영(hypoechoic)인 경우가 많다. 이러한 소견은 자궁경부의 근종과 감별이 어려우며, 초음파는 자궁경부암이 확진된 후 주위 조직침윤이나 방광벽으로의 침윤을 진단하는 데 이용될 수 있다.<lwamoto k et al, 1994> <Aoki S et al, 1990>.

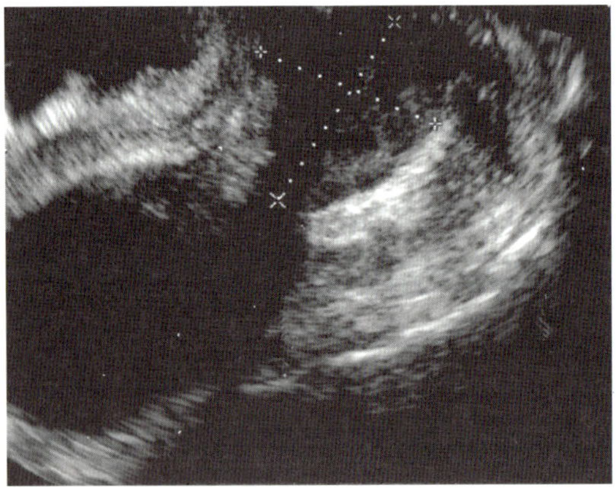

사진 5-4. 자궁경부암의 초음파 사진(67세)

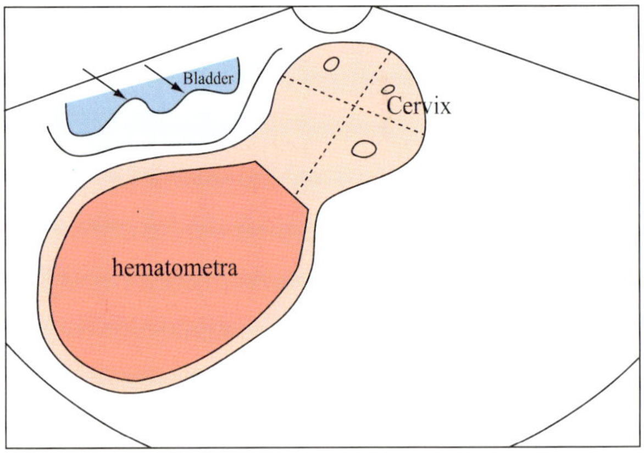

그림 5-2. 자궁경부암의 초음파 사진(67세) 도해

자궁경부가 나이에 비해 커져있고, 초음파음영이 혼합성이며 자궁경부가 막혀서 자궁강내에 피가 고인 소견이 관찰되고 방광내부로 종양이 자라 들어간 소견(→)이 관찰된다.

참고문헌

대한 산부인과학회 한국 부인암 등록사업 조사보고서. 대한산부회지 2004; 47: 1029-70.

Lorincz AT, REid R, Jenson AB. Human papilloma virus infection of the cervix; relative risk associations of 15 common anogenital types. Obstet Gynecol 1992; 79: 328-37.
lwamoto k, kigawa J, Minagawa Y. Trans vaginal ultrasonographic diagnosis of bladder wall nvasion in patients with cervical cancer. Obstet Gynecol 1994; 84(1): 160-1.
Aoki S, Hata T, Senoh D, Makiharak. Parametrial invasion of uterine cervical cancer assessed by transrectal ultrasonography; preliminary report. Gynecol Oncol 1990; 36(1): 82-9.

자궁근종(Uterine myoma)

자궁근종은 자궁평활근과 섬유성 결체조직이 과증식된 상태를 말하며, 하나 혹은 여러 개가 존재할 수 있다.

역학

자궁근종은 35세 이상의 전 여성에서 40%~50%까지 존재하는 흔한 병변이다.

원인

명확히 밝혀져 있지 않으나 유전적인 영향, 호르몬 영향, 환경적인 영향을 받을 것으로 추정된다.

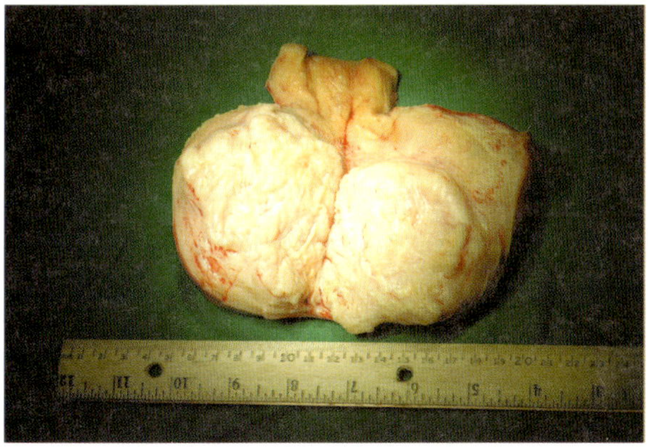

사진 5-5. 자궁 근종

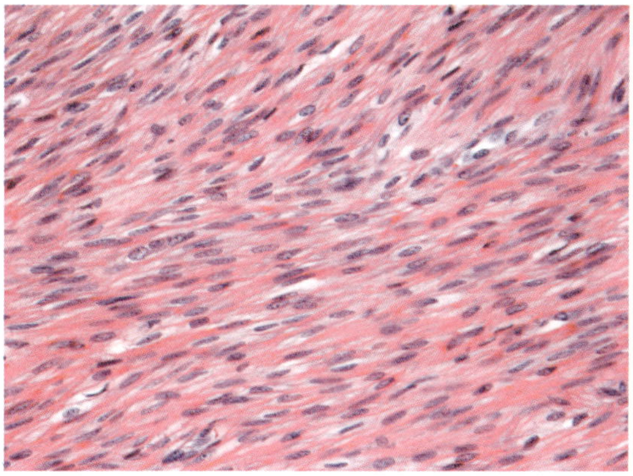

사진 5-6. 자궁 근종의 조직학적 소견
자궁의 근층 구성하는 세포들과 유사한 모양의 균일한 방추형 세포들이 다발을 형성하고 있다.

임상소견

비정상출혈, 골반압박감, 하복통, 불임이나 유산 등 생식관련 증세가 있을 수 있으나 전혀 증상이 없는 경우도 많다.

예후

약 2/3에서 변성(degenerative change)을 가져오며 악성 변화는 아주 드물며 0.5% 이내에서 발생된다. 자궁평활근에서 발생된 악성으로는 육종(leiomyosarcoma)이 있으며 40, 50대에서 급속히 자궁이 커지면서 자궁출혈이 동반되는 증세가 있을 때 의심할 수 있다.

초음파 소견

근종의 초음파 소견은 근종의 크기, 위치, 근종이 오래된 정도에 따라 실로 다양하다.

자궁의 크기가 증가된다.

자궁전체 형태가 울퉁불퉁하게 변형된다.

자궁내막선이 휘어지는 등 변형된다.

근섬유가 주성분일 때는 병변부위가 저음영으로 나타나고 그 후방으로 초음파 그늘(acoustic shadow)이 진다.

병변부위가 고음영인 경우는 섬유성 이차변성이 진행되고 있음을 나타낸다.

더욱 진행된 이차변성으로는 낭종성 변성으로 물주머니모양으로 보이며 그 후방으로는 초음파 음영 증강(posterior enhancement)이 발생된다(사진 5-8).

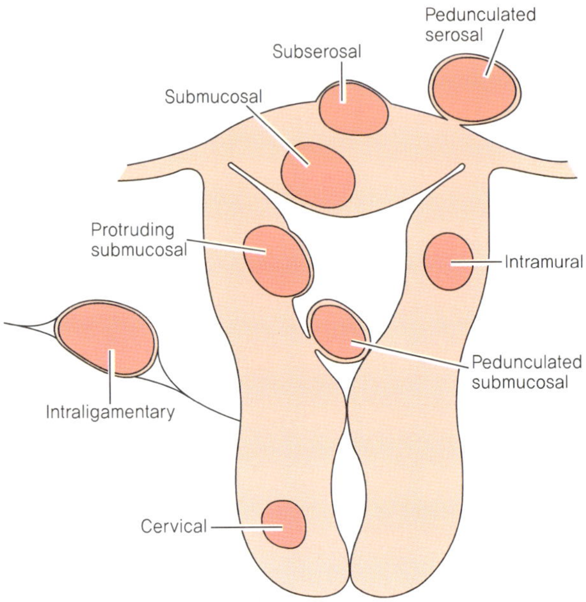

그림 5-3. 위치에 따른 자궁근종 유형

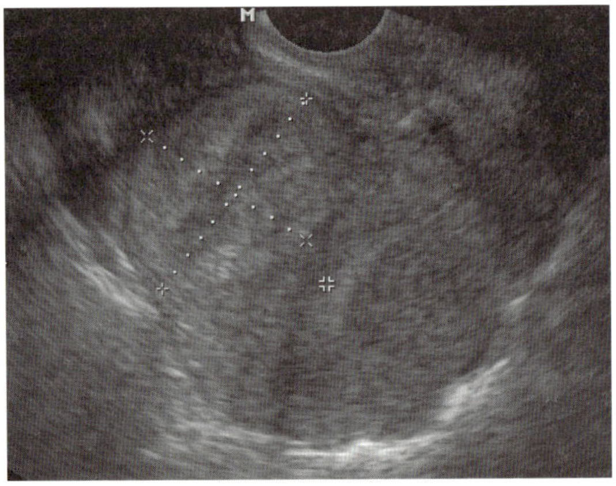

사진 5-7. 자궁근종의 초음파사진

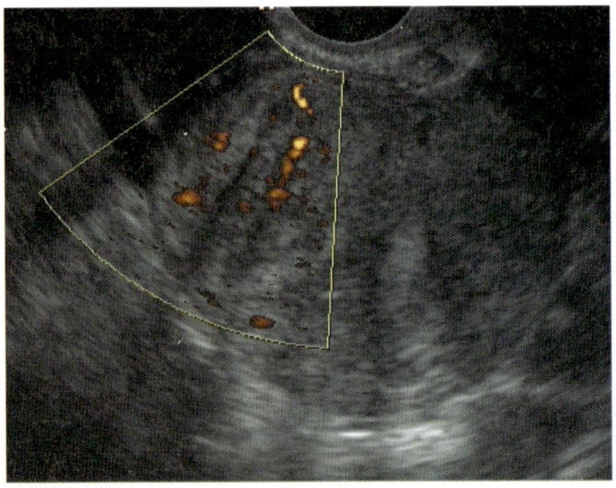

사진 5-8. 근종내부의 혈류

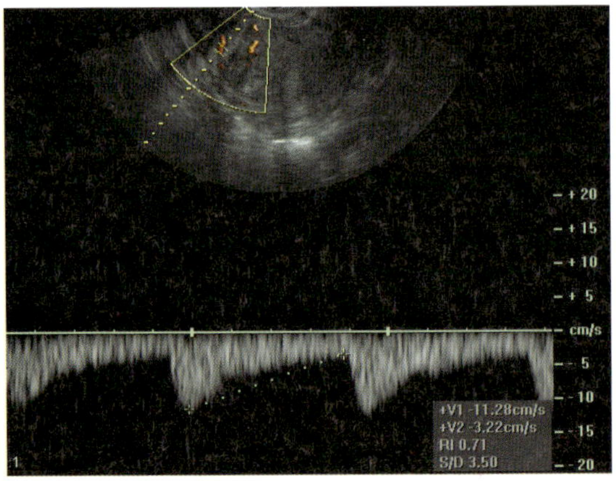

사진 5-9. 근종내부 혈류의 도플러(RI=0.71)

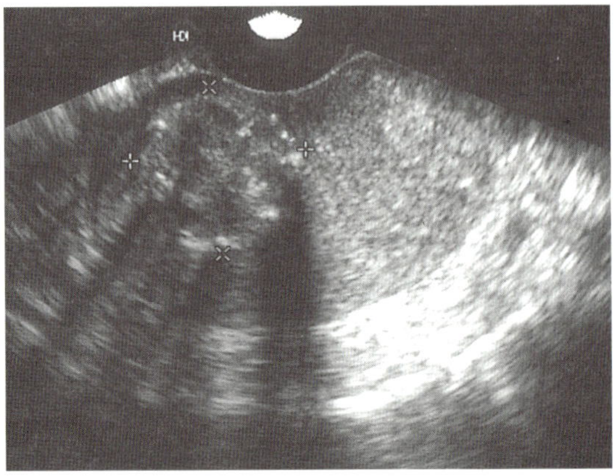

사진 5-10. 자궁근종의 석회화 변성

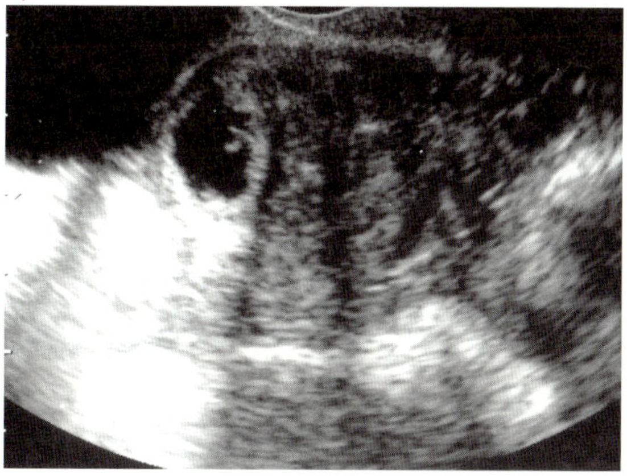

사진 5-11. 자궁근종의 낭종성 이차변성(↑)

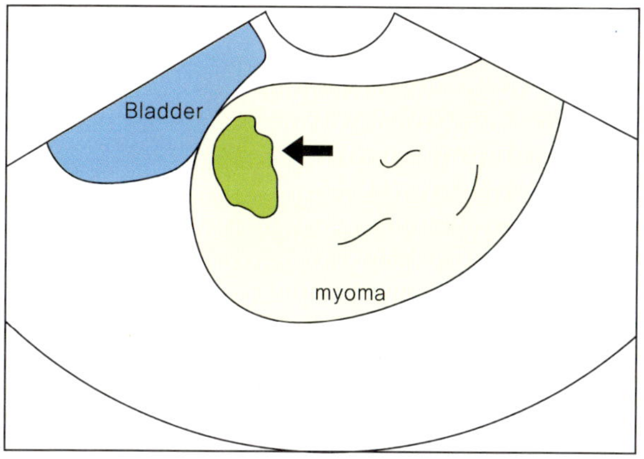

그림 5-4. 자궁근종의 이차 변성 도해

도플러 소견

근종은 자궁동맥의 혈류 흐름을 변화시켜서 PI 치가 1.0 이하로 나타날 수 있어 도플러는 악성과의 감별 진단에 유용성이 떨어진다.

Kurjak 등은 육종과 근종의 구별에 RI 지수치 0.4가 구분점이 될 수 있다고 하였다.

GnRH analogue를 사용할 때 도플러상 혈류가 유의하게 감소되었고 혈중 에스트로겐치도 유의한 감소를 보였다.

발생 부위

근종은 발생 위치에 다라 점막하근종, 근육내근종, 장막하근종으로 대별한다. 대개는 증상이 없는 것이 보통이지만 크기나 위치에 다라 증세가 나타날 수 있다. 점막하근종은 전체 근종의 5%~10%정도이지만 자궁강에서 영향을 미칠 수 있으며 월경과다를 일으키는 등 증세를 가장 흔히 유발하는 유형이다.

치료

내과적 치료와 수술적인 치료로 나눌 수 있다.

① 내과적 치료
성선호르몬 자극호르몬 유도체(GnRH analogue)
항프로게스테론제
자궁동맥 색전술(uterine artery embolization)

② 성선호르몬 분비자극호르몬 유도체(GnRH agonist) 치료
자궁근종의 크기를 35%~65%에서 감소시킨다.

대개 6개월 투여를 기준으로 하며 3~4개월 째 최대 효과를 보인다. 치료종결 후 3개월 이내 다시 이전 크기로 재발되는 경우가 종종 있다. 6%의 골소실을 보일 수 있으나 대부분 투약중지 후 회복된다. 12주간 GnRH만 쓰다가 이후 6개월 까지는 에스트로겐과 프로게스테론을 같이 사용함으로서 부작용을 감소시키는 방법도 사용된다.

③ 외과적 치료가 필요한 경우
빈혈을 유발할 정도의 출혈이 동반될 경우

근종으로 인한 복통이 지속될 때
수신증 등의 요로계 증상이 있을 때
근종으로 인한 불임이 있을 때
압박감을 느낄 정도로 클 때
근종이 빨리 자랄 때
폐경이후에 크기가 증가할 때

Tips and Points

자궁용종이나 자궁내막암은 황체기에 초음파 검사를 시행하면 진단을 놓칠 위험성이 증가된다.

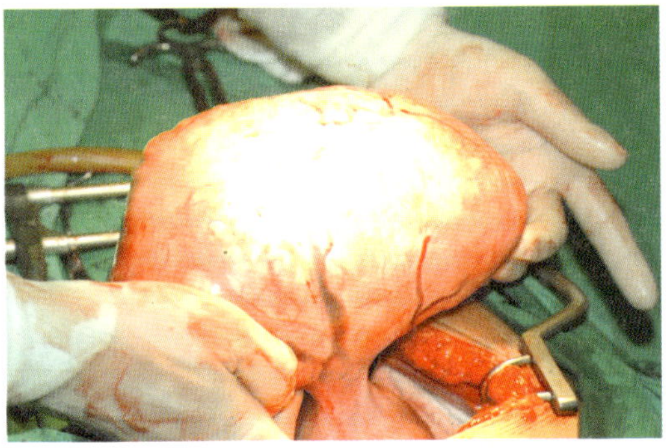

사진 5-12. 거대한 장막하 근종

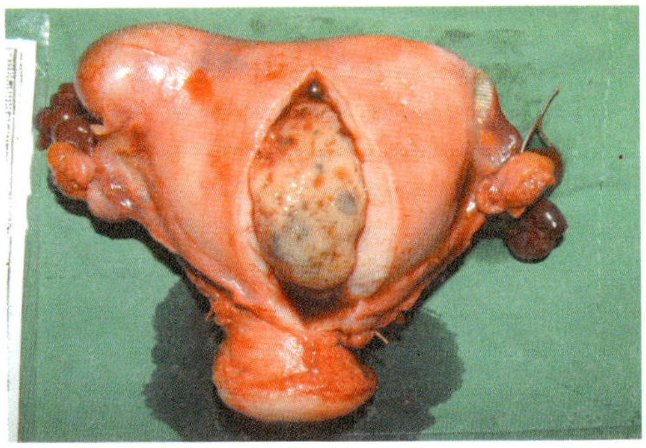

사진 5-13. 점막하 근종

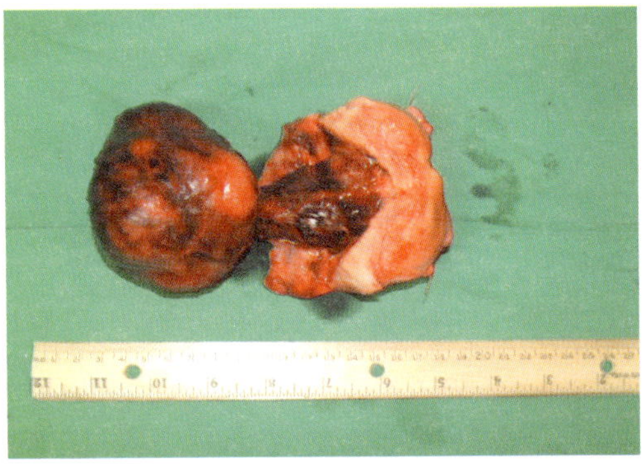

사진 5-14. 줄기에 매달린 근종

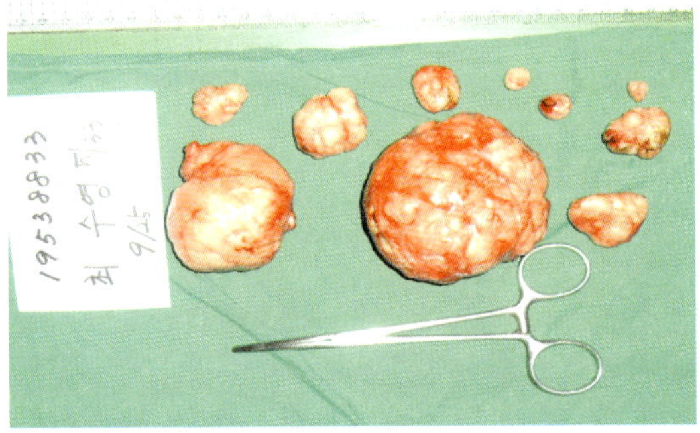

사진 5-15. 다발성 근종의 떼어낸 모습

참고문헌

Jonathan S. Berek. Novak's Gynecology 13th Ed. Lippincott-Williams & Wilkins. 2002. 1010-12 Arthur C. Fleischer. Clinical Gynecologic imaging. Lippincott-Raven. Philadelphia 1997. 175-9
PW Callen. Ultrasonography in Obstetrics and Gynecology 4th Ed. W.B Saunders. Philadelphia. 2000. 899-903
Uterine fibroids updated-April 5, 2004. MD consult
ACOG Practice Bullutin. Clinical management guidelines for Obstetrics-Gynecologists number 16, May 2000.
Kurjak A, Kupesic s, Shalan H, Jukic s, Kosutal D, Ilijas M. Uterine sarcoma: a report of 10 casess studied

by transvaginal color and pulsed doppler sonography. Gynecologic Oncology 1995; 59(3): 342-6

샘근증, 선근증(Adenomyosis)

자궁내막조직이 자궁근층내로 깊숙이 들어가서 존재하는 현상을 말한다.

임상소견

종종 증상이 없을 수 있지만 전형적인 증상은 과도한 월경양을 보이거나 월경통이 동반될 수 있으며 월경통은 월경 시작 1주일 전부터 시작되어 월경이 끝난 뒤 2~3일 더 지속된다.

30대 후반~40대에 호발된다. 자궁내막증이나 자궁근종과 함께 있는 경우가 흔하다.

내진해보면 전체적으로 커진 자궁이 부드럽게 만져지며 압통이 관찰되나 고정되어 있지는 않으며 자궁부속기에는 대개 병변이 없다.

초음파 소견

가장 흔한 소견은 자궁 형태의 변형없이 자궁의 크기가 전체적으로 커지는 것이다.

가장 특징적인 소견은 직경 1~7mm의 작은 낭종성 입자들이 자궁근층내에 나타나는 것이다.

자궁근육층이 비대칭적으로 나타난다.

부분적으로 병변이 발생된 경우는 자궁근층에 존재하는 작은 낭종들의 크기, 분포에 따라 고음영 혹은 저음영으로 나타날 수 있다.

부분적으로 발생된 경우는 자궁근종과 감별이 어렵다.

치료

증세의 심한 정도와 환자의 연령을 고려하여 비스테로이드계 소염진통제를 쓰거나 수술한다.

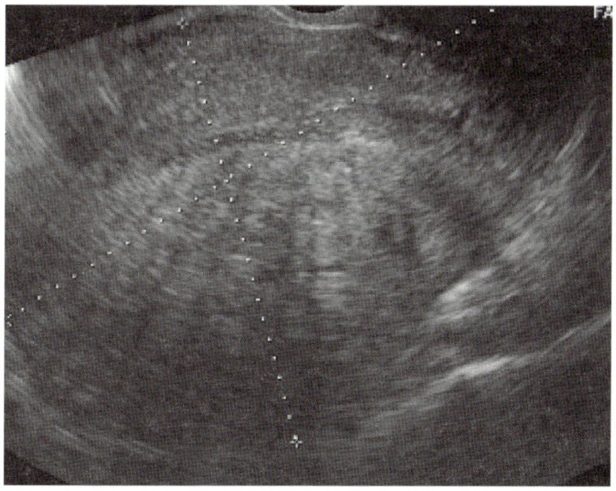

사진 5-16. 자궁선근증(uterine adenomyosis)
자궁이 전체적으로 커지고, 자궁의 뒷부분이 비대칭적으로 두꺼워졌다.

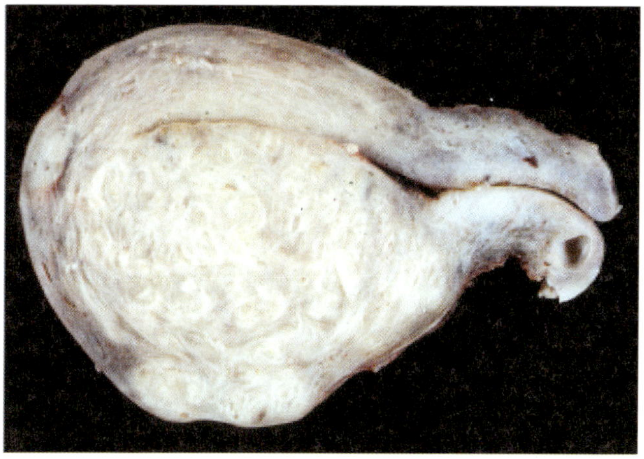

사진 5-17. 자궁선근증(uterine adenomyosis) 육안사진
자궁근층 내부에 작은 낭종성 입자가 관찰된다.

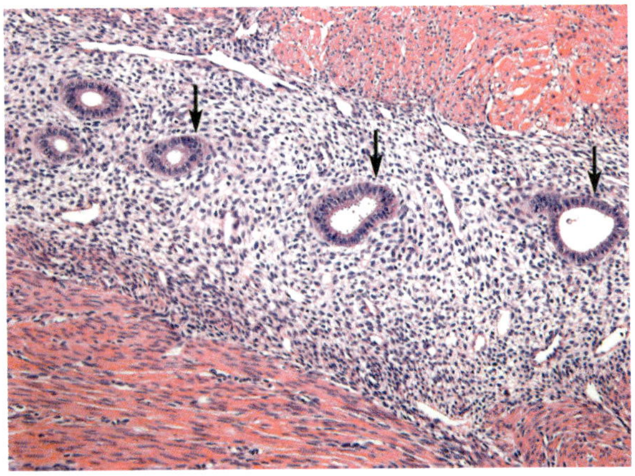

사진 5-18. 자궁선근증 조직소견.
자궁의 근층에서 내막의 버팀질로 둘러싸인 내막샘이 관찰된다(↑)

5

참고문헌

PW Callen. Ultrasonography in Obstetrics and Gynecology 4th Ed. W.B Saunders. Philadelphia. 2000. 828
Arthur C. Fleischer. Clinical Gynecologic imaging. Lippincott-Raven. Philadelphia 1997. 179-181
Nishida M. Relationship between the onset of dysmenorrhea and histologic findings tin adenomyosis. Am J Obstet Gynecol 1991; 165: 229

자궁동정맥기형(A-V malformation)

모세혈관이 아닌 동맥과 정맥이 실타래같이 뭉쳐 보이며 자궁내막이나 자궁근층에 나타날 수 있다.

역학
선천적으로 또는 유산 소파술 후나 출산 후에 발생될 수 있다.

임상적 의의
소파술 후 지속되는 출혈이 있을 때 의심해 보아야 하며 이 때 색도플러를 시행하지 않고 재소파술을 시행하면 대량출혈을 유발할 수 있어 위험하다.

초음파 소견
일반 초음파상 여러 개의 길게 꼬인 듯한 저음영의 구조가 자궁내부에 나타난다.
색도플러상 혈류가 엉켜 흐르는 듯한 양상을 보인다.
도플러상 혈류속도가 빠르고 저항이 낮은 특징을 보인다.

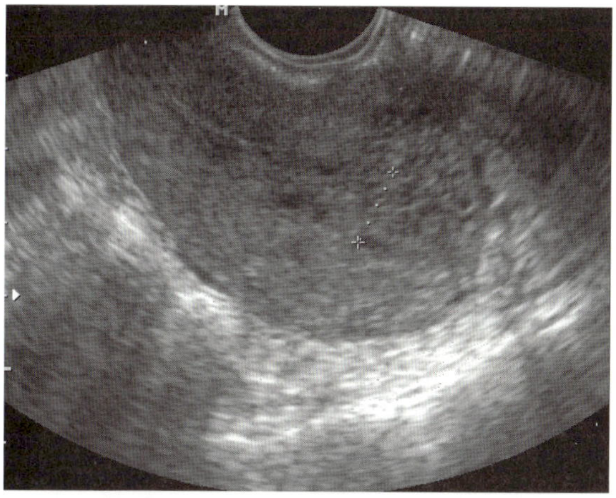

사진 5-19. 동정맥기형의 일반초음파사진
자궁강내 찌끼가 있는 듯 보인다

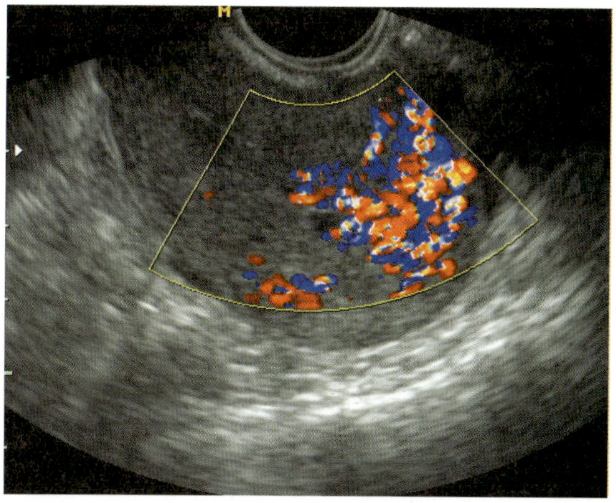

사진 5-20. 색도플러시 혈관이 몰려있는 것을 알 수 있다.

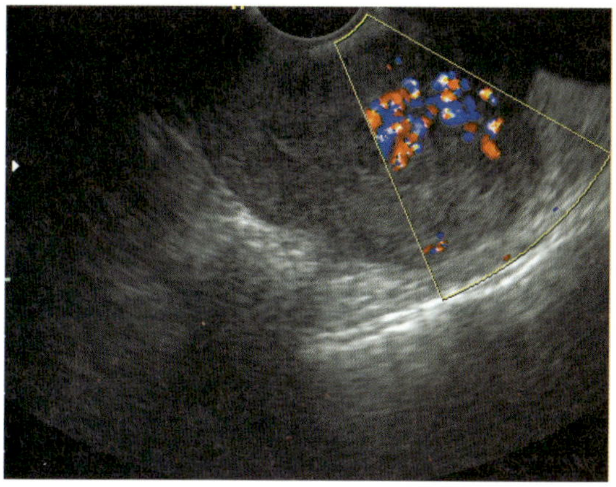

사진 5-21. 동일한 환자의 2주후 색도플러 사진

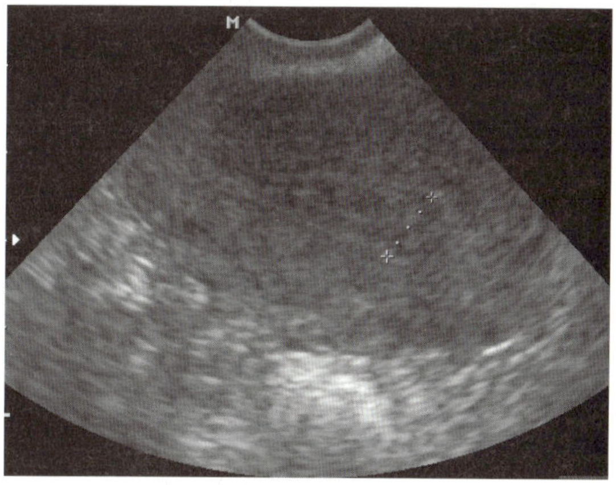

사진 5-22. 동일한 환자의 7주후 초음파 사진
증가되었던 혈관들이 관찰되지 않고 정상적인 내막소견을 보인다.

자궁내막증식증(Endometrial hyperplasia)

자궁내막의 분비샘과 기질이 프로게스테론의 길항 작용 없이 에스트로겐의 지속적인 자극에 의해 증식한 경우를 말하며 생리적으로 과도하게 증식된 경우로부터 상피내암까지의 병변범위를 포함한다.

역학

에스트로겐 자극에 의하며 특히 폐경기 전후에 호발한다.

유형

비정형 증식증(atypical hyperplasia)과 비정형이 없는 증식증(hyperplasia without atypia)으로 구분하며, 다시 각각을 단순형(simple hyperplasia)과 복합형(complex hyperplasia)로 세분한다.

WHO 분류는 simple hyperplasia, complex hyperplasia, atypical simple hyperplasia, atypical complex hyperplasia의 4가지로 분류한다.

① 단순형 내막증식증(Simple hyperplasia)

분비샘이 확장되고 내막기질이 풍부하게 늘어난 것을 말하며 낭성증식(cystic hyperplasia)이란 내막분비샘이 확장된 것을 가리키며 폐경 전후에 주로 발생한다. 이는 또한 스위스치즈 내막증식증(Swiss-cheese hyperplasia)으로 불리기도 하며 내막암으로 진행되는 경우는 적다(1%).

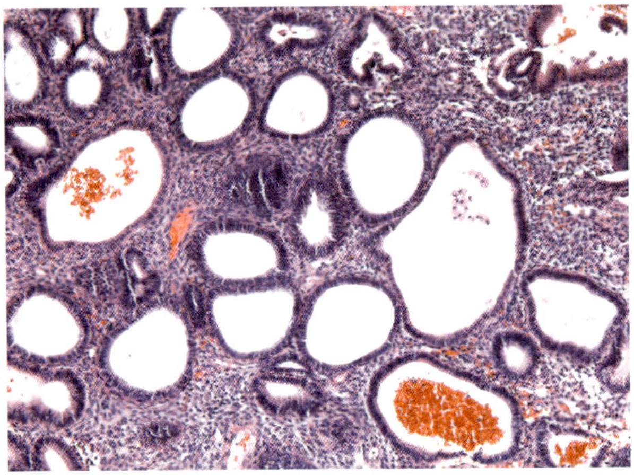

사진 5-23. 단순형 자궁내막증식증
증식된 내막샘이 낭성 변화를 보인다.

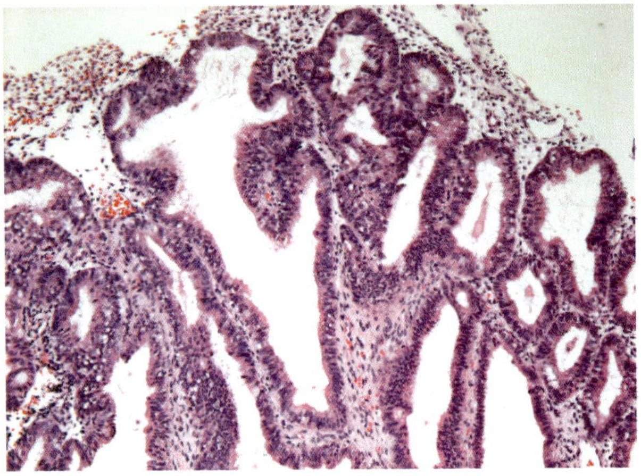

사진 5-24. 비정형 자궁내막증식증
내막의 기질보다는 분비샘이 불규칙하게 증식되어 있고, 이형성을 보이는 세포들이 관찰된다.

② 복합형 내막증식증(Complex hyperplasia)

내막의 기질은 별로 없고 분비샘이 주로 증식된 형태를 말하며 내막암 진행은 비교적 낮다(3%).

③ 비정형 내막증식증(Atypical hyperplasia)

분비샘의 세포가 비정형을 보여 핵의 크기와 형태가 불규칙해지면서 핵/세포질 비율의 증가를 보인다. 비정형에는 단순형(atypical simple hyperplasia)과 복합형(atypical complex hyperplasia)이 있으며 복합형 비정형 증식증이 내막암 위험도가 가장 높아 29%까지 보고된다.

임상적 의의

자궁내막증식증의 임상적의의는 비정상질출혈과 연관되어 나타날 수 있고, 에스트로겐을 분비하는 난소암과 연관되어 나타날 수 있고 폐경 후 호르몬 요법과 연관될 수 있으며 자궁내막암으로 진행될 수 있다는 것이다<Novac. 13th Ed. 1145>.

하지만 자궁내막암의 발생에 항상 내막증식증이 선행하는 것은 아니며 자궁내막암은 내막증식증 없이 내막선암(endometrial adnocarcinoma)으로 나타날 수 있으며 이 내막선암은 에스트로겐 자극과 관계없이 나타나는데 조직학적으로는 덜 분화된 양상을 보이고 더 나쁜 예후를 보인다.

임상소견

비정상 자궁 출혈의 가장 흔한 원인이다.

초음파 소견

자궁내막선이 도드라져 보인다.

폐경 후 내막 두께의 증가(5mm 미만시 내막암 위험도는 매우 낮다)

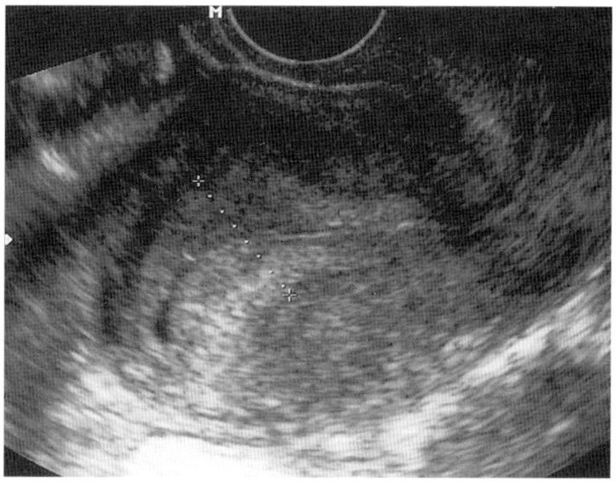

사진 5-25. 자궁내막증식증(endometrial hyperplasia)

처치

조직학적으로 비정형의 정도와 환자의 나이를 고려하여 처치의 방향이 결정된다. 20~30대의 출산이 필요한 환자에서 비정형이 없는 증식증이라면 추적관찰로 충분하다. 출혈이 있다면 D&C를 하거나 Progestin을 단독으로 혹은 Estrogen과 병합해서 투여하게 된다.

비정형이 있다면 치료를 해야한다. Progestin이나 Estrogen과 progestin 병합요법으로 치료하여 자궁을 보전하지만 나이가 많거나 progestin 치료에 실패한 경우, 심한 비정형인 경우는 자궁절제술을 고려해야 한다.

참고문헌

Jonathan S. Berek. Novak's Gynecology 13th Ed. Lippincott-Williams & Wilkins. 2002. 1145-8

Arthur C. Fleischer. Clinical gynecologic imaging. Lippincott-Raven. Philadelphia 1997. 155

PW Callen. Ultrasonography in Obstetrics and Gynecology 4th Ed. W.B Saunders. Philadelphia. 2000. 828

Kurman RJ, Norvis HJ: Endometrial hyperplasia and related cellular changes.
In Blaustein's pathology of the female genital tract. Ed4. New York, 1994, Springer-Varlay.

Tamoxifen을 복용하는 경우

Tamoxifen은 폐경여성의 에스트로겐 수용체 양성인 유방암 치료의 일차 선택약물이다. Tamnoxifen은 에스트로겐 수용체에 길항적으로 작용하여 조직에 따라 선택적으로 항에스트로겐 효과나 약한 에스트로겐 효과를 보인다. 자궁에는 tamoxifen이 에스트로겐 효과를 나타내어 자궁내막의 변성(내막증식증, 용종, 내막암)을 초래할 수 있다.

역학

Tamoxifen 투여를 받는 경우에 자궁용종은 50%에서 발생되며 내막증식증은 10.4%에서 관찰되었다 <Excoustos C. 1995>.

Tamoxifen 투여를 받는 경우 자궁내막암의 위험도는 사용량과 시간에 비례하며 평균 연간 1,000 명당 1.6 명의 발생빈도를 보인다<Fisher B, et al.1994>.

Tamoxifen 투여시 질출혈이 있고 초음파상 내막두께가 9mm 이상이라면 암의 가능성이 높다<Franchi et al.>.

Tamoxifen을 투여받는 환자중에서 질출혈이 발생된 경우 39%는 자궁용종이었고, 13%는 내막증식증, 4.3%는 내막암이었다<Franchi et al>.

초음파 소견(4가지 유형)

경계가 명확한 고음영의 자궁내막으로 내막하부에 테(halo)가 있으면서 균일한 형태를 보인다.

경계가 명확한 고음영의 자궁내막으로 작은 낭종성 변화를 포함한다.

자궁내막과 내막하부층과의 경계가 불분명하고, 작은 낭종성 변화를 보이면서 내막자체는 균일하지 않으며 음영이 증가되어있다.

균일하지 않은 내막음영이 경계가 불분명하게 보이며 테(halo)가 부분적으로 끊겨있다. 내막하부층은 음영이 증가되어 보인다.

5

치료

유방암 환자는 매년 질세포진 검사를 비롯한 부인과 검진이 필요하다.

비정상 질출혈이 있을 경우는 반드시 조직검사를 시행해야한다.

비정형(atypical) 자궁내막 증식증이 발견된 경우 tamoxifen을 중단해야한다.

참고문헌

Exacoustos C, Cangi B, Arduini D, Romanini C. Endometrial evaluation in postmenopausal breast cancer patients receiving tamoxifen An ultrasound, color flow D oppler, hysteroscopicn and histological study. Ultrasound Obstet gynecol 1995; 6: 435-42

O.martines-Perez, T.Perez M, J Bajo-Arenas. Ultrasonography of endometrial polyps. Ultrasound Rev Obstet Gynecol 2003; 3: 43-50

Fisher B, Costantino JP, Redmond CK, Fisher ER, Wichard DL, Cronin WM. Endometrial cancer in tamoxifen treated breast cancer patients: findings from the National Surgical Adjuvant Breast and Bowel Project. J Natl Cancer Inst 1994; 86: 527-37

PW Callen. Ultrasonography in Obstetrics and Gynecology 4th Ed. W.B Saunders. Philadelphia. 2000. 842

자궁내막암(Endometrial Cancer)

자궁내막에 발생되는 악성종양을 말하며 자궁체부에서 발생하는 암은 대부분이 내막에서 비롯된 선암(adenocarcinoma)이며 약 5% 정도는 육종(sarcoma)이다. 아주 드물게 상피성과 육종성이 혼합된 혼합 뮬러리안 종양(mixed müllerian tumor)가 있다. 대부분이 내막암이므로 내막암에 대해서 알고 있으면 된다.

역학

자궁내막암은 우리나라 여성 생식기암 중에서 세 번째로 높은 빈도를 보이며, 증가추세에 있어 2002년의 경우 1991년에 비해 약 7배가량 증가하였다.<대한산부인과학회, 2004>

프로게스테론의 길항작용이 없는 에스트로겐의 지속적인 영향과 관련있다.

자궁내막암은 대부분 폐경여성에서 발생하며 40세 이전에 발생한 경우는 비만하거나 무배란 환자이다.

위험요인

출산경험이 없는 경우

불규칙한 월경 및 불임이 있는 경우

비만

폐경이 늦은 경우

다낭성 난포증후군

프로게스테론없이 에스트로겐 치료만 받는 경우

Tamoxifen의 사용

당뇨병

고혈압

임상소견

폐경 후 비정상 자궁출혈(가장 흔하고 특징적인 증상)

질분비물의 증가

자궁이 커지고 자궁내에 농이 찰 수 있다.

체중감소, 전신쇠약, 빈혈

진단

세포진 검사(그다지 효과적이지 못함)

내막생검

자궁경검사

질초음파

초음파 소견

고음영으로 증가된 자궁내막(10~15%에서는 초음파 음영의 증감이 나타나지 않을 수 있다)

자궁크기증가

내막하부의 정상적인 저음영소실(자궁근층으로의 침입에 의해서)

낭종성변화(24%)

내막선이 깨끗하지 못함

조직학적 검사를 시행해야하는 내막의 두께

폐경 후 질출혈이 있는 여성에서 초음파상 내막암의 위험성이 있는 내막의 두께는 일반적으로 5mm로 보고하고 있는 저자들이 많다(5mm이상시 7.3%의 내막암 위험도).

폐경 후 질출혈이 없으나 내막암의 위험도가 있어 조직검사를 해야하는 내막의 두께는 공통된 의견은 없으나 11mm로 할 때 6.7%의 내막암 위험도를 나타낸다<R.Smith-Bindman, 2004>.

폐경 후 호르몬대체요법을 시행하는 경우는 8mm~15mm까지는 정상범위로 간주한다.

따라서 폐경 후 자궁내막의 두께가 15mm가 넘으면 반드시 조직학적 검사를 시행하도록 한다<Lin MC, 1991>.

치료

수술-전자궁적출술 및 양측 자궁부속기절제술 또는 광범위 자궁절제술, 림프절 생검
방사선치료

예후를 좌우하는 인자

FIGO 수술적 병기
세포분화도(grade)
암침윤깊이
조직학적 유형
나이
림프혈관 침윤
림프절 전이 여부

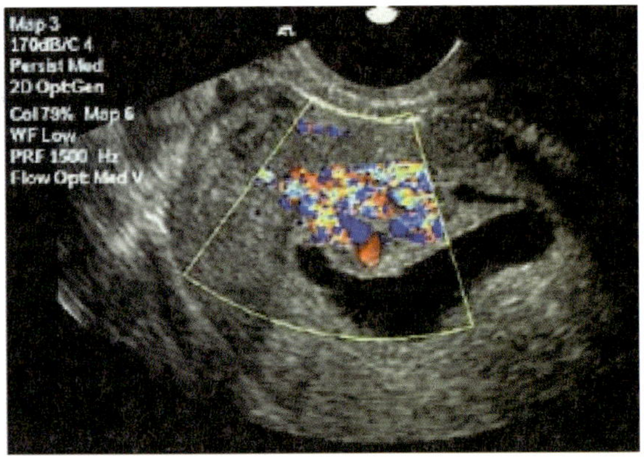

사진 5-26. 자궁내막암

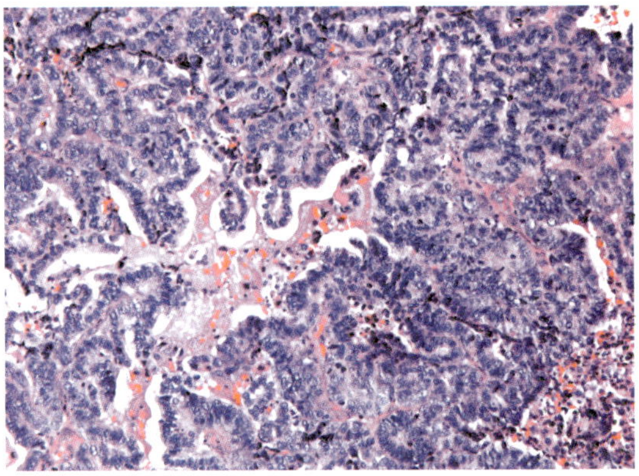

사진 5-27. 자궁내막암샘암
중등도의 분화를 보이는 자궁내막모양의 샘암종이 관찰된다.

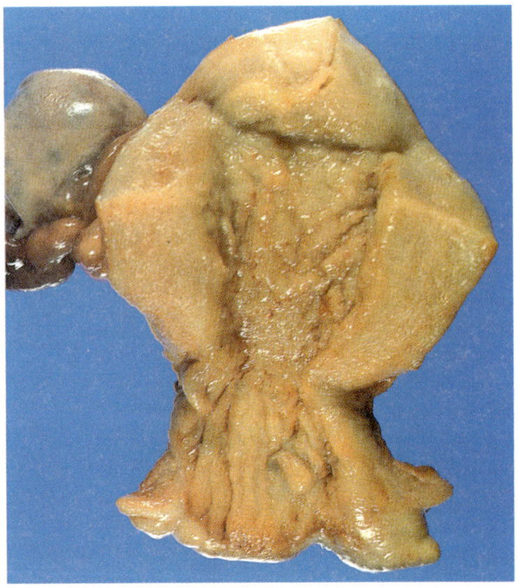

사진 5-28. 자궁내막 샘암(endometrial adenocarcinoma)
(사진제공: 가천의대 박찬용 교수)

참고문헌

대한 산부인과학회 한국 부인암 등록 사업 조사보고서. 대한 산부회지 2004; 47: 1029-70

American College of Obstetricians and Gynecologists. Report of task force on routine cancer screening . ACOG committee opinion 68. Wasington, DC: ACOG 1989

American College of Obstetricans and Gynecologists. Estrogen replacement therapy and endometrial cancer. ACOG Committee opinion 80. Washington DC: ACOG 1990

Lin MC, Gosink BB, Wolf SI, Feldesman MR, Stuenkel CA, Braly PS. Endometrial thickness after menopause: effect of hormone replacement. Radiology. 1991; 180(2): 427-32

PW Callen. Ultrasonography in Obstetrics and Gynecology 4th Ed. W.B Saunders. Philadelphia. 2000. 837

Bourne T, Hamberger L, Hahlin M et al: Ultrasound in gynecology: Endometrium. Int J Gynaecol Obstet 1997; 56(2): 115

Arthur C. Fleischer. Clinical Gynecologic imaging. Lippincott-Raven. Philadelphia 1997. 145-9

R.Smith-Bindman, E.Weiss, V.Feldstein. How thick is too thick? When endometrial thickness should prompt biopsy in postmenopausal women without vaginal bleeding. Ultrasound Obset Gyneocol 2004; 24: 558-65

포상기태(hydatidiform mole)

융모의 낭성팽창과 영양모세포의 증식을 특징으로 하며, 완전형과 부분형이 있다. 완전포상기태(complete mole)는 태반을 이루는 모든 염색체가 정자로부터만 유래하여 발생한 것으로 염색체 핵형은 대부분 46, XX이고 소수에서 46, XY이다. 핵이 없거나 불활성화된 난자에 정자가 수정되어 형성된다. 완전포상기태의 조직은 얇고 투명한 포도송이 같은 종괴로 현미경 소견상 융모가 낭성확장을 보이며 융모내의 기질에 혈관이 없거나 미약하게 발달되어 있고 융모막세포들이 증식되 있다. 부분포상기태(partial mole)는 한 개의 난자에 두 개의 정자가 수정되어 형성되며, 대부분 삼배수체의 핵형(69 XXY, 69 XYY, 69 XXX)등을 보인다. 부분포상기태시 태아 조직이 관찰될 수 있다. 융모의 일부만이 팽창된 소견을 보이며 융모막세포의 증식도 심하지 않다.

역학

인종별로 차이를 보인다. 완전형은 1945 임신 당 1건, 불완전형은 695건의 임신 당 1건 정도의 발생율을 보인다. 카로틴이나 비타민 A 부족시 발생위험도가 높아지며 35세 이상의 고령 여성에서 포상기태임신의 위험도가 높아진다.

진단

β-HCG가 증가되어있고 특징적인 초음파 소견이 있을 때 진단이 가능하다.

임상소견

완전형

질출혈-가장 흔한 소견(84%~97%)

자궁의 크기가 커진다(50%)

전자간증 증세(27%)
임신오조증
갑상선기능항진증

불완전형

특이 소견을 나타내는 경우는 드물고 불완전유산이나 계류유산과 유사한 증세를 나타낸다.

예후

완전형은 포상기태 조직을 제거한 후에 자궁조직으로 침입하는 경우가 15%, 그 외 조직으로 전이되는 경우가 4%정도 된다. 특히 hCG가 100,000mIU/ml이상, 자궁의 크기가 크거나, 6cm이상의 난포막황체낭종이 존재하면 전이 위험도가 높아진다.

불완전형에서의 전이는 45~11%에서 발생된다<Berkowitz RS, 1996>.

초음파 소견

완전형

"snowstorm"- 자궁 내에 눈송이 모양으로 몽글몽글하게 초음파 음영이 보이나 혈관이 발달되어 분포되어 있지는 않다.
배아 조직이 관찰되지 않는다.
난포막황체낭종이 관찰될 수 있다.

불완전형

태반두께가 두꺼워져있다.
낭종성 음영이 태반내에서 다수 관찰된다.

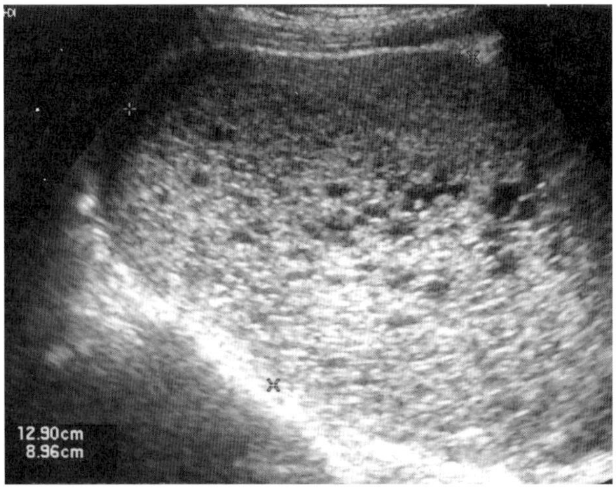

사진 5-29. 포상기태(H-mole, β -HCG 13,500)
임신낭은 보이지 않으며 주수에 비해 커진 자궁과 자궁강내 특징적인 snow storm appearance를 볼 수 있다.

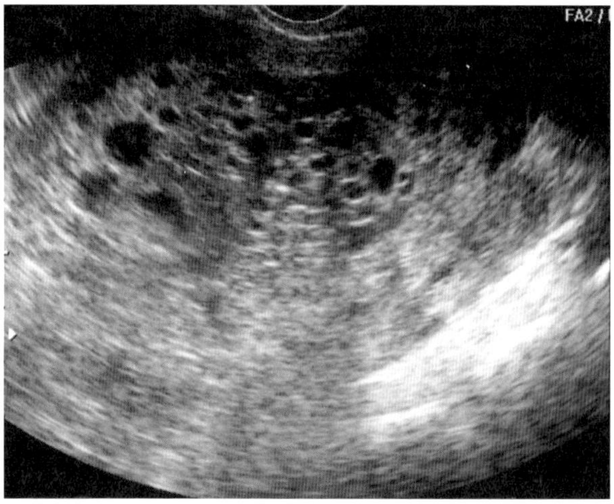

사진 5-30. 포상기태(β -HCG 127,000).
자궁크기-12.5×9.5×8cm

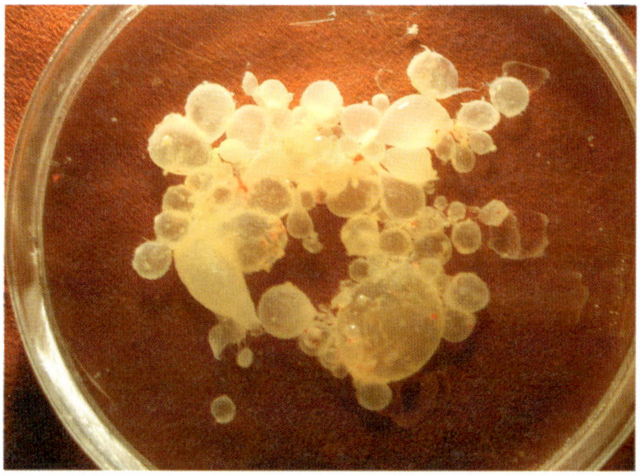

사진 5-31. 완전포상기태의 육안적 소견

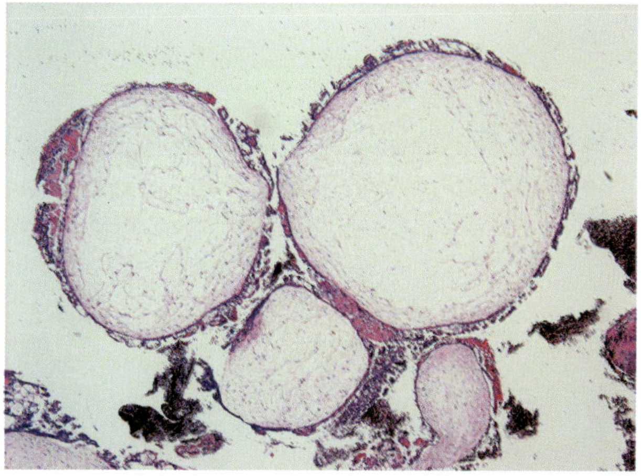

사진 5-32. 완전포상기태의 현미경 소견
융모가 낭성의 부종을 나타내고 융모바깥면에 융오막 세포가 환상으로 증식한 것이 관찰된다.

참고문헌

Berkowitz RS, Goldstein DP: Chorionic tumors. N Engl J Med 1996; 335: 1740-4

5

6. 난관 질환의 초음파 관찰

난관은 자궁강과 난소를 이어주는 구조물로 난자와 정자의 이동경로 역할을 한다.

난관은 자궁체부에서 가까운 쪽으로부터 간질부(interstitial part), 협부(isthmic part), 팽대부(ampullary part), (infundibular part)로 나눈다. 협부가 가장 좁아서 난관의 내강이 2~3 mm정도되고, 팽대부는 비교적 넓어서 5~8 mm정도 된다. 난관의 총 길이는 8~14 cm 정도된다.

초음파상 난관은 질환으로 인해 변형이 되지 않는 한, 쉽게 보이지 않으며 특히 원위부는 소장사이에 파묻혀서 관찰이 안되는 경우가 많다. 근위부는 자궁저부 양끝을 조심스럽게 관찰하면 질초음파로 대부분 관찰되지만 난관의 내강은 좁고 닫혀있어서 내강을 액체로 채워서 관찰하기 전에는 관찰이 불가능하다. 난관 내강이 염증 등에 의해 좁아지거나 막혔을 때 불임이 되거나 수정란이 난관 이동중에 걸려서 자궁외 임신이 발생하게 된다. 본 장에서는 난관의 해부학, 난관의 소통 여부를 초음파를 이용하여 검사하는 방법, 난관염, 자궁외임신 및 난관종양에 대해 살펴보고자 한다.

난관의 소통검사

난관의 소통여부는 불임검사에서 기본적인 검사항목이다. 여성불임의 약 삼분의 일이 난관요인으로 알려져있다. 이차성불임의 경우는 난관요인이 60%까지 차지하는 데, 이는 난관에 발생되는 염증이나 자궁내막증에 의해 난관이 막히는 것이 원인이다.

난관의 소통여부는 전통적으로 자궁난관조영술(hysterosalpingography, HSG)이나 methylene blue나 indigocarmine을 자궁강을 통해 주입한 후 복강경으로 관찰하는 복강경 난관소통검사(chromolaparoscopy)에 의해 이루어져왔다. 1995년 독일 Schering사에서 초음파 조영제(Echovist)가 개발된 후에는 초음파를 이용한 난관소통검사가 많이 사용되었다.

초음파를 이용한 난관소통의 확인은 일반 이면상(2D)초음파, 입체(3D)초음파, 간헐파형(pulsed Doppler)초음파, 색도플러를 이용할 수 있으며 난관에 주입하는 조영제의 종류는 생리 식염수나 galactose 현탁액(Echovist, Levovist)이나 공기(air)를 이용할 수 있다. 생리 식염수 자체는 초음파에 나타나지 않으면서 주변의 구조를 잘 보이도록하는 음성 조영제이고, galactose 현탁액이나 공기입자는 그 자체가 강한 음영을 나타내는 양성 조영제이다. 생리 식염수가 난관을 관통하여 지나는 현상은 이면상 초음파(2D)로는 관찰하기 힘들며 약한 흐름도 잡아낼 수 있는 Power Doppler나 간헐파형 도플러(Pulsed Doppler)를 이용하는 것이 유리하다.

<u>간헐파형도플러 검사(Pulsed Doppler)</u>

간헐파형 도플러는 난관 폐색이 의심되거나 난관이 2cm미만으로 나타날 때 생리식염수를 주입하면서 난관에 도플러 sample volume을 위치시켜 신호를 잡아내는데 난관이 개통되어 있으면 도플러 신호가 짧은 충만기를 보인 뒤 점진적이면서 느린 도플러 신호 감소가 나타난다(그림 6-1).

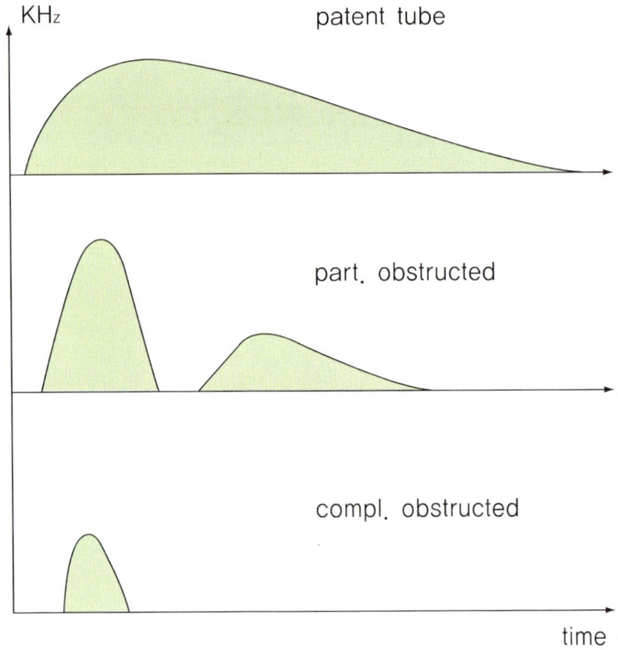

그림 6-1. 난관소통의 간헐파형 도플러 신호〈*From A.Kleinkarf-Houcken, 1997*〉

공기를 이용한 난관소통검사(Air contrast sonohysterography)

Philippe Jeanty는 115명의 여성을 대상으로 공기를 조영제로 사용하였을 때 Chromopertubation과 비교하여 일치율이 79.4%, 민감도가 85.7%, 특이도가 77.2%로 보고하였다. 각각의 난관을 관찰하기 위해 주입된 공기양은 각각 평균 12 ml정도였으며 잘 안보여서 70 ml까지 주입한 경우 복통과 어깨통증을 호소하였다. 7.2%에서 복통과 어깨통증을 호소하였으며 vasovagal 반응을 보인 경우는 한 명이었다. 그는 공기를 조영제로 이용한 초음파 난관소통검사는 간편하고 비용이 저렴하며 안전한 검사라고 결론지었다. Chenia F 등에 의하면 자궁난관조영술과 일치율은 85%에 이른다(표 6-1).

표 6-1. 공기를 이용한 난관소통검사

	P.Jeanty et al, 2000		Inki P et al, 1998	Volpi E et al, 1996
Pt. Number	115		32	154
Sensitivity	Lt tube 85.7	Rt tube 87.5	90.2	85
Specificity	77.2	80.9	83.3	91.6
PPV	54.5	63.6	94.9	89.3
NPV	94.4	94.4	71.4	85
Disadvantage	abdominal pain, shoulder pain, vasovagal reaction		shoulder pain	abdominal pain, shoulder pain, vasovagal reaction

초음파 자궁난관조영술(Hystersalpingo-contrast-sonography, HyCoSy)

:초음파를 이용한 자궁난관조영술은 전통적인 자궁난관조영술이나 복강경검사에 비해 여러 장점이 있어 우선적인 난관소통검사로서 연구한 여러 연구자가 있으며 복강경 난관소통검사와 비교해 볼 때 진단 일치

율은 76~90.9%정도로 보고된다.

① 초음파 조영제: 조영제는 galactose 알갱이와 20% galactose 용액(Echovist)으로 만들거나 galactose알갱이를 생리식염수(Levovist)에 섞어 세게 약 5~10초정도 흔들어서 미세한 공기방울을 만들어서 조제한다. 조제된 조영제는 오래 놔두면 공기입자가 사라지므로 Echovist는 5분이내, Levovist는 10분이내에 사용해야한다. 복강내로 들어간 조영제는 24시간 이내에 복강내에서 흡수되어 간에서 대사된다. 이 조영제 사용의 유일한 절대적인 금기사항은 galactosemia이며, 그 외 초기 임신이나 자궁-난관염 등은 다른 자궁난관조영술과 마찬가지로 금기사항이다.

② 검사시기- 월경혈의 찌끼가 골반강내로 조영제와 함께 들어가는 것을 방지하기 위해 생리가 완전히 끝난 뒤에 실시하도록 하며, 초기 임신의 가능성을 피하기 위해 월경주기 제 6일~10일 사이에 시행하는 것이 좋다.

③ 방법-자궁경부와 질을 소독하고 난관조영술용으로 제작된 자궁카테터나 가장 가는 직경의 소아용 도뇨관을 자궁경부로 삽입하여 2-3ml정도 부풀려서 자궁강내 위치시키고 생리식염수를 주입하면서 질초음파로 자궁강내를 관찰한다. 자궁을 종단면으로 길게 화면에 나타나게 한 후 직전에 제작한 조영제를 2~5ml정도 주입하면서 자궁강을 관찰한다. 자궁을 횡단면으로 자궁저부를 보면서 난관의 근위부(interstitial part)로 조영제가 나가는 것을 관찰하면서 조영제를 2~3ml정도 더 주입하여 난관으로 조영제가 통과되는 것을 관찰한다. 관찰시 이면상 초음파 보다는 간헐파형 도플러나 색도플러가 더 예민하다.

④ 부작용: 복통(54.9%), 메스꺼움(2.6%), 실신(2.0%), vasovagal 반응(2.0%), 구토(1.2%), 복통은 자궁강을 확장시킬 때 주로 나타나며 검사 시작 1시간 전에 진통제(NSAID)를 복용하면 도움이 된다. vasovagal reaction으로 어지러우면서 메스껍거나 식은 땀이 나는 증세가 있을 수 있다.

⑤ 단점: 난관의 경련으로 인해 난관폐쇄로 오진될 수 있는 데 복강경 난관소통검사와 비교시 약 10%의 가성 난관폐쇄를 보이고 자궁난관조영술과 비교하면 13%의 가성 난관폐쇄를 보인다. 난관수종이 있는 경우 난관내의 조영제 흐름이 난관 소통으로 오진될 수 있는 데 이러한 가성 난관소통은 복강경 난관소통검사와 비교시 7%, 자궁난관조영술과 비교시 4% 빈도를 보인다<*Erling E et al, 2004*>.

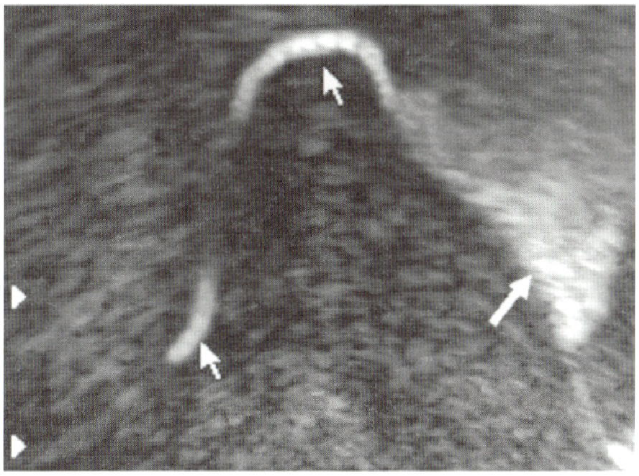

사진 6-1. 조영제를 사용한 난관의 초음파 관찰(HyCoSy)

자궁난관조영술(Hysterosalpingography, HSG)

난관소통검사로서 가장 흔히 사용되는 표준적인 검사로 간단하며 자궁강과 난관의 형태를 비교적 잘 나타낼 수 있으며 비용도 저렴하나 1~3%에서 골반감염이 발생되는 것이 주된 합병증이다. 검사중 난소가 방사선에 노출되는 것도 단점으로 지적되며 난소에 미치는 방사선조사량은 1~3.6 cGy정도된다. 자궁외임신의 병력이 없고, 골반염이 없으며 자궁내막증이 아닌 여성에서 난관소통검사는 우선적으로 자궁난관조영술(HSG)이 권장된다<National Institute of Clinical Excellence guideline, UK>.

자궁난관조영술(HSG)과 초음파 난관조영술(HyCoSy)를 비교해보면 다음 표와 같이 요약될 수 있다.(표 6-2 및 표 6-3)

표 6-2. 복강경으로 난관소통여부를 확인하였을 때 두 방법의 비교

		HyCoSy	HSG
일치도:	우측난관	72.4%(k=0.16)	94%(k=0.52)
	좌측난관	60.5%(k=0.13)	90.4%(k=0.51)

<From Darwish AM, 1999>

표 6-3. 난관소통외의 다른 병변을 진단할 수 있는 정도의 비교

Pathology	HyCoSy	HSG
uterine fibroids	5	2
Endom. polyp	2	3
Nodular emdometrium	-	2
Synechiae	-	4
Bicornuate uterus	1	2
Unicornuate uterus	-	1
Polycystic ovary	5	-
Ovary cyst	16	-
Hydrosalpinx	-	6

<C.Stacey, 2000>

시술상의 어려움은 C Stacey의 발표에 의하면 HyCoSy가 118명중 6명에서 기술적인 어려움으로 시행하지 못했고, HSG는 116명중 3명에서 시행하지 못하여 HyCoSy가 좀 더 시술상의 어려움이 있음을 암시하고있다.

<u>복강경을 이용한 난관소통검사(Chromolaparoscppy, laparoscopy and dye test)</u>

난관소통여부를 가장 확실하게 알 수 있는 방법으로서 난관과 난소 등 내부 생식기의 자세한 관찰이 가능하며 자궁내막증의 평가 및 치료도 가능한 장점이 있으나 자궁강내부의 형태는 알 수 없으며 시술시 전신마취가 필요하고 비용과 시간이 많이 소요된다는 점이 단점이다. 진단적 복강경검사의 주요 합병증은 혈관파열, 장손상, 방광이나 요관손상 등이며 0.06~0.2% 정도로 보고된다.

복강경 난관소통검사는 정확도가 높아서 다른 난관소통검사의 정확성을 비교하는 기준(gold standard)으로 사용된다. 하지만 시술자의 경험부족이나 난관의 일시적인 경련으로 난관폐쇄가 위양성으로 진단될 수 있으므로 이상적인 기준검사라고는 할 수 없다.

자궁내막증이나 골반염의 병력이 있는 여성에서 난관소통검사는 우선적으로 복강경을 이용하는 것이 권장된다.<National Institute of Clinical Excellence guideline, UK>

자궁경(Hysteroscopy)과 난관경(Falloposcopy)

자궁강내를 관찰하는 데 유리하며 자궁용종이나 점막하근종을 정확히 감별할 수 있고 자궁강 유착이나 자궁 기형의 치료도 가능하다. 단점으로는 자궁천공, 출혈, 감염이나 마취의 위험성이 있다. 난관경은 자궁경을 통하여 아주 가는 내시경을 사용함으로 시행할 수 있으며 난관의 폐쇄를 진단할 수 있고 근위부 난관폐쇄는 진단과 동시에 치료도 가능하다. 난관경을 추가로 시행하는 경우에 흔히 발생할 수 있는 합병증으로 난관에 작은 구멍이 생길 수 있는데, 별 치료없이 자연치유되는 것이 상례이다. 하지만 난관경검사는 시행이 쉽지 않아서 대규모 연구에서 발표한 바에 의하면 57%에서만이 난관경검사가 완전하게 이루어졌다고 한다.<*S.Papaioannou et al. 2004*>

선택적 난관조영술(Selective salpingography) 및 난관도자술(tubal catheterization)

자궁경부를 통한 난관도자술은 자궁경이나 초음파, fluoroscopy 유도하에 시술될 수 있는 데 흔히 fluoroscopy 유도하에 시행된다. 난관이 도관으로 연결되면 조영제를 주입하여 소통여부를 관찰하는 데, 근위부가 막힌 것이 발견되면 유도선(guide wire)으로 소통을 시켜 치료를 할 수 있는 것이 장점이다. 선택적 난관조영술은 심각한 합병증 발생은 별로 없다.

난관염

개요

난관염이 발생하면 급성기의 치료가 되었어도 후유증으로 좁고 예민한 난관내강에 상처를 남겨 유착이 생기므로 난관 폐색이나 난관변형으로 불임을 초래하기 쉽다. 난관염이 생기는 대표적인 기전은 N. gonorrhoeae나 C.Trachomatis가 성전파성으로 자궁경부를 통과하여 난관으로 상행감염을 일으킴으로 발생되며 이어서 주위의 난소나 자궁주위의 골반염을 초래하게 된다.

진단기준

골반염의 증상은 비특이적이므로 진단기준에 반드시 필요한 항목은 아니며, 하복부 압통과 자궁경부압통의 2가지의 징후는 필수적이다. 부가적인 진단 기준으로는 자궁내막조직생검상 자궁내막염이 나오거나 CRP, ESR의 증가, 백혈구 증가, N.Gonorrhoeae나 C.Trachomatis 검사 양성, 38도 이상의 발열등이다. 초음파상 난소난관 농양의 소견이 보이거나 복강경 검사에서 난관염이 관찰되면 보다 확실한 진단이 가능하다.

골반염의 초음파 소견

① 자궁-약간 커지며 자궁의 외연이 선명하지 않다. 자궁내막의 선이 깨끗하지 않다.
② 자궁부속기-자궁의 양측으로 혼합성 음영이 관찰된다. 이 혼합성 음영에 색도플러를 시행하면 혈류가 증가되어보인다. 난관염의 가장 특징적인 소견으로는 난관이 두꺼워지면서 부분적인 격막이 나타난다.<*Timor-Tritsch, 1998*>
③ 후맹낭(posterior cul de sac)-소량의 액체가 고여있을 수 있다.

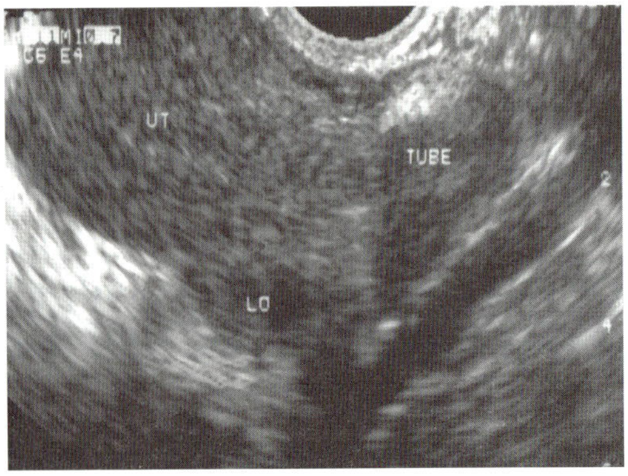

사진 6-2. 난관염의 초음파 사진

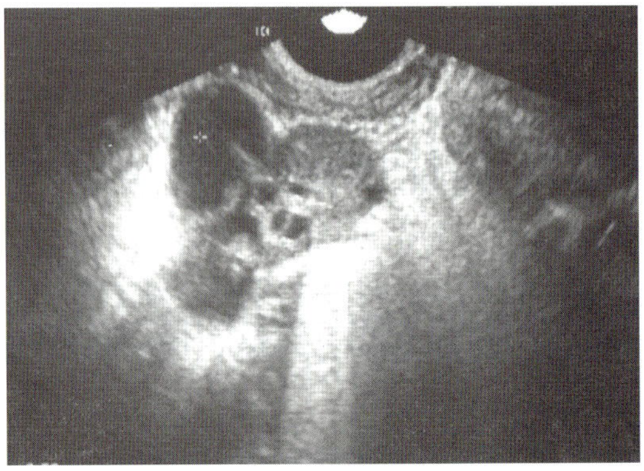

사진 6-3. 난관염의 초음파 사진

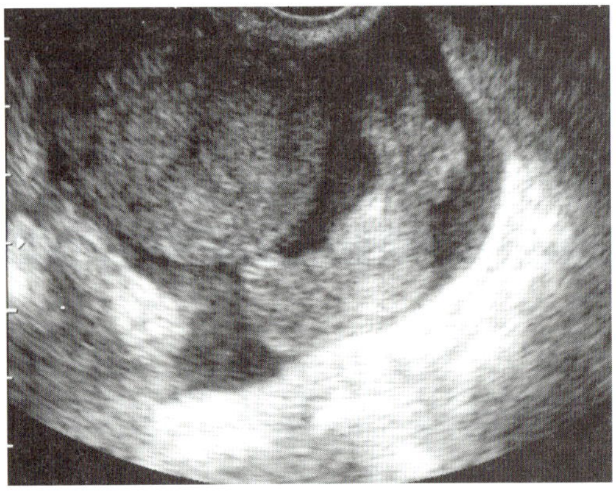

사진 6-4. 골반염환자의 우측난관
난관부종이 있고 후맹낭의 체액저류 소견이 관찰된다.

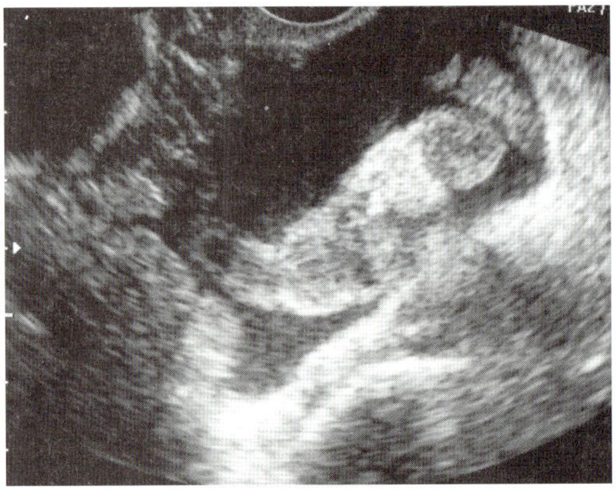

사진 6-5. 골반염 환자의 좌측난관
난관부종이 있고 후맹낭의 체액저류 소견이 관찰된다.

자궁외임신(Ectopic pregnancy)

자궁외임신은 수정란이 자궁내막외의 부위에 착상되어 발생하는 임신 초기에 볼 수 있는 출혈성 급성질환이다.

자궁외임신의 대부분(98%)은 난관임신이며 난관임신을 진단할 때 질초음파상 자궁밖에서 임신낭이나 배아가 확실하게 보이는 경우는 진단이 어렵지 않지만 난관임신의 초기, 또는 난관임신이 유산되거나 혈종이 생긴 경우, 황체낭의 형태가 애매하게 보일 때는 진단을 내리기가 어려운 경우가 많다. 하지만 자궁외임신이 진단이 안 될 때는 위험한 결과를 초래할 수 있으므로 검사실 소견을 참고로 해서 진단을 내려야하는 경우가 많다.

역학

빈도는 국내는 1,000명당 47.6명이며 호발연령은 30~34세이고, 미국은 1,000명당 16명이고 호발연령은 35~44세이다. 자궁외임신은 노령임신의 증가와 인공수정의 보급으로 증가추세이지만 그로 인한 사망률은 초음파에 의한 조기진단과 빠른 치료로 감소하고 있다.

발생위치

거의 대부분 난관(95~97%)에, 특히 난관팽대부와 협부에서 발생하며 이외에도 난소, 자궁목부, 복강내 등 다양한 장소에 임신이 가능하다.

2%~4%의 자궁외 임신은 간질부(interstitial part)에 발생되며, 간질부에 착상된 경우는 임신이 더 오래 지속될 수 있다. 따라서 파열시 위험도가 높으나 초음파로 초기에는 진단을 놓치기 쉽다.

Tips and Points

간질부 임신의 초음파 소견
- 임신낭이 자궁의 한쪽으로 밀려나있는 듯한 모습을 보인다.
- 임신낭을 둘러싼 자궁근이 5mm이하로 측정된다.
- 임신낭과 자궁내막사이에 가는 선 같은 구조가 관찰된다(interstitial line sign).

위험인자

난관손상-염증이나 감염, 난관 수술에 의하여 난관이 손상되었을 때

호르몬 영향-프로게스테론은 난관 평활근의 작용을 억제한다.

독립적인 위험인자로 골반염의 과거력이 있을 때, 이전에 자궁외임신이었던 경우

자궁내 피임장치가 있으면서 임신될 때, 복강경 불임시술 후 임신된 경우가 있다.

그 외 불법적인 인공임신 중절술 시행 후, 나이와 출산력이 증가할수록 위험도가 증가된다.

흡연시 위험도가 2배 증가된다.

임상소견

주된 증상은 약 반수 이상에서 통증과 무월경, 그리고 질출혈을 보인다(Triad). 복부압통과 경부압통이 관찰된다.

자궁외임신의 검사실 소견: hCG(human chorionic gonadotropin)

① doubling time-임신 초 6주까지는 hCG의 수치가 지수적으로 상승하므로 처음 수치가 얼마인가에 상관없이 두 배로 되는 doubling time은 일정하며 6주 이후 hCG가 6,000~10,000 IU이상으로 된 이후에는 상승속도가 감소된다. 정상적인 자궁내임신에서 48시간 동안 hCG의 상승 하한선은 66%이다. 정상임신이면서 66% 미만의 상승을 보이는 경우는 15%정도이며 자궁외임신의 약 15%정도는 48시간동안 66%이상의 hCG상승을 보일 수 있으므로 절대적인 기준은 못된다(표 6-4).

② hCG하한선-정상적인 임신이라면 질초음파상 임신낭이 보이는 hCG의 수치를 1,000 IU를 기준으로 하는 것이 일반적이다. hCG가 1,000 IU 이상이면서 자궁부속기에서 의심스러운 병변이 보이는 경우를 자궁외임신으로 진단할 때 다음과 같은 성적을 보인다.

표 6-4. Ectopic pregnancy(when hCG-1,000 IU & adnexal mass)

	S.Rotterm et al	Timor Tritsch et al
Sensitivity	97%	100%
Specificity	99%	98.2%
PPV	98%	98%
NPV	98%	100%

③ progesterone- 정상임신의 70%에서 혈청 progesterone이 25ng/ml이상이며 자궁외임신의 1.5%만이 25ng/ml이상을 보인다. 5ng/ml이하시 정상임신일 가능성은 매우 낮다.

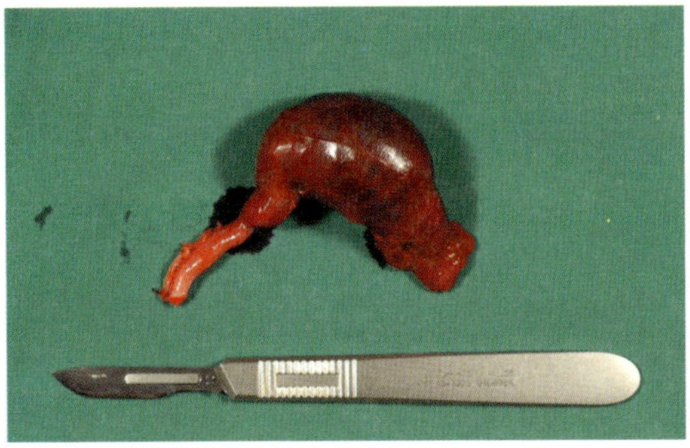

사진 6-6. 난관(팽대부) 임신

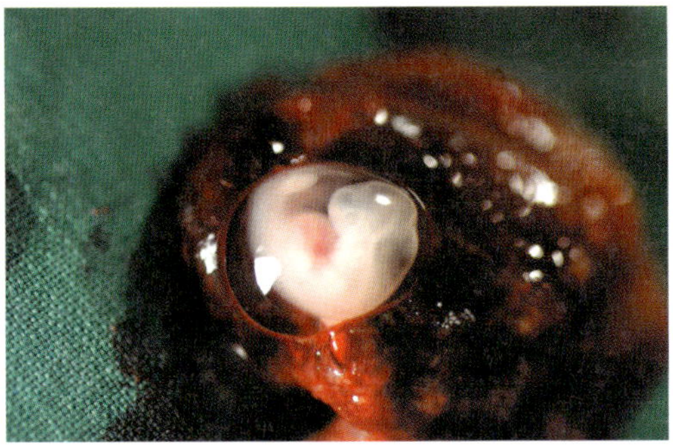

사진 6-7. 난관임신(배아)

6

난관임신의 초음파 소견:

난관임신의 초음파 소견은 다양할 수 있으며 Timor-Tritsch는 119명의 난관임신의 초음파 소견을 다음과 같이 분류하였다(표 6-5).

표 6-5. Classification of tubal pregnancy by transvaginal sonographic imaging

Classification	Empty uterus	Tubal ring	EHB	Y-sac /embryo	Fluid /clots	PCDS fluid
Type I						
Ia(n=43)	+	+	+	+	-	-
Ib(n=48)	+	+	_	+	-	-
Type II (n=64)	+	thin, dilated	-	-	+	+/-
Type III (n=28)	+	-	-	-	-	+

<S Rottem et al, 1991>

(tubal ring-fluid sac with thick echogenic ring, EHB-embryonic heart beat)

유일한 초음파 소견인 자궁내에서 임신낭이 발견되지 않은 경우(empty uterus)는 자궁외임신으로 진단내릴 수 있으며 이러한 위음성율은 4.2%로 보고되고 혈종성 황체가 난관환(tubal ring)으로 보일 때 자궁외임신으로 오인할 수 있는 데 이러한 위양성율은 1%로 보고된다. 그 외 진단에 도움이 되는 초음파 소견으로는 자궁강내에서 삼중내막선(endometrial three layer)이 관찰되는 것인 데 자궁외임신의 62.2%에서는 삼중내막선이 관찰되지만 초기 자궁내임신이나 초기유산에서는 이러한 삼중선이 나타나지 않는다.

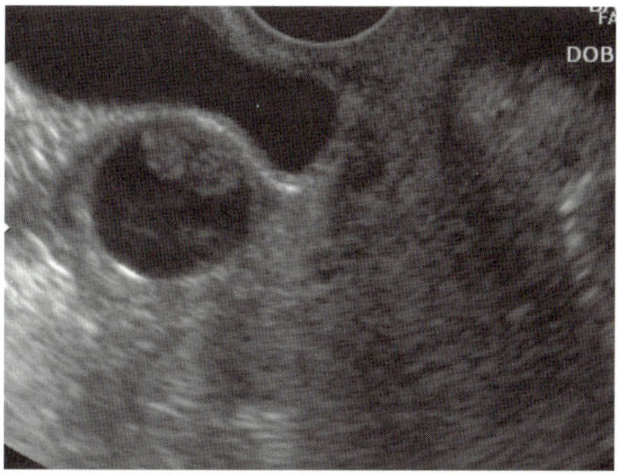

사진 6-8. 난관 임신의 초음파 사진

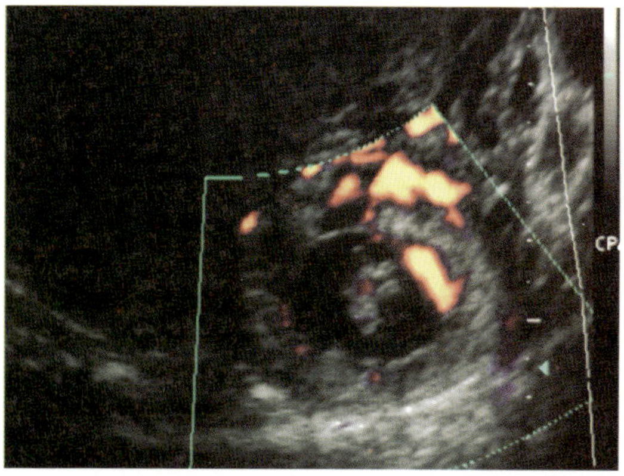

사진 6-9. 난관 임신의 도플러

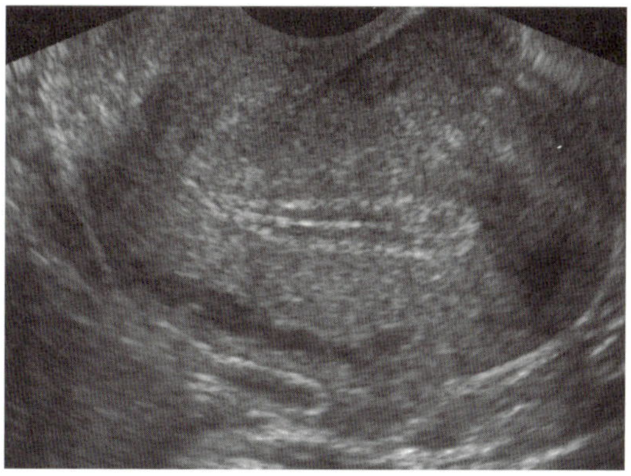

사진 6-10. 삼중선 구조의 내막

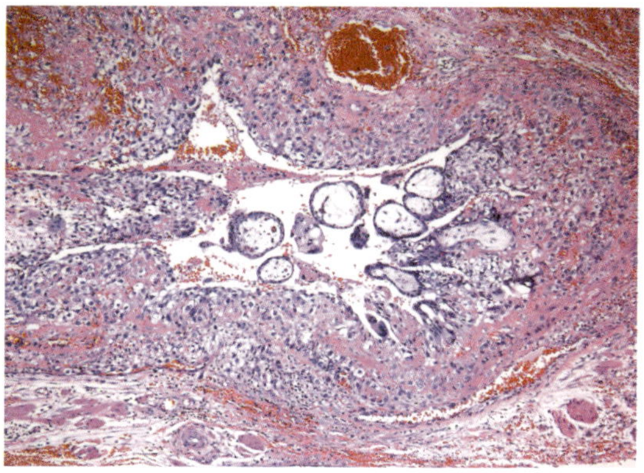

사진 6-11. 난관임신의 현미경 사진
난관내에서 융모와 융모막세포가 관찰되고 주위 조직에 출혈소견이 관찰된다.

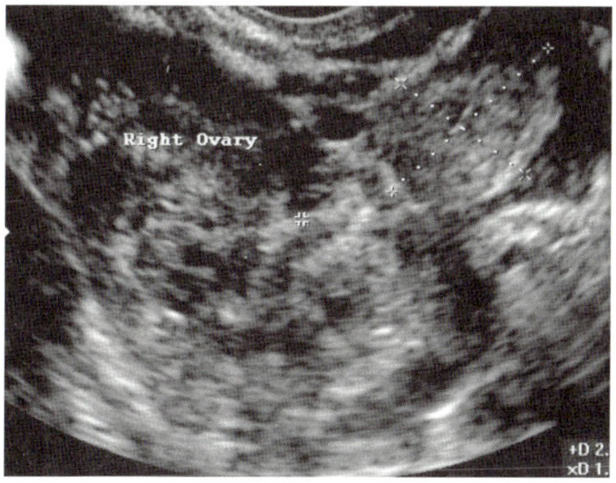

사진 6-12. 우측 난관 임신
우측난소에 인접하여 2.3cm크기의 덩이가 관찰된다(β -hCG : 1,020 mIU/L).

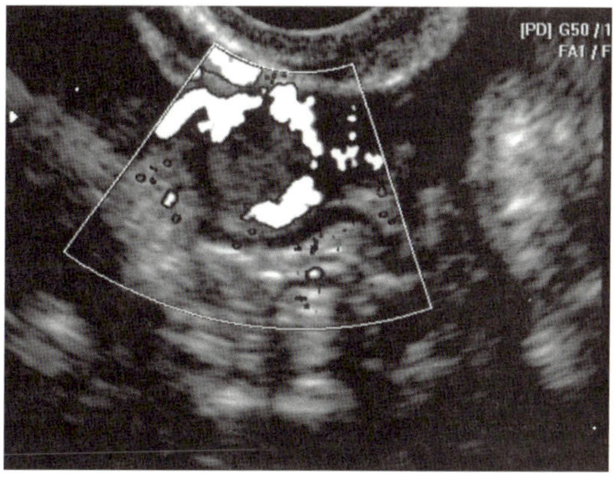

사진 6-13. 우측 난관 임신
사진 6-12와 동일한 덩이의 power Doppler사진

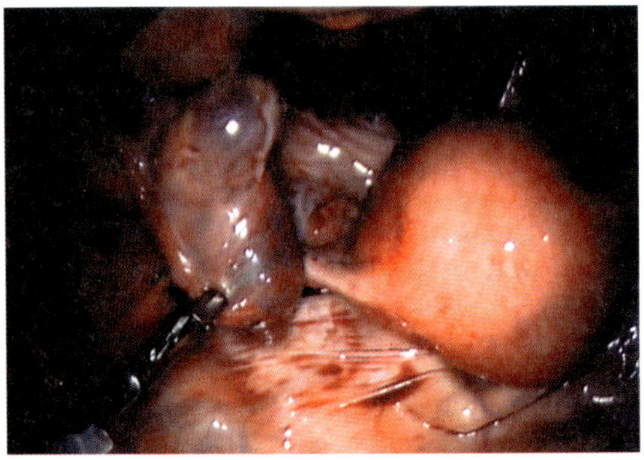

사진 6-14. 사진 6-12 환자의 복강경 사진
겸자로 잡고 있는 부분이 자궁외 임신으로 인해 커진 우측난관의 팽대부(β-hCG : 2,010 m/U)

표 6-6. 초음파 소견에 따른 자궁외 임신의 진단 정확도

Sono-findings	Sensitivity(%)	Specificity(%)
Adnexal ring + ys/ embryo	8~34	100
Adnexal ring	40~68	100
Tubal mass	89~100	92~99
Any fluid	46~75	69~83
Echogenic fluid	56	96

6

치료

치료의 목적은 지혈과 수태력의 회복에 있다.

수술적인 방법으로 Salpingostomy, salpingotomy, Salpingectomy

비 수술적 방법으로는 Methotrexate(MTX)를 이용하는 방법이 있다.

MTX 치료

금기증 - 의심되는 덩이가 3.5cm이상이거나 자궁외임신 배아에서 심박동이 관찰될 때, β-hCG가 10,000mIU/ml 이상일 때, 파열된 자궁외임신일 때

기전 - MTX는 엽산 길항제로 dehydrofolate reductase를 억제하여 핵산 형성과 세포복제를 방해한다.

용량 - 1mg/kg/day로 근육주사하며 다음 날 citrovorum factor를 0.1mg/kg/day로 근육주사한다. 총 4회 투여를 한 치료주기로 하고 추적 관찰한다(일 회 투여요법으로 50mg/m^2 투여하기도 한다).

치료기간 중 금기 사항- 성교, 술, 종합비타민 복용

특별한 치료없이 기다리는 경우

자궁외임신으로 의심되나 혈액학적으로 안정적이며 β-hCG가 200mIU/ml이하이며 감소 추세일 때는 추적관찰만 해도 된다.

예후

자궁외 임신 후 다음 임신에서 자궁이 임신 위험도는 7~13배 증가되며 10%~25%정도이다.

Tips and Points

1. 초음파 음영이 증가된 고리(echogenic ring)나 혼합형 덩이가 난소와 자궁사이에서 관찰되는 지를 반드시 확인해야 하며 의심스러운 부분이 난소조직에서 관찰된다면 황체낭종이 꼬이거나 파열된 경우일 가능성이 높다.
2. 후맹낭(PCDS)에서 체액 저류소견이 있으면 Morrison's pouch(hepatorenal pouch) 를 관찰하여 체액의 양을 가늠하도록 한다.
3. β-hCG가 1,000mIU/ml이상이면 정상임신일 경우는 자궁내에서 임신낭이 보여야한다.

참고문헌

Medical managements of tubal pregnancy. in ACOG Practice Bulletin. Clinical mangement guidelines for obstetrician-gynecologists. 1998; 3

난관종양

원발성 난관종양은 부인암중에서도 가장 드문 종양으로 악성 부인종양의 0.18%~1.6%를 차지한다 *<McMurray EH, 1986>*. 50대에서 호발하며 출산경력이 없는 여성에서 위험도가 높다. 특이한 증세로 "Hydrops tubae profluens"가 있는 데 쥐어짜는 듯한 하복부통이 있다가 장액성으로 물같이 상당량의 질분비물이 쏟아진 후 통증이 사라지는 것이 반복되는 것으로 이는 난관이 부분적으로 폐쇄되었다가 난관수축으로 난관내 분비물이 질로 빠져나오는 현상으로 인해 발생된다*<N. Haratz Rubinstein et al. 2004>*.

난과 종양의 초음파 소견은 다양하여 비특이적이지만 정리해보면 아래와 같다.

<u>난관종양의 초음파 소견</u>

1. Fluid filled adnexal structure with a significant solid component Sausage shaped mass
2. Cystic mass with papillary projections
3. Multilocular mass with cogwheel appearance
4. Cystic mass with incomplete septations
5. Adnexal mass with low vascular impedance*<N.Haratz-Rubinstein et al, 2004>*

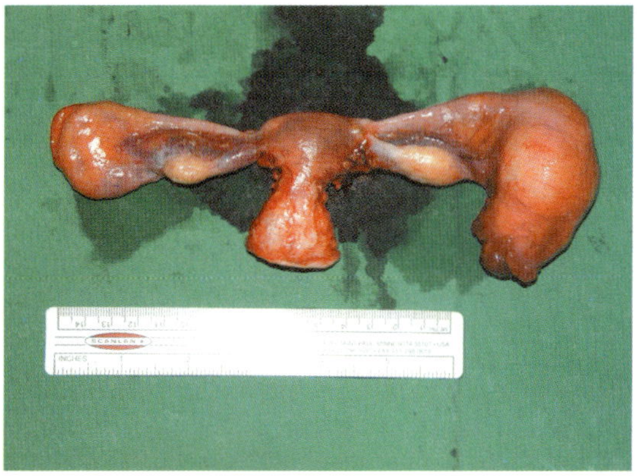

사진 6-15. 난관 종양(좌측)

참고문헌

N.Haratz-Rubinstein, B.Russell, D.Gal. Sonograhic diagnosis of Fallopian tube carcinoma. Ultrasound Obstet Gynecol 2004;24:86-8

McMurray EH, Jcobs A, Perez Ac, Camel HM, Kao MS, Galkatos a. Carcinoma of the fallopian tube. management and sites of failure. Cancer 1986;58:2070-5

Timor-tritsch IE, Lerner JP, Monteagudo A, Murphy KE, Heller DS. Transvaginal sonographic markers of tubal inflammatory disease. Ultrasound Obstet Gynecol 1998;12:56-66

C.Stacey, C.Bown, A.Manhire, D.Rose. HyCoSy-as good as claimed?. The British Journal of Radiology 2000;73:133-6

Philippe Jeanty, Stephane Besnard, Amy Arnold, Cheryl Turner, Pam Crum. Air-contrast sonohysterography as a first step assessment of tubal patency. J Ultrasound Med 2000;19:519-27

Spyros Papaionannou, Petra Bourdrez, Rjesh Marma, Masood Afnan, Ben WJ. Tubal evaluation in the investigatin of subfertility: A structured comparison of tests. British Journal of Obstet & Gynecol 2004;111:1313

Erling E, Gabriel F, Seth G. An ultrasound-based approach to the assessment of infertility, including the evaluation of tubal patency. Best Practice & Research Clinical Obstetrics and Gynecology 2004;18:13-28

Holz K, Becker R. Ultrasound in the investigatin of tubal patency. A meta-analysis of three comparative studies of Echovist-200 including 1007 women. Zentralblatt fur Gynecologie 1997;119:366-73

7. 난소의 생리적, 양성질환

생리적 난소낭종

생리적 난소낭종은 배란을 하는 연령대의 여성에서 가장 흔하게 볼 수 있는 난소 혹(덩이)이다. 생리적 난소낭종은 난포낭종(follicular cyst), 황체낭종(corpus luteum cyst), 난포막황체낭종(theca-lutein cyst)의 세 종류가 있다.

난포낭종(Follicular cyst)

생리적 난소낭종 중에서 가장 흔히 볼 수 있는 낭종으로 성숙난포가 배란시기에 파열되지 않거나 퇴축되지 않고 커지면서 발생된다.

정상적으로 성숙난포는 1.5cm~2.5cm정도이나 난포낭은 3cm~8cm의 크기이며 20cm까지 커질 수도 있다. 주머니의 안쪽 벽은 과립막세포(granulosa cell)로, 바깥쪽 벽은 내난포막(theca internal)으로 이루어져 있다. 난포낭은 대부분 2~3개월 이내에 사라지는 것이 보통이다.

임상 소견

대부분 증세가 없이 우연히 발견되는 경우가 많으며, 간혹 꼬이거나 파열 될 때 통증이 유발될 수 있다.

초음파 소견

단방성으로 얇은 막(3mm 미만)을 가진 낭

크기는 약 3~8cm정도

도플러상 혈류저항이 크다.(RI > 0.8)

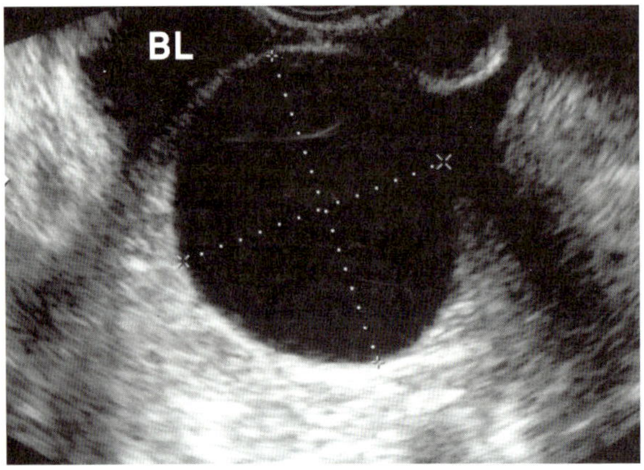

사진 7-1. 난포낭종(follicular cyst)
우측난소에서 발생한 난포낭종. BL-bladder

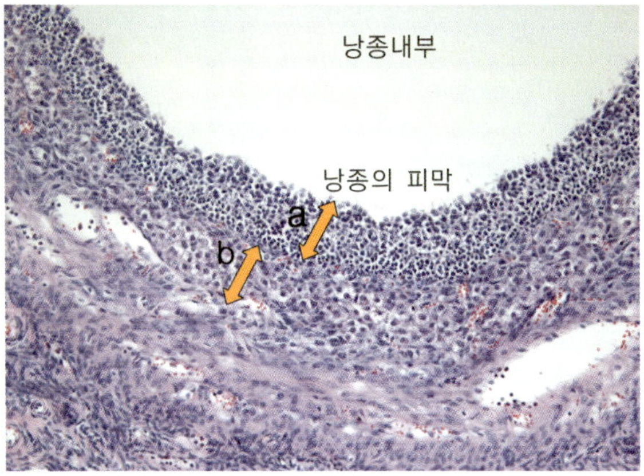

사진 7-2. 난포낭종의 현미경 사진
낭을 구성하는 피막의 안쪽은 granulosa cell, 바깥쪽은 theca interna cell로 구성되어 있다. (a: granulosa cell층, b: theca interna cell층)

참고문헌

PW Callen. Ovarian sonography; in Ultrasonography in Obstetrics and Gynecology 4th Ed. W.B Saunders. Philadelphia. 2000. 863

황체낭종(Corpus luteal cyst)

7

황체(corpus luteum)는 생리주기에서 시상하부 성선자극 호르몬이 급상승한 다음 성숙 난포에서 난자가 방출된 후에 형성되는 황색의 기능성 덩이를 말하며 정상적으로 크기는 3cm 이내이다. 3cm 이상이면 비정상적으로 커진 것으로 황체낭종이라 하고 대개 황체낭종은 5~10cm 정도로 커진다. 배란된 난자가 수정이 되지 않을 경우 황체의 수명은 약 2주이고, 수정이 되면 태반이 기능을 할 때까지 연장되어 임신 제 1삼분기 이후에도 발견될 수도 있다. 임신된 경우 황체낭종은 임신 7.5주에 최대 크기에 이른 후 점차 줄어든다.

임상소견

배란통을 동반하는 경우가 간혹 있을 수 있다. 황체낭종은 난포낭종에 비해 파열되기 쉽다.

크기가 커지면 꼬임이나 파열없이도 난소피막을 자극함으로 통증이 유발될 수 있다.

정상 호르몬분비를 보일 수도 있으나 황체호르몬(progesterone)을 지속적으로 분비하여 생리불순을 보일 수 있다.

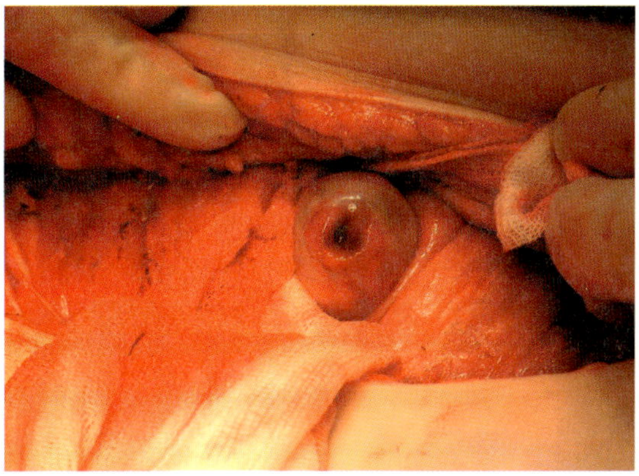

사진 7-3. 파열된 황체낭종

초음파 소견

저음영 낭종 내부에 작고, 불규칙한 톱니모양의 벽을 보인다.

난포낭종에 비해 낭종의 벽이 두껍다.

낭종 내부에 피덩이(clots)로 인해 혼합형으로 보일 수 있다.

색도플러상 전형적인 "반지모양"을 드물게 보인다.

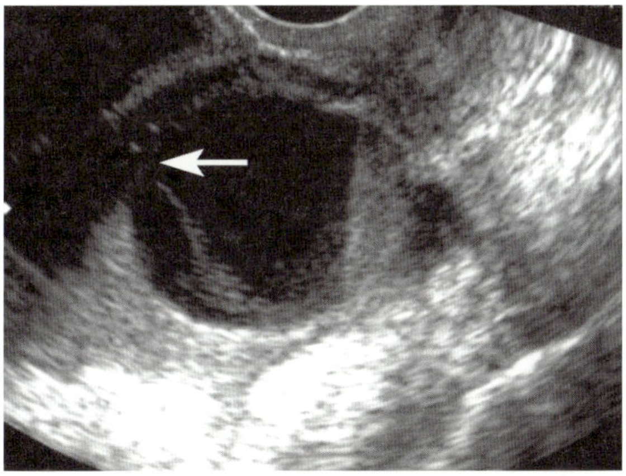

사진 7-4. 낭종내로 출혈이 순서대로 진행되는 모습(화살표)

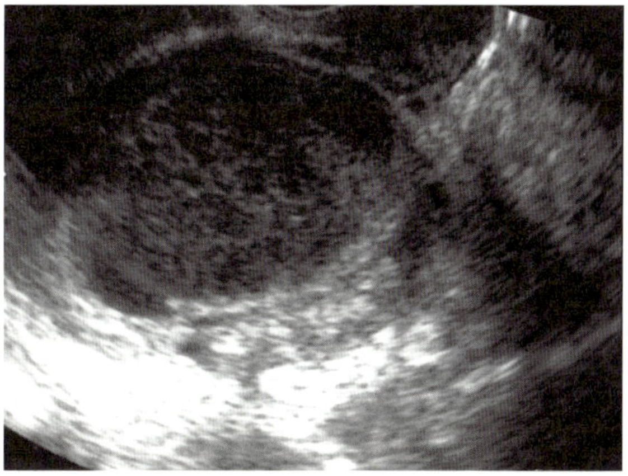

사진 7-5. 혈종이 형성되기 시작한다(1일 후)

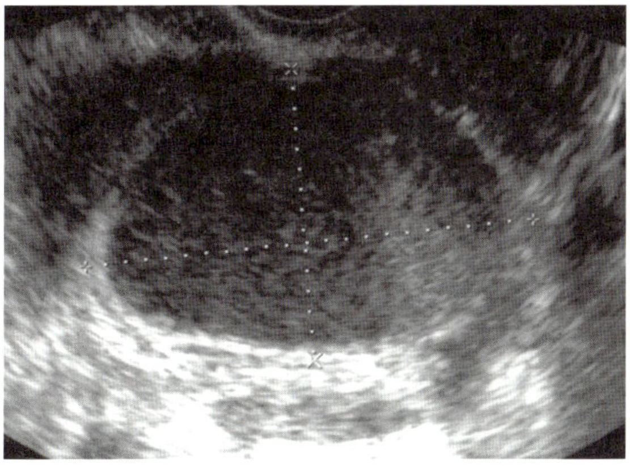

사진 7-6. 어느 정도 혈종이 만들어졌다(2일 후)

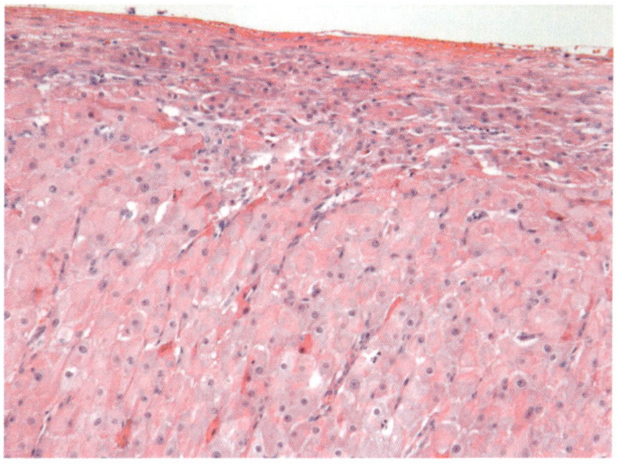

사진 7-7. 황체낭의 현미경 소견
낭을 구성하는 세포는 황체화가 일어난 난포막 세포이다.

참고문헌

Arthur C. Fleischer. Clinical Gynecologic imaging. Lippincott-Raven. Philadelphia 1997. 51-3

PW Callen. Ovarian sonography; in Ultrasonography in Obstetrics and Gynecology 4th Ed. W.B Saunders. Philadelphia. 2000. 863

난포막황체 낭종(Theca-Lutein cyst)

생리적 난소낭종중에서 가장 드물고, 크기가 가장 큰 편이다. 영양막질환(trophoblastic disease)이나 배란유도시 난소가 자극이 될 때 융모성 성선자극호르몬(hCG)의 증가에 의해 주로 발생된다. 호르몬 자극이 사라지면 수 일 내지 수 개월 내에 없어진다.

임상소견

기태임신(molar pregnancy)의 약 50%, 융모암(choriocarcinoma)의 10%에서 양측성 난포막황체 낭종을 보인다. 갑상선기능저하증(hypothyroidism)에서도 나타날 수 있는데 이는 갑상선자극호르몬(thyroid stimulating hormone, TSH)이 성선자극 호르몬과 형태적으로 유사한 때문으로 여겨진다.

초음파 소견

여러 개의 칸으로 나뉘어진 낭종의 형태를 보인다.
생리적 난소 낭종 중에서 크기가 가장 큰 편이다.
대부분이 양측성으로 나타난다.

7

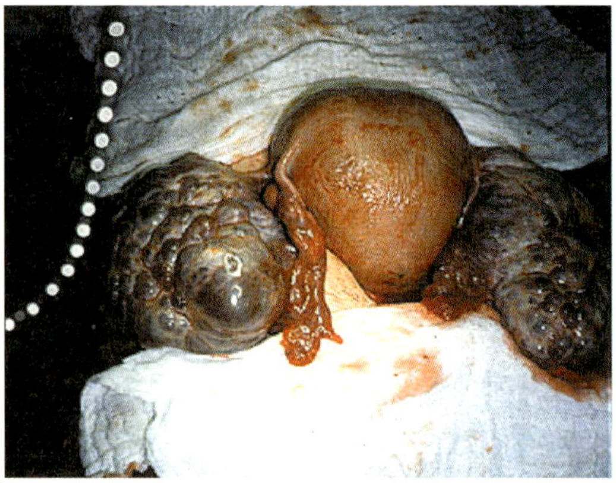

사진 7-8. 난포막황체낭종(출처: medstat. med. utah. edu)

과반응성 황체종(Hyperreactio luteinalis)

융모성성선자극호르몬(hCG)에 의해 다수의 황체화된 난포가 커짐으로 해서 난소가 커진 것을 말한다.

역학

임신영양막성 질환, 태아수종, 다태임신과 같이 융모성성선자극호르몬(hCG)이 증가되는 경우에 동반되기 쉬우나 정상임신에서도 관찰되기도 한다.

임상소견

별 증상이 없는 경우가 대부분이다.

간혹 낭종내부로 출혈이 되면서 복통이 유발될 수 있다.

드물게 꼬임이나 낭종의 파열이 있을 수 있다.

초음파 소견

다방성(multiple) 낭종의 형태가 양측성으로 관찰된다.

낭종의 형태는 비교적 일정한 양상을 보인다.

처치

대부분 자연소실되므로 추적관찰만 하면된다.

참고문헌

PW Callen. Ovarian sonography; in Ultrasonography in Obstetrics and Gynecology 4th Ed. W.B Saunders. Philadelphia. 2000. 865

Kurman RJ: Blasustein's Pathology of the female genital tract. 4th ed. New York, springer-Verlat. 1994

Foulk RA, Martin MC

임신황체종(luteoma of pregnanay)

임신 황체종은 임신기간 동안 나타났다가 출산이후에는 자연적으로 사라지는 난소의 혹으로 종양은 아니다.

임상소견

- 대부분 무증상으로 제왕절개술시 우연히 발견되는 경우가 많다.
- 때로는 자체에서 남성호르몬을 분비해서 산모와 여자태아에게 남성화 증세를 나타내기도 한다.

초음파 소견

자궁 양측으로 고형의 덩이형태를 보인다.

예후

실제종양이 아니므로 수술을 필요로하지 않으며 출산 후 사라진다.

참고문헌

Wang YC, Su HY, Liu JY, Chang FW, Cheu CH. Maternal and female fetal virilization caused by pregnamy luteomas. Fertil Steril 2005; 84(2): 509

Choi JR, Levine D. Finberg H. Luteoma of pregnancy sonographic findings in two cases. J ultrasound Med. 2000; 19(2): 877-81.

7

난소과자극증후군(Ovarian hyperstimulation)

난소과자극증후군은 배란유도나 체외수정시 다수의 난포가 자극되어 난소가 6cm 이상으로 커지는 의인성 질환이지만 드물게 자연임신에서도 관찰될 수 있다.

병인

난소가 커지면서 난소호르몬의 과잉분비와 난소기원의 혈관조절물질(cytokines, angiotensin, vascular endothelial growth factor 등)이 과다 생성되어 혈관 투과성을 높이는데 관여하는 것으로 추정되나 정확한 병인기전은 아직 밝혀지지 않았다.

위험성이 높은 경우

나이가 젊고 마른 여성
다낭난소증후군이 있을 때
혈중 에스트로겐치가 증가되어 있을 때
난포의 개수가 많을 때

임상소견

혈관투과성의 증가(hyperpermeability)와 관련된 임상증상이 나타날 수 있다.

경도일 때는 복통, 복부팽만과 체중증가현상이 있고, 중등도일 때는 난소의 크기가 직경 10cm이상으로 커지면서 복수, 메스꺼움, 구토증상이 있으며 중증일 때는 혈액농축, 핍뇨, 늑막삼출과 복수가 심해진다. 과응고성(hypercoagulability)과 저혈압(hypotension)이 발생하면 위중하며 사망할 수도 있다.

7

초음파 소견

난소가 다방성 낭종의 변화를 보인다.
복수가 동반될 수 있다.

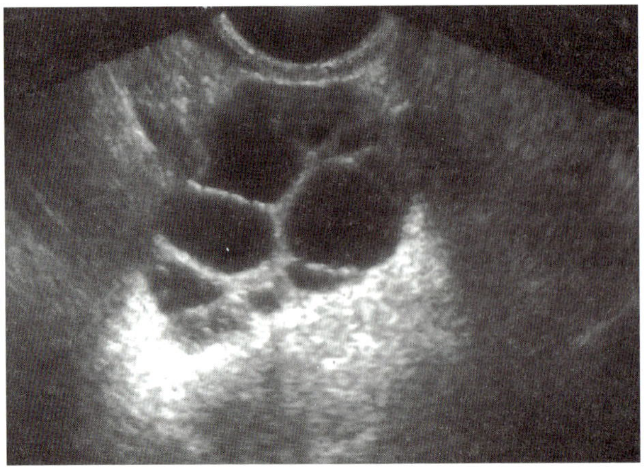

사진 7-9. 난소과자극 증후군(ovarian hyperstimulation)

처치

특별한 처치가 존재하지 않고 임상증세를 완화시켜주는 수액제, 혈관확장제 및 예방적인 항응고 치료 등

보조적인 처치를 하게 된다.

초음파 유도하에 복수천자 및 항생제 투여가 도움이 될 수 있다.

예후

혈중 융모성 성선자극호르몬(hCG) 수치가 감소됨에 따라 회복되는데 비임신시는 약 7일, 임신한 경우는 10~20일이면 자연소실된다.

참고문헌

PW Callen. Ovarian sonography; in Ultrasonography in Obstetrics and Gynecology 4th Ed. W.B Saunders. Philadelphia. 2000. 866

Tassone M, Kuhn R, Talbot JM: Ovarian hyperstimulation syndrome. Aust NZ Obstet Gynecol 1997; 37: 95

Kurman RJ: Blasustein's Pathology of the female genital tract. 4th ed. New York, springer-Verlat. 1994

Jaime F.A, Tommaso F. Alejando C.A. Dvarian hyperstimulation syndrome. Crit care Clin 2004; 20; 679-95.

Navot D. Severe ovarian hyperstimulation syndrome. In: Gardner DK, editor. Textbook of assisted reproductive techniques: laboratory and clinical perspectives. 1st edition. London: Martin Dunitz; 2001. p645-54.

다낭난소 증후군(Polycystic ovarian syndrome)

난소에 다수의 낭종이 관찰되고 혈중 남성호르몬의 증가를 보이며 배란장애를 특징으로 하는 증후군을 말한다.

역학

다낭난소 증후군은 고안드로겐혈증과 다모증의 가장 흔한 원인으로 가임여성 16~22%에서 발생한다. 증가된 testosteronc은 난소에서 기원하는 것으로 생각되며 보통 정상 수치(20~80ng/dl)의 두 배 정도이다. 육안소견상 난소의 크기는 정상의 2~5배로 커지고, 절단면상 직경 1cm미만의 다수의 낭종이 희고 두꺼워진 난소피질에 존재한다. 현미경관찰시 표면피질은 섬유화되어 있고, 세포수가 감소되어있으며 혈관이 두드러져 보인다. 다낭난소 증후군에서는 고인슐린혈증과 인슐린 저항성을 보일 수 있는 데 이는 비만과 연관되어 나타나며 이러한 인슐린 저항성은 고안드로겐혈증과는 별도로 나타나는 것으로 생각된다.

진단 검사

CBC, serum androgen, testosterone, DHEAS, insulin, LH, FSH, E1, E2, lipid profile

자궁내막검사

초음파 검사

임상소견

흔히 나타나는 증상은 만성적인 무배란과 고안드로겐혈증으로 인한 다모증이다. 하지만 서양인에 비해 동양인인 우리는 다모증이 심하지 않는 경우가 많다.

희발월경에서부터 무월경까지 다양한 양상의 생리장애를 동반하게 되고 대부분에서 무월경을 보인다.

7

10대에 심하게 여드름이 발생한 경우 다낭난소 증후군이 있을 위험성이 높고, 약 50% 이상에서 비만을 나타내며 체지방이 주로 중심부에 축적되는 양상이다. 허리-엉덩이 비율(waist-to-hip ratio)이 높을수록, 당뇨와 심혈관질환이 발생할 위험은 높아진다.

초음파 소견

난소의 주변부에 낭성 형태(peripheral cystic pattern)를 보이는 경우와 전체적으로 낭성 형태(general cystic pattern)를 보이는 경우가 있다. 난소주변부가 낭성 형태를 보이는 경우에는 작은 낭종들이 피막하부(subcapsular region)에 위치하여 목걸이 모양으로 정돈되어 나타나며, 전체적으로 낭성 형태를 보이는 경우는 다양한 크기의 작은 낭종들이 피막하부와 간질부위에 나타난다.

직경이 2~8mm 되는 작은 낭포들이 10개 이상 관찰된다.

도플러 소견으로는 자궁동맥의 혈류저항(PI)이 유의하게 높고, 난소 기질내에서는 낮은 혈류저항(RI)을 나타냈다.

초음파 소견만으로는 다낭난소증후군을 진단할 수는 없고 임상양상과 호르몬 검사를 병행하여 진단을 내려야한다.

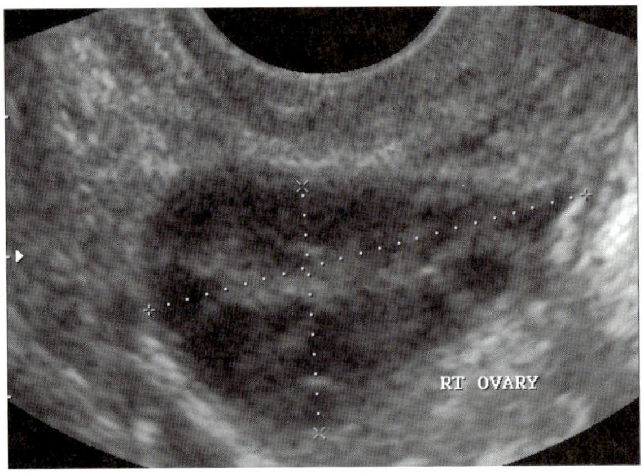

사진 7-10. 다낭난소증후군의 초음파(우측난소)
난소 주변부로 작은 낭종들이 나타난다.

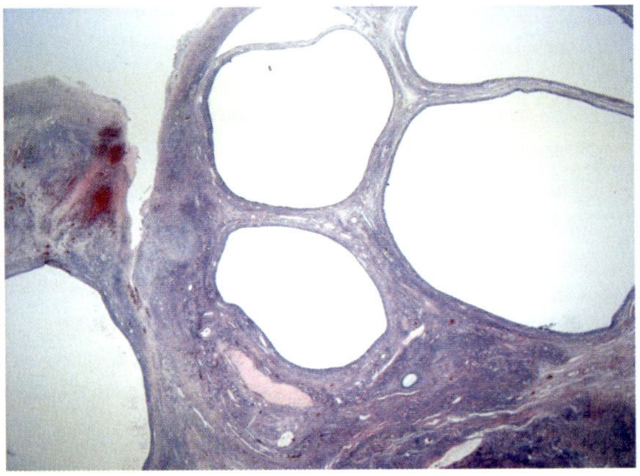

사진 7-11. 다낭난소증후군의 현미경 사진
다양한 크기의 낭성 난포들이 난소의 피질에서 관찰된다.

7

치료

환자가 원하는 바에 따라 치료의 내용이 달라질 수 있다. 일부 환자는 피임을 원하고 일부는 임신을 위해 배란을 원할 수 있다. 고안드로겐혈증과 다모증의 조절은 임신을 원하지 않는 경우엔 동시에 시도할 수 있지만, 임신을 원하는 경우는 다모증의 치료가 어려운 경우가 많다.

체중을 줄이는 것은 비만한 환자에서 필수적이다. 6개월간 5%~7%의 체중 감량으로 남성호르몬치를 현저히 낮출 수 있고, 75%의 환자에서 정상 생리가 회복된다.

경구 피임제는 난소와 부신의 스테로이드 호르몬 생산을 억제시켜 다모증의 2/3정도에서 효과가 있다. 그러나 다낭난소 증후군 여성에서는 경구 피임제 단독으로 효과를 보는 경우는 10%미만이며, 피임제 복용으로 인슐린 저항성이 증가할 수도 있다.

이 외에도 Medroxyprogesterone, GnRH agonist, Glucocorticoid 등의 호르몬 제제와 ketoconazole 같은 steroid 합성 효소 억제제, finasteride 같은 5a-reductase 억제제, spirolactone, cyproterone acetate, flutamide

같은 항안드로겐 제제 등을 사용할 수 있고 양측 난소 쐐기 절제술이나 골반경하 전기소작술이 효과가 있을 수 있다.

Tips and Points

난소초음파소견상 다낭난소의 전형적인 형태를 보일 때 반수에서는 임상적으로 다낭난소증후군을 나타내고, 1/4에서는 다낭난소증후군과 유사한 증세를 보일 수 있으나, 나머지 1/4에서는 다낭난소증후군의 임상증세를 보이지 않는다.

참고문헌

Battaglia C, Artinni PG, D'Ambrogio g, Genazzani AD. The role of color Doppler imaging in the diagnosis of polycystic ovary syndrome. Am J Obstet Gynecol 1995; 172: 108-13

다난포난소(Multifollicular ovary)

난소가 약간 커지거나, 혹은 정상크기이며 직경 4~10mm의 난포들이 한 초음파 단면에서 6개이상 관찰되면서 난소기질의 양은 증가되지 않고 정상적인 경우를 말한다.

다난포난소는 사춘기변화나 체중감소와 연관된 무월경과 관련이 될 수 있다.

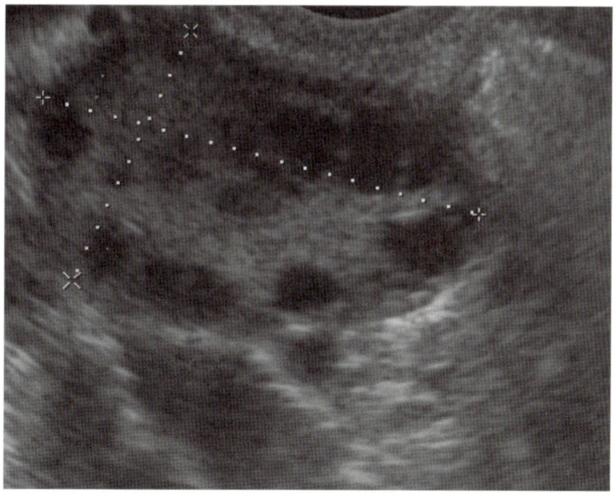

사진 7-12. 다난포난소(Multifollicular overy)

참고문헌

J. phy, S Foong, D. Session, A. Thornhill. Transvaginal ultrasound detection of multifollicular ovaries in non-hirsute ovulatory women. ultrasound Obstet Gynecol 2004; 23; 183-7.

7

자궁내막증(Endometriosis)

자궁외에 복강내, 복벽표면, 골반장기 등에 자궁내막조직(분비샘과 기질)이 존재하는 질환이다.

역학

골반통이 있거나 불임여성의 30%까지 보고된다.
무증상의 일반여성에서 3%~43%가 발견됨

병인론

월경 중 난관을 통한 월경혈의 역류로 내막조직이 골반에 자리잡는다.
체강상피가 자궁내막의 특성을 가진 조직으로 변형된다.
내인성 생화학적 요인에 의해 미분화된 복막세포들이 자궁내막조직으로 분화된다.
이러한 내막조직은 생리주기에 따라 변화를 보이며 생리 때 출혈양상을 보이기도 한다.

임상소견

임신이 잘 안된다.
생리통
성교통
만성골반통

검사

초음파, MRI, CT
종양표지자 CA-125 > 35U/ml(자궁내막증 초기에는 정상인 경우가 많다. 선별검사나 진단검사의 의미보다는 진행된 자궁내막증의 치료 후 추적검사로 유용하다)
복강경 검사
  복강경 소견
    초기에는 작고 투명한 액을 함유한 수포성모양
    후기병변은 장막표면에 특징적인 "powder burn"-선상의 반흔에 둘러싸인 검은 색 병변
    난소주위 유착
    난소의 내막종-쵸코렛색의 진한 액이 들어있는

초음파 소견

덩이를 형성하지 않고 유착이나 만성적 염증반응만 있을 때는 초음파는 **정상소견**을 보일 수 있다.
내막종의 크기와 수 및 내부 내용물에 따라 다양하게 나타날 수 있다.
난소에 낭종형태인 경우 내부에 출혈성 음영이 균일하게 저음영으로 나타나며 황체낭과 감별이 어려운 경우가 많다.
내막종의 95%가 **전반적인 저음영의 내부음영**을 보인다.
낭종벽의 두께는 다른 질환과의 감별진단에 도움이 되지 않는다.
낭종벽의 **돌기형성(nodularity)**은 종양과 연관있는 것으로 알려져 있는데 내막종의 20%정도에서도 관찰되므로 이 소견을 제외시키면 예민도(sensitivity)가 떨어지게 된다.

출혈성 낭종이 종양으로 밝혀지는 경우는 아주 드물며 섬유성 끈모양(fibrous strand)과 **응축되는 핏떡 (retracting clots)**의 형태로 나타나며, 내막종의 8%에서 이와 같은 소견이 보인다.
낭종벽에 **고음영 점(hyperechoic foci)**이 보이는 것은 내막종을 강하게 시사하는 것으로 35%의 내막종에서 나타났고 다른 종괴의 6%에서 관찰된다. 이 고음영 점이 정확히 무엇인지는 밝혀지지 않았으나 세포벽이 파괴되어 콜레스테롤이 함유되어 모인 것으로 추정한다.
난소에 낭종형태인 경우 내부에 출혈성 음영이 균일하게 저음영으로 나타나며 황체낭과 감별이 어려운 경우가 많다.
주위 조직과 유착된 소견을 보일 수 있다.

표 7-1. 자궁내막종의 초음파 소견

Sono-findings	PLR	NLR
Round, intraovarian, hormogenous, hypoechoic tissue, with a clear demarcation from the parenchyma and without papillary proliferations.	8.0~35.1	0.2
Cystic structure with low, homogenous echogenicity and thick cystic wall with regular margins.	33.8	0.2
Round, homogenous, hypoechoic mass of low level echogenicity	9.8	0.1

PLR: postitive likelihood ratio / NLR: negative likelihood ratio. <Radiology 1999;210:739-45>

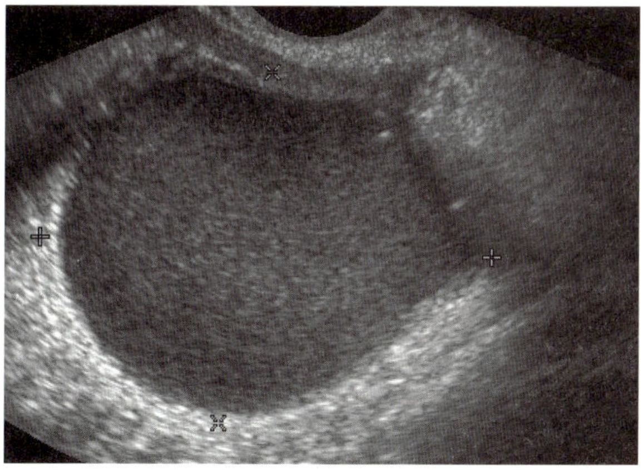

사진 7-13. 자궁의 좌측 뒤쪽

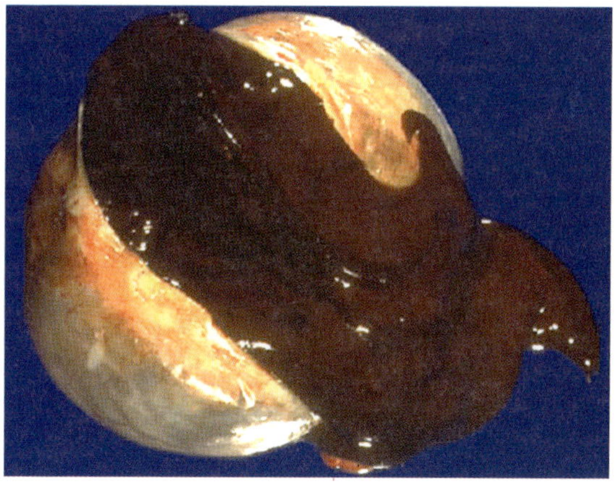

사진 7-14. 자궁내막종 육안사진
낭내부에 혈종이 용해된 쵸코렛색의 진한 액체가 들어있다.(사진 출처: gebelik-rehberi.com)

7

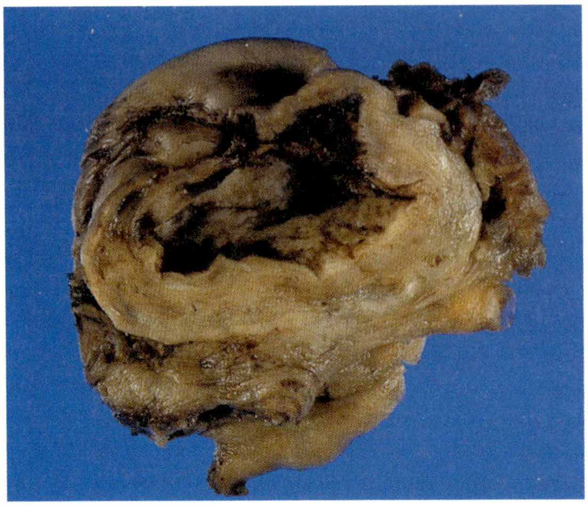

사진 7-15. 난소의 자궁내막종(endometrioma)
(사진제공: 가천의대 박찬용 교수)

처치

환자의 연령, 임신을 원하는지 여부, 증상의 진행정도를 고려하여 계획한다.

치료시작 전에 복강경으로 확인하는 것이 필요하다.

수술적 처치

모든 병변 조직을 제거, 전기 소작시키거나 유착박리를 시행한다.

약물치료

경구피임제

프로제스테론제

gestrinone

danazol

GnRH agonist

7

예후

내과적 치료 후 30%~50%, 보존적 수술 후 14~40% 재발율을 보인다.

참고문헌

Babieri RL, Gordon AMc. Hormonal therapy of endometriosis: the estradiol target. Fertil Steril 1991; 56: 820-2

Candiani Gb, Vercellini P, Fedele L, Bainchi S, Vendola N, Candiani M. Conservative surgical treatment for severe endometriosis in infertile women: are we making progress? Obstet Gynecol Surv 1991; 46: 490-8

Radidogy 1999; 210; 739-45.

8. 난소종양

난소종양은 임상적으로 매우 중요한 질환으로, 특히 악성 난소종양의 경우 우리나라는 2004년 부인암 등록사업보고서 결과에 의하면 1991년 461명에서 꾸준히 증가하여 2002년에는 1,238명으로 증가되었다. <대한산부회지 2004>. 2004년 보고에 의하면 2002년 여성 총 암 발생 중에서 유방암(16.8%), 자궁경부암(9.1%), 난소암은 3.6%로 3위의 발병률을 보였다.<대한산부회지 2004>

난소암의 집단검진방법은 골반내진, 질초음파, 종양표지자인 CA-125의 혈청수치를 검사하는 것이다. 하지만 난소암의 유병율이 낮아서(10만명당 17명) 집단검진의 효율성이 떨어진다. 평균적인 위험도의 여성에서 집단검진이 양성으로 나왔을 때 그 중 2%만이 실제 난소암을 가지고 있으며 98%는 난소암이 아니다. 난소암은 유전적요인이 내재하고 있어서 35세 여성이 일생동안 난소암에 이환될 위험도는 1.6%이나 가까운 친척이 난소암일 경우 5%로 증가하고 2명의 친척이 난소암이면 위험도는 7%로 증가된다.

난소암의 약 80%는 난소의 배(germ)상피세포에서 발생되는 상피세포성암이다. 상피세포성암은 다시 세분하여 장액성(serous)암, 점액성(mucinous)암, 자궁내막양(endometrioid)암, 투명세포(clear cell)암, 미분화세포(undifferentiated)암으로 분류된다. 난소암의 조기증상은 없고, 대부분의 증상은 종양의 크기가 증가되거나, 종양의 전이, 복수 등에 의해 나타난다. 난소암의 진단시 60%에서는 이미 암의 전이가 일어난 것으로 밝혀진다. 난소암의 가장 흔한 증상은 골반내 덩이가 만져지는 것이다.

초음파는 골반내 덩이의 특징을 관찰하는 데 유리한 데, 난소암의 특징적인 소견은 표와 같다.

표 8-1. 난소암 진단을 위한 초음파 기준(Kurjak et al, 2000)

Sonographic	Criteria	Score
Wall structure	smooth/irregular, ≤ 3mm papillarity > 3mm	0 2
shadowing	present Absent	0 1
septa	None/thin ≤ 3mm thick < 3mm	0 1
solid part	Absent present	0 2
echogenicity	sonolucent/low level echo mixed/high	0 2
Peritoneal fluid	Absent Present	0 1
Tumor blood flow	RI > 0.42 RI ≤ 0.42	0 2

표 8-2. 난소종양의 양성과 악성 감별을 위한 초음파 요소

Sonographic factor	Odds ratio
Age(menopausal status)	3.5
CA125 ≥ 25u/ml	14.2
size ≥ 10cm	49.8
thick septa	8.9
solid(mostly)	8.9
papillary projection	26.5
RI < 0.53	7.3
high vascularity	18.8
central blood flow location	24.5

<H. Marret, 2002>

종양표지자(Tumor marker)

어떤 유형의 종양에서는 혈액이나 소변, 혹은 그 외 조직으로 어떤 물질의 농도가 증가되는 경우가 있어 이를 검사하면 종양의 진단이나 악성도 판별, 종양의 성장 속도 등을 추정하는 데 도움을 받을 수 있는데 이 물질들을 종양표지자라고 하며 난소종양가 관련된 몇가지를 살펴보고자 한다.

AFP(alpha-fetoprotein)

간암, 난소의 생식세포암에서 증가하며 임신되면 증가하며 간경화증, 간염, 염증성 장관질환과 같은 양성 질환에서도 증가될 수 있다.

정상치 : ≤ 6.4 lU/ml

CA 19-9

췌장암, 대장암에서 증가하며 췌장염. 궤양성 대장염, 염증성 상관질환에서도 증가될 수 있다.

정상치 : ≤33 U/ml

8

CA 125

암특이당단백(glycoprotein) 항원으로 상피성 난소종양 환자의 80%에서 증가된다. 이 종양표지자의 단점은 1기 난소암에서는 20%~50%에서만 증가된다는 것이며 점액성 종양에서는 증가 안될 수 있고 자궁내막증, 자궁근종, 간질환, 췌장염, 흉막삼출과 같은 여러 양성 질환에서도 증가될 수 있다는 것이다. 임신 중이나 골반염시에도 증가된다.

정상치: ≦ 35U/ml

CEA

암특이당단백항원으로 난소암이나 대장암에서 증가하며, 수술 후 추적관찰에 유용한 암표지자이다. 흡연자는 약간 증가하며 간질환이나 궤양성 대장염, 만성폐질환에서도 증가된다.

정상치: 비흡연자는 < 3.0ng/ml, 흡연자는 <5.0ng/ml

참고문헌

H. Marret, R.Ecoshard, B. Giraudeav, F. Golfier, D. Raudrants, J. Lansac.
Color Doppler energy prediction of malignancy in adnexal masses using logistic regression models.
Ultrasound Obstet Gynecol 2002; 20: 597-604
대한산부인과학회 한국 부인암 등록사업 조사 보고서. 대한산부회지 2004; 47: 1029-70.

장액성 낭샘종(Serous cystadenoma)

난소의 상피세포에 의해 분비된 장액성 물질을 함유하며 다양한 정도의 고형조직을 갖는 종양을 말한다.

역학

난소 표면 상피가 난소조직 내부로 함몰된 후 장액을 분비하면서 종양을 형성한다. 양성인 경우, 대개 단방성이고 편평상피 혹은 입방상피의 단일층으로 되어 있고 유두상 돌기가 내측 혹은 외측 표면에 보일 수 있다. 30~40대에서 흔히 발생하며 12~20%에서는 양측성으로 발생한다. 현미경소견상 Psammoma body는 15%에서 나타난다.

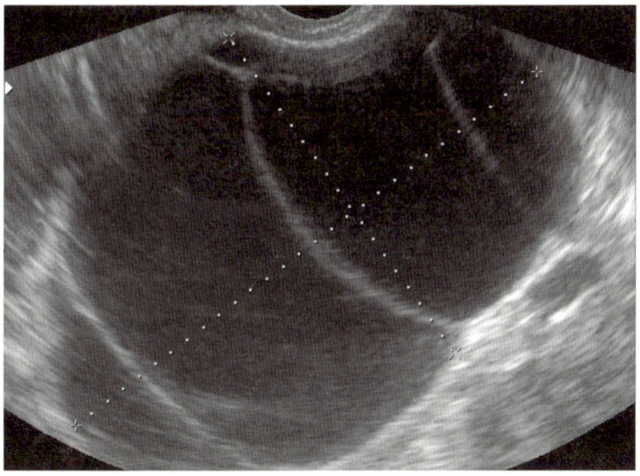

사진 8-1. 좌측 자궁부속기 덩이(9.5×8.2×7.7cm)

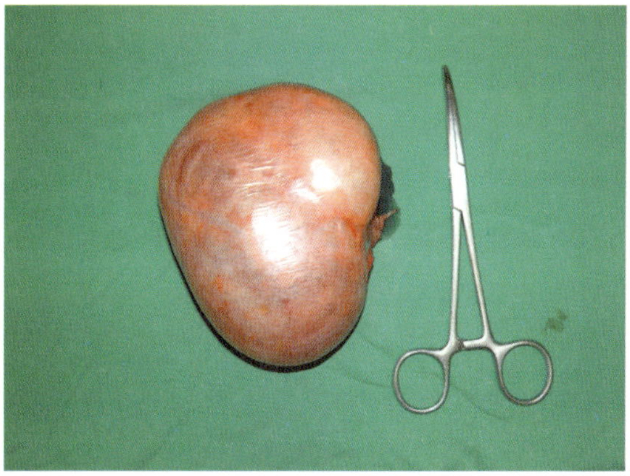

사진 8-2. 장액성 난소종양(Serous cystadenoma) 표면이 매끈하며 내부에는 체액이 차있다.

8

경계성 악성종양

경계성 악성종양은 장액성 종양의 약 10~15%정도에서 나타나며 50%가 40세 이전에 발생한다. 조직학적으로 유두상 낭성 형태와 층화, 다발성, 증가된 유사분열상과 비정형세포를 보이고 약 15~25%에서 양측성으로 발생한다.

초음파상 양성종양보다는 악성종양소견을 더 흔히 보이는데 종양이 고형 혹은 유두상돌기모양을 보이는 경우가 78%에서 있으며 CA125 증가가 59%에서 나타난다.<E. Fruscella, 2005>

악성종양

악성일 때 양측성으로 발생되는 경우가 흔하다. 육안소견은 부드럽고 부서지기 쉬운 유두상 돌기를 갖는 낭성, 다방성(multilocular)병변으로 보이며, 현미경적으로 간질침윤이 보이고 약 60~80%에서 Psammoma body가 관찰된다.

검사소견

일반혈액검사, 적혈구 침강속도(ESR), 임신반응검사, 자궁경부 세포진 검사, 대변 잠혈검사(stool occult blood test)

초음파검사와 CA125 검사를 시행하여 악성이 의심될 경우 CT, MRI등을 시행할 수 있다.

임상소견

복부종괴가 만져지거나 복부팽만감, 소화장애, 배뇨, 배변장애가 나타날 수 있다.

초음파 소견

양성 종양은 경계가 명확한 단방성(unilocular) 낭종의 형태를 보인다.

경계성 악성은 벽이 얇은 격막을 보이기도 하며 간혹 유두상 돌기가 보이기도 한다.

악성은 대부분 다수의 유두상 돌기와 격막을 갖는 다방성(multilocular) 낭종으로 나타나고 내부에 음영이 증가된 구조물이 관찰되기도 하고 복수(ascites)가 있을 수 있다.

치료

수술(개복술)

악성이 의심될 때

심한 통증이 있어 종양의 꼬임이 의심될 때

폐경 후 여성에서 난소암, 유방암, 자궁내막암, 대장암의 위험성이 높은 가족력이 있을 때 종양이 커지는 양상일 때

추적관찰

폐경 전 여성에서 증상이 없으면서 크기가 8cm 미만일 때

폐경 후 여성에서 증상이 없으면서 5cm 미만일 때

초음파상 단방성이고 벽이 얇으며 다른 검사상 악성을 의심할 만한 소견이 없을 때

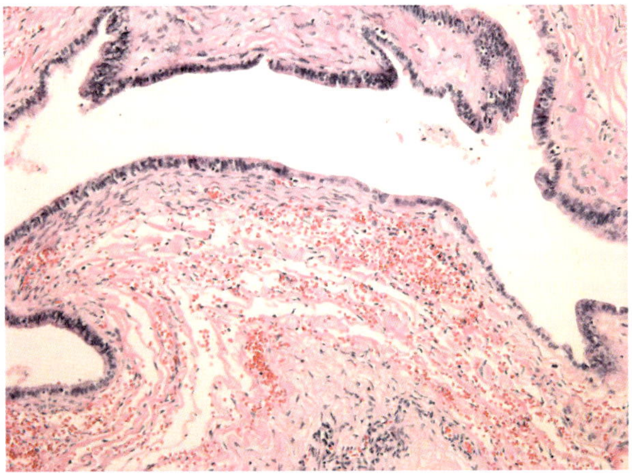

사진 8-3. 양성 장액성 낭샘종
낭을 싸고있는 상피세포는 작은 입방형 모양이며 부분적으로 섬모가 관찰되며 세포층의 증식이나 비정형은 관찰되지 않는다.

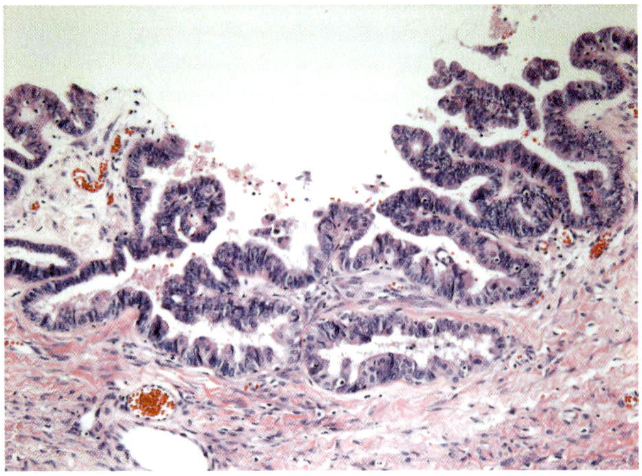

사진 8-4. 경계성 장액성 낭샘종
유두상 상피세포의 증식이 있으며 핵의 비정형이 관찰되지만 버팀질내로의 침윤은 없다.

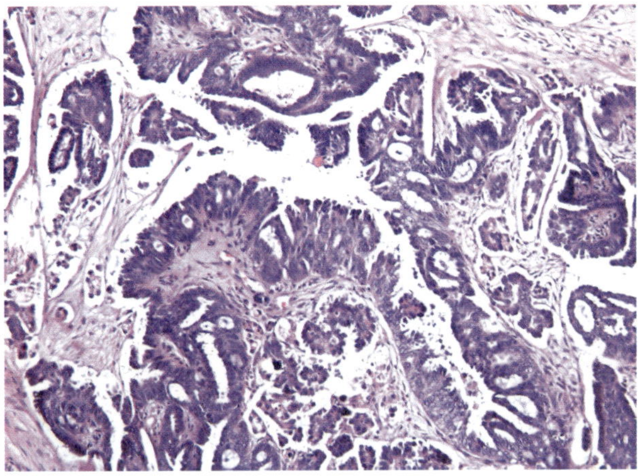

사진 8-5. 장액성 낭샘암
유두상 상피세포의 증식과 핵의 비정형이 관찰되며 버팀질내로의 암세포침윤이 명백하게 관찰된다.

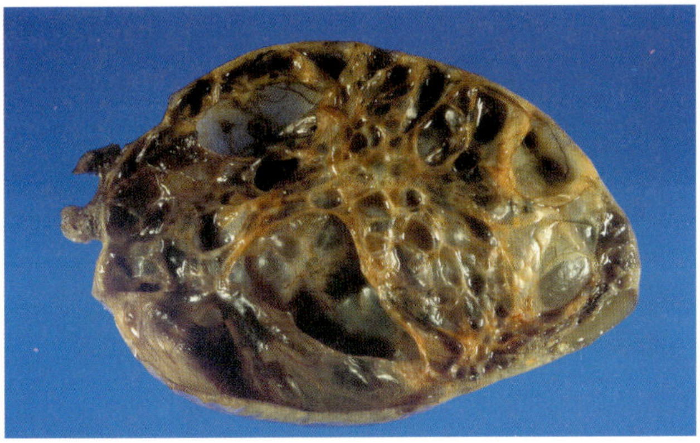

사진 8-6. 점액성 낭샘종(mucinous cystadenoma)
(사진제공 : 가천의대 박찬용 교수)

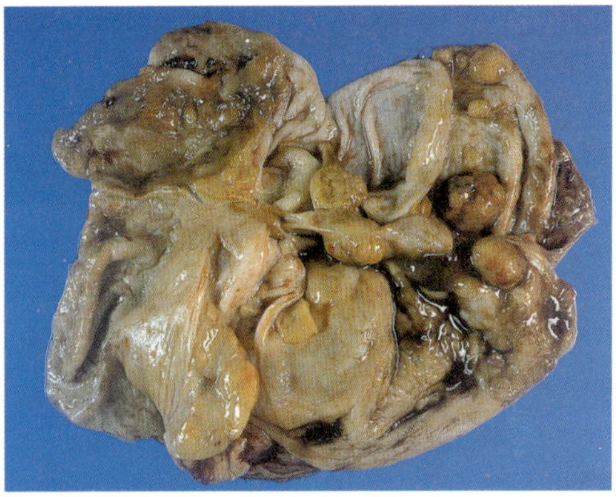

사진 8-7. 악성 점액성 낭샘종(mucinous cystadenoma)
(사진제공 : 가천의대 박찬용 교수)

참고문헌

E. Fruscella, A.C Testa, G. Ferrandina, F. De Smet, C. Van Holsbeke. Ultrasound features of different histopathological subtypes of borderline ovarian tumors. Ultrasound Obstet Gynecol 2005; 26: 644-50.

점액성 낭샘종(Mucinous cystadenoma)

난소의 상피세포에 의해 분비된 점액 물질을 함유하는 다방성(multilocular)의 종양을 말한다.

역학

양성인 경우, 점액을 함유한 세포질을 갖는 큰 주상 상피세포의 단일층으로 이루어져 있고, 장액성 종양에 비해 크기가 큰 경향이 있으며, 표면이 매끄러운 양상을 보인다.

5~10%에서는 양측성이다. 경계성 악성 종양인 경우는 비정형세포와 유사분열을 동반하면서 2~3개의 세포층이 관찰되며 세포층이 3개 이상이며 간질 침윤이 있을 때는 악성 종양을 고려해야 한다.

5~10%는 악성이며 악성 종양인 경우 상당히 진행된 후에야 진단되는 장액성 악성종양과 달리 약 50%가 진단시 1기에 해당한다.

육안소견상 크기가 비교적 크고 다방성 낭종 형태를 보인다.

복막가성 점액성(Pseudomyxoma peritonei)은 충수돌기와 난소의 점액성 종양과 관련된 점액성 복수와 복강내 침윤이 나타난 상태를 말하며 대부분의 경우 경계성 악성 종양을 보인다.

경계성 낭샘종(Borderlin cystadenoma)

점액성 경계성 난소종양은 장액성에 비해 크기가 크고 예후가 매우 좋은 편이다. 초음파상 특징은 매끈한 피막을 갖는 일측성의 큰 다방성 종양이다. CA125 증가는 약 21%에서 나타난다.

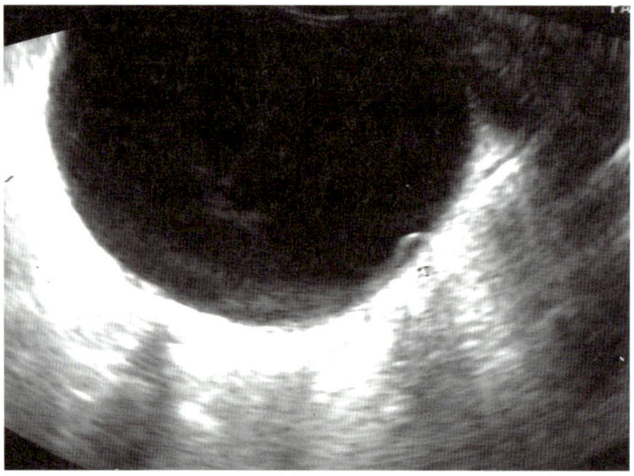

사진 8-8. 좌측 자궁부속기 덩이

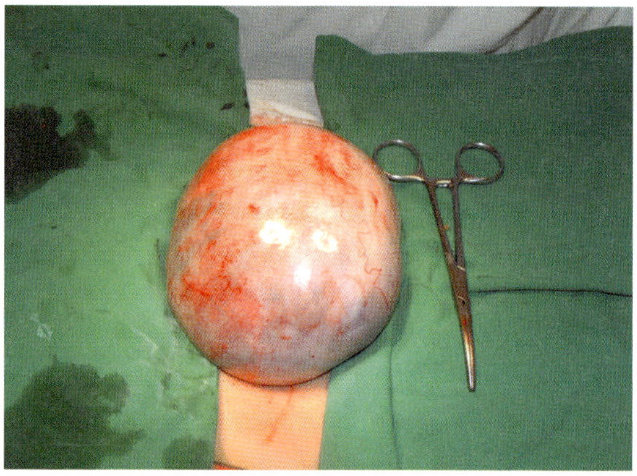

사진 8-9. 점액성 낭샘종(Mucinous cystadenoma)

검사소견

혈액검사(CBC), 적혈구 침강속도(ESR), 임신반응검사, 자궁경부 세포진 검사, 대변 잠혈검사(Stool occult blood test)

초음파 검사와 악성이 의심될 경우 CT, MRI를 시행한다.

8

임상소견

조기 증상은 없다.

대부분의 증상은 종양의 크기가 증가되거나, 종양의 전이, 복수 등에 의해 나타난다.

가장 흔한 증상은 골반내 덩이이다.

초음파 소견

장액성 난소종양에 비해 벽이 두껍고 많은 수의 격막(septation)을 보이며 흔히 진한 점액성 내용물로 인한 약한 음영이 관찰되며 낭종을 초음파 탐촉자(probe)로 건드리면 흔들린다. 악성일 때는 고음영의 조직과 유두상 돌기를 함유하는 큰 다방성 낭종 형태를 보이나 유두상 돌기는 장액성 종양에서만큼 흔하지는 않다. 복막가성점액종이 있는 경우에는 복수와 유사하면서 수많은 고음영의 공간이 골반과 복부내에서 관찰된다.

처치

수술(개복술)

악성이 의심될 때

심한 통증이 있어 종양의 꼬임이 의심될 때

폐경 후 여성에서 난소암, 유방암, 자궁내막암, 대장암의 위험성이 높은 가족력이 있을 때

종양이 커지는 양상일 때

추적관찰

폐경 전 여성에서 증상이 없으면서 크기가 8cm미만일 때

폐경 후 여성에서 증상이 없으면서 5cm 미만일 때

초음파상 단방성이고 벽이 얇으며 다른 검사상 악성을 의심할 만한 소견이 없을 때

예후

충수돌기의 점액성 종양이 동반될 가능성이 높으므로 충수돌기를 제거하는 것이 좋다.

기형종(Teratoma of ovary)

내배엽, 중배엽, 외배엽의 세 종류의 배아층에서 기원한 조직이 포함된 양성 종양을 말한다.

역학

기형낭종(mature cystic teratoma)은 가장 흔한 난소의 양성 종양이고, 40세 이전에 발생하는 난소종양의 62%를 차지한다. 호발연령은 다른 생식세포종양과는 달리 유아기부터 노년기까지 광범위하게 발생하며 내배엽, 중배엽, 외배엽의 잘 분화된 유도체로 구성되어 있으나 외배엽이 많은 부분을 차지한다.

8~15%가 양측성이며 크기는 다양하나 대개 직경 15cm미만이다. 절단면은 정상 피지와 같은 지방 성분으로 내강이 채워져 있고 털은 다양한 두께의 단단한 캡슐로 둘러싸여 있다. 대부분이 단방성(unilocular)이지만 다방성(mulitlocular)인 경우도 있다. 낭벽에서 나와 내강내부로 돋는 단일융기가 있는데 이를 Rokitansky융기라고도 하며, 이는 고형이지만 부분적으로는 낭성이고 다양한 다른 조직으로 구성되기도 한다. 종양내의 털은 이 융기에서 나오며 뼈나 이빨이 존재하는 경우 이 안에 위치한다. 다양한 조직들이 흩어져 산재한다. 약 15%정도에서 종양의 줄기가 꼬일 수 있는 데 이는 지방 성분이 많아 복강과 골반강 내에서 떠 있는 상태로 존재하기 때문인 것으로 생각되며, 골반내진상 낭종이 흔히 앞쪽으로 위치하는 것도 이 때문이다. 꼬임은 임신 중과 산욕기 동안에는 더 흔히 발생한다. 합병증으로 파열이 있는 경우, 화학적 복막염이 발생할 수 있고 유착, 감염, 용혈성 빈혈, 악성변화 등이 있다.

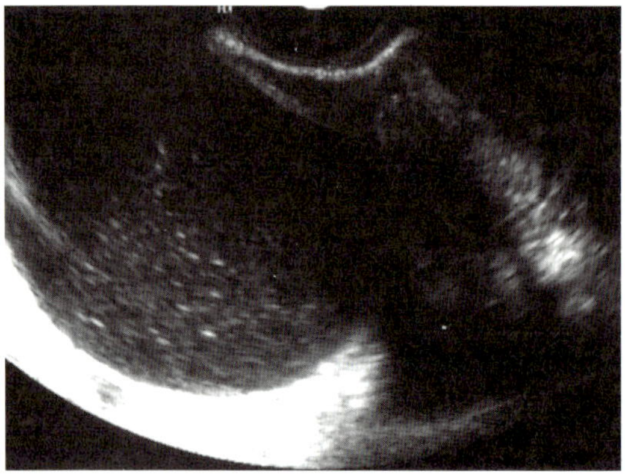

사진 8-10. 우측자궁부속기

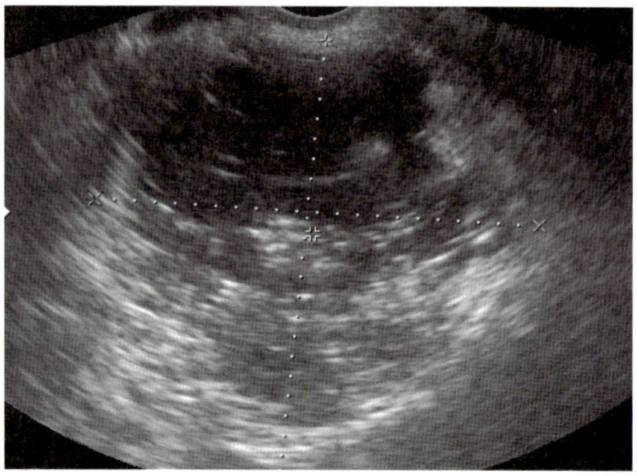

사진 8-11. 우측자궁부속기 덩이(7.2×6.5 cm)

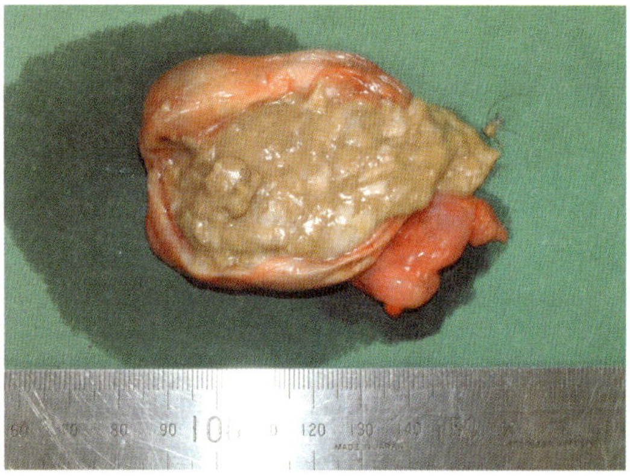

사진 8-12. 기형종(I)
액체성분이 섞인 형태를 보인다.

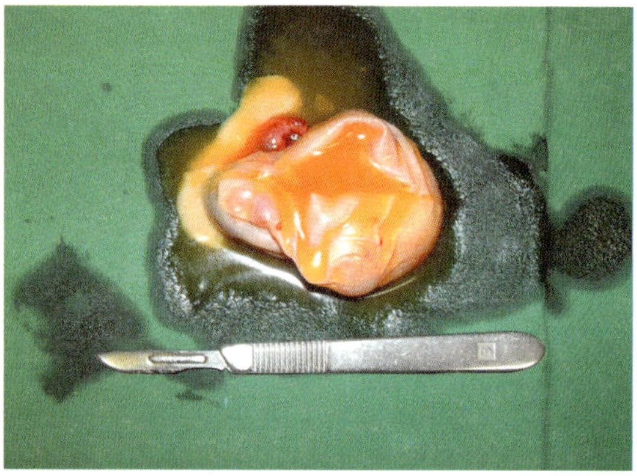

사진 8-13. 기형종(II)
지방성분과 털이 관찰된다.

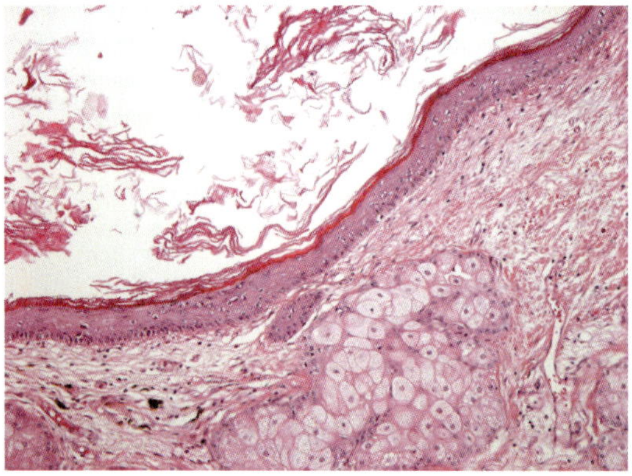

사진 8-14. 성숙낭기형종.
정상피부와 유사한 부속기를 갖는 표피로 구성된 유피낭종이 관찰된다.

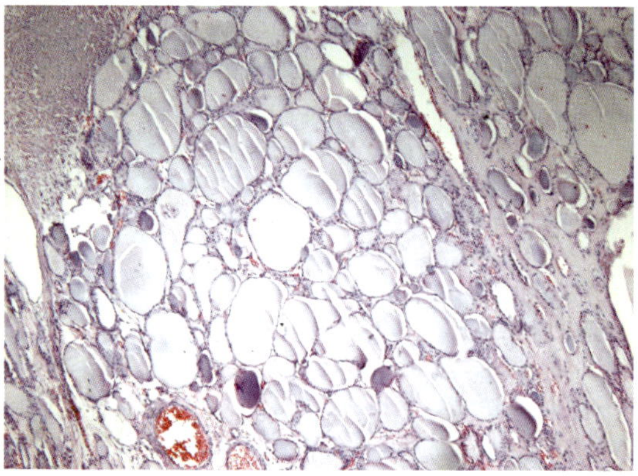

사진 8-15. 성숙낭기형종.
난소에서 갑상샘 조직이 관찰된다.

8

미성숙기형종(immature teratoma)

난소의 전체 악성종양의 1%미만에서 발생하지만 생식세포의 악성 종양중에서는 두 번째로 흔하다. 20세 이전에 발생한 난소악성 종양의 10~20%를 차지하고 20세 이전에 난소악성종양으로 인해 사망한 경우의

30%정도를 차지한다. 대개는 10~20세에 호발하고 폐경기 이후에 발생하는 경우는 드물다. 크기는 큰 편이며 주로 고형성분이 지배적이지만 낭성구조물을 흔히 동반한다. 내배엽, 중배엽, 외배엽에서 기원한 다양한 미성숙 또는 성숙 조직들이 섞여있다.

증상 및 징후

대부분 무증상으로 우연히 발견되는 경우가 많으며, 하복부통증, 복부팽만감 혹은 비정상자궁출혈이 있을 수 있다.

진단검사

젊은 여성의 경우 일반혈액검사, serum hCG, AFP, LFT(liver function test)등의 혈액검사와 초음파 검사를 시행하고, 악성이 의심되는 경우 CT, MRI 등을 시행할 수 있다.

초음파 소견

기형종 자체의 구성성분이 다양하므로 초음파 소견도 다양하게 나타날 수 있다.

가장 흔한 소견으로 지방과 석회화된 내용물로 인해 고체형의 음영이 주된 부분을 차지하면서 액체성 음영이 혼재된 소견(fat-fluid level)을 보일 수 있다.

후방 음영그늘현상(posterior acoustic shadowing)이 동반되거나 점점이 흩어진 고음영의 구조가 관찰된다.

고음영으로 반사되는 짧은 선상구조(머리카락)가 덩이내부에서 관찰된다.

액체간 접촉면(fluid-fluid level)이 종양내부에서 관찰될 수 있다.

간혹 전체적으로 저음영의 액체가 차있는 형태의 낭성 모양이 관찰될 수 있다.

처치

가능한 한 낭종절제술을 시행하여 최대한 난소조직을 보존한다. 미성숙기형종은 폐경전 여성의 경우 한쪽에만 발생하는 경우가 많으므로, 일측 난소절제술과 병기결정을 위한 수술을 시행해야 한다. 폐경 후 여성의 경우는 전자궁적출술과 양측난소난관절제술을 고려해 볼 수 있다. 반대쪽까지 침범하는 경우는 드물기 때문에, 반대측 난소에 일률적으로 부분절제술과 쐐기형 조직생검을 시행하는 것은 불필요하다.

예후

대부분 양성종양이지만, 2%이하에서 악성변이를 일으킬 수 있고 악성변이는 대부분 40세 이상에서 일어난다. 가장 중요한 예후인자는 조직학 소견이며 미분화된 신경조직의 양에 따라 병기(grade)를 나눈다. grade 1은 저배율현미경상 1개 이하의 미성숙 신경요소가 관찰될 때, grade 2는 1~3가 관찰될 때, grade 3는 3개 이상이 관찰될 때로 나누며, grade가 높을수록 예후가 나쁘다. 대개 5년 생존율은 grade 1인 경우 82%, grade 3인 경우 30%이다.

Tips and Points

기형종은 지방성분이 많아 비중이 가벼워서 자궁보다 윗쪽으로 위치하거나 꼬이는 경우가 많다.
또한 초음파 음영이 장관내의 대변(feces)과 유사하므로 자궁상부를 자세히 관찰함으로 놓치지 않도록 한다.

과립세포종(Granulosa cell tumor)

역학

전체 난소암의 1%~2%를 차지한다. 폐경여성에서 더 흔히 발생되나 여아에서 에스트로겐을 분비하여 조기성숙증(precocious puberty)을 유발할 수 있다. 고에스트로겐혈증으로 인한 다양한 증상을 유발할 수 있다.

초음파 소견

고형과 액체형의 초음파 음영이 혼합된 양상

다방성의 낭성구조

처치

전자궁절제술 및 양측 자궁부속기 절제술이 기본이나 임신을 원하는 경우에 한쪽 난소나 골반이 침범되지 않았다면 침범된 쪽만 절제할 수도 있다.

예후

10년 생존율은 60%~90%로 양호한 편이다.

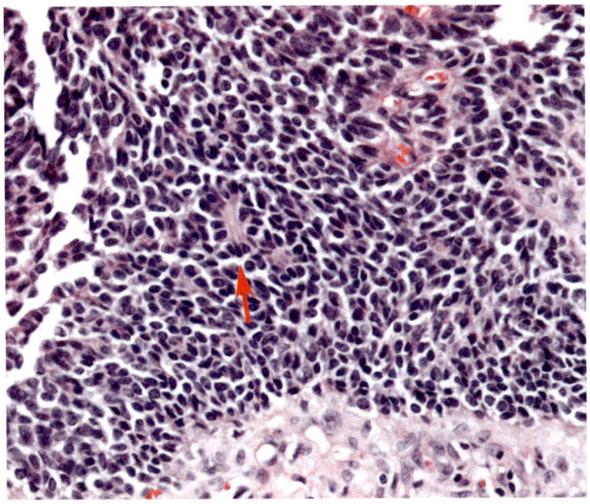

사진 8-16 . 과립세포종
종양은 작고 균일한 타원형의 세포로 구성되어 있으며 중앙에 Call-Exner체가 관찰된다(↑)

참고문헌

Jonathan S.B. Novak's Gynecology 13th Ed. Lippincott Williams. Philadelphia. 2002 in Chap 25. Endocrine disorders; 894-5.

섬유종(fibroma)

난소의 미분화된 섬유성 기질로부터 발생되는 고형종양이다.

역학

양성난소종양의 5%를 차지하며, 양성 고형 종양 중에서는 가장 흔하다. 전체 고형난소종양의 20%를 차지하며 악성위험도는 1% 미만으로 낮다. 섬유종자체에서 삼출액이 나와 복수를 형성하는 특징이 있다.

임상소견

아주 천천히 커지는 종양으로 평균 직경이 6cm 정도지만 직경이 20~30cm가 넘기도 한다.

섬유종의 크기는 복수양과 직접 관련되어 직경이 6cm이상일 때 50%에서 복수를 보인다.

임상증세는 복부팽만과 복수 및 흉수인데 난소의 섬유종, 복수, 흉수가 있을 때 Meigs' syndrome이라한다.

초음파 소견

자궁근종과 유사한 초음파소견을 보인다.

90%가 일측성이다.

후맹낭체액저류 및 복수가 동반될 수 있다.

처치

단순절제면 충분하나 폐경여성에서는 전자궁절제술이 함께 시행되기도 한다.

예후

종양절제 후에 복수, 흉수는 자연적으로 소실된다.

9. 기타 부인과 질환

부난소낭종(Parovarian cyst)

배아 형성기의 중신의 세관(mesonephric tubule) 상부와 결관(mesonephric duct)이 형성하는 자궁과 관련된 흔적 구조물이다.

역학

부난소낭종은 중간콩팥의 구조물(mesonephric structure), 중간콩팥의 곁구조물(paramesonephric structure), 혹은 중피포함물(mesothelial inclusions)에서 기원한다. 세포의 압착(compression)과 위축으로 조직학적인 감별진단이 어려울 수도 있다. 약 10%의 부속기 종괴가 중피나 중간콩팥곁에서 발생한 부난소낭종이며, 전 연령층에서 발생할 수 있으나, 20~30대에서 가장 흔하다. Morgagni 포충(Hydatid of Morgagni)은 가장 흔한 중간콩팥곁낭종(paramesonephric cyst)이다. 형태학적으로 부난소낭종은 단순기능성 낭종과 구별이 쉽지 않고, 출혈, 꼬임, 파열이 되기도 한다.

임상소견

대개는 무증상이며 우연히 발견되는 경우가 흔하고 크기가 크거나 꼬임이 발생한 경우는 복부통증이 있을 수 있다.

초음파 소견

낭종벽에 결절이 보이고 드물게 격막이 있는 경우도 있다.

같은 쪽에 정상적인 난소가 낭종과 구별되어 관찰되는 경우에 진단이 가능하다.

처치

증상이 없는 경우는 추적 관찰한다.

출혈, 꼬임, 파열로 증상이 있는 경우나, 추적 기간 중 크기가 현저히 증가한 경우는 개복술을 시행한다.

예후

부난소 낭종의 2%~3%가 악성인 것으로 보고되고 있으며 악성이 5cm미만에서 발생하는 경우는 드물다.

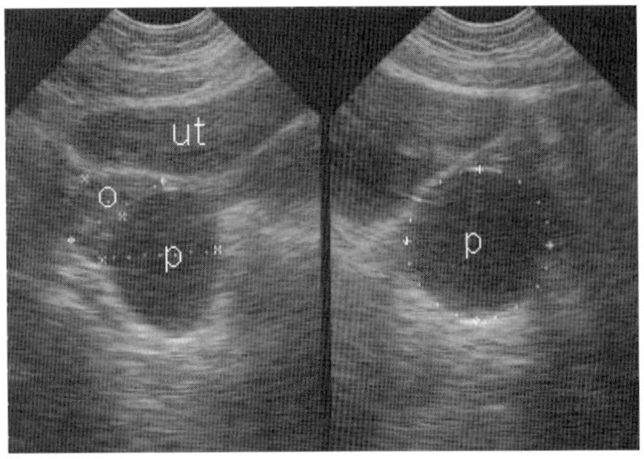

사진 9-1. 부난소낭종(parovarian cyst)
Ut: uterus, O-ovary, P-parovarian cyst
(사진출처: sono.nino.ru)

복강 가성낭종(peritoneal pseudocyst)

이전의 골반 수술이나 자궁내막증, 골반염으로 인한 유착으로 난소낭종과 유사한 형태의 격막을 갖는 낭종성 구조를 말한다.

역학

골반수술의 과거력이나 염증성 골반질환후 유착으로 인해 골반내 체액이 갇혀서 낭종성으로 보이나 과거력이 없는 경우에도 나타날 수 있다.

임상소견

골반통(48%), 불임(19%), 성교통(6%), 무증상으로 우연히 발견될 수도 있다.

초음파소견

- 일측성(65%)인 경우가 양측성인(35%) 경우보다 흔하다.
- 낭종의 전체적인 모습이 기괴한 형태를 보인다.
- 낭종의 경계가 모호하며 구분이 잘 되지 않는다(81%)
- 동측의 난소가 관찰된다(84%)
- 격막이 대부분 존재하며 탐촉자로 건드려보면 떠다니는 듯한 인상을 받는다.
- 낭종의 내부체액은 대부분 음영반사가 없다(anechoic cyst).

처치

- 증상이 없는 경우는 추적관찰한다.
- 증상이 심하면 개복하여 유착박리술을 시행한다.

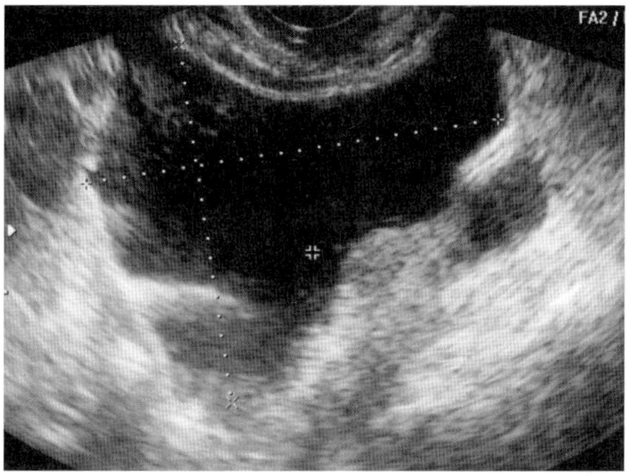

사진 9-2. 골반 가성낭종(pelvic pseudocyst)
전체적인 형태가 기이하고, 격막이 관찰된다. 낭의 경계가 구분이 잘 되지 않는다.

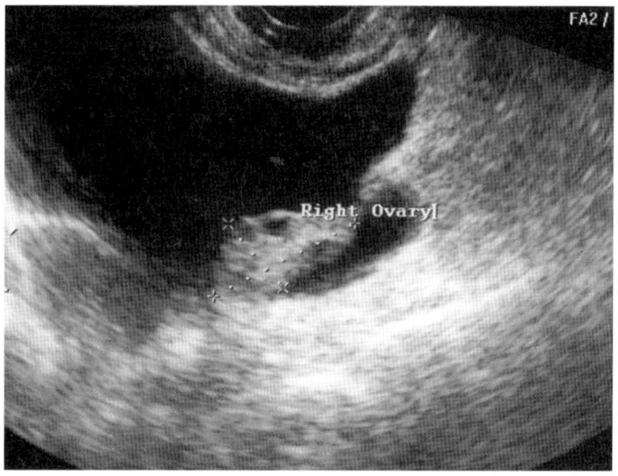

사진 9-3. 골반 가성낭종과 동측의 난소.
낭종의 내부, 혹은 외부에서 난소가 발견된다(84%)

참고문헌

Savelli L, De laco P, Ghi T, Bovicelli L, Rosati F. Transvaginal Sonographic appearance of peritoneal pseudocysts. Ultrasoun Obstet Gynecol 2004; 23: 284-8.

9

10. 증례연구

Case 1

41세, 2-0-2-2

주 증 상: ① 2개월간 지속된 간헐적인 소량의 질출혈
② 3일 전 발생한 하복부통

현 병 력: 2개월 전 자궁경부 세포진 검사 이후 질출혈(vagnial spotting)계속 되고, 3일 전부터 하복부 통증과 허리 통증 발생됨

과 거 력: 충수돌기 절제술(10년 전)

월 경 력: 규칙적이고 양은 보통이며, 생리통은 심하지 않음

검사실 소견: 임신반응검사 : 음성

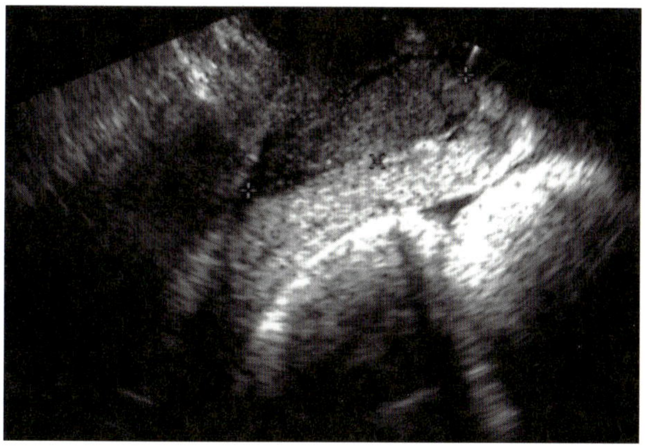

1-a. 자궁경부의 시상면(sagittal view)

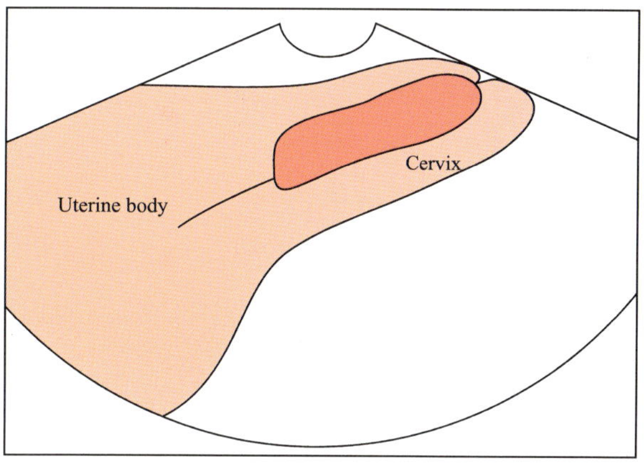

1-b. 자궁경부 시상면 도해

초음파 소견: 자궁 경관내에 4.7×1.4 cm 크기의 경계가 비교적 명확한 저음영 구조 관찰됨

감별진단: 자궁경부 폴립(cervical polyp)
돌출된 자궁근종(protruding myoma)

진　　단: 자궁경부근종(cervical myoma)

임상경과: 근종 절제술(myomectomy)

고　　찰: 자궁경부의 근종을 우선 의심케하나 근종은 폴립에 비해 혈류분포가 제한적이다.

Case 2

49세, 2-0-0-2

주 증 상: 간헐적인 질출혈(1개월)

현 병 력: 한달 전부터 질출혈이 시작되었고 일주일 전부터는 양이 늘어 개인의원 경유하여 전원됨.

과 거 력: 난관 결찰술(25년 전)

월 경 력: 규칙적이고, 양이 많고, 생리통 심함.

검사실 소견 : CEA : 17.7 ng/ml
CA 125 : 300 U/ml
임신반응검사 : 음성

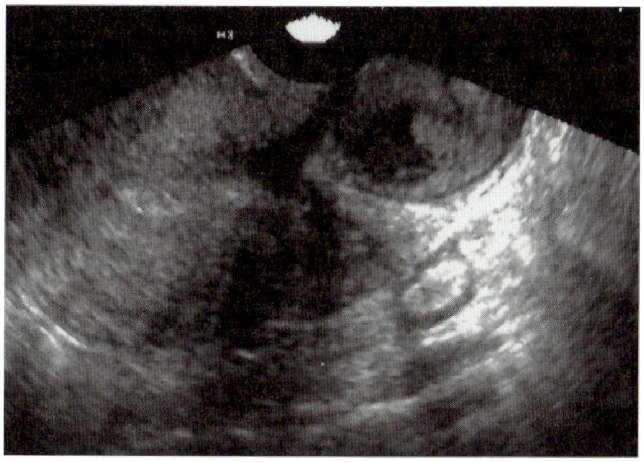

2-a. 자궁체부와 경부의 시상면(sagittal view)

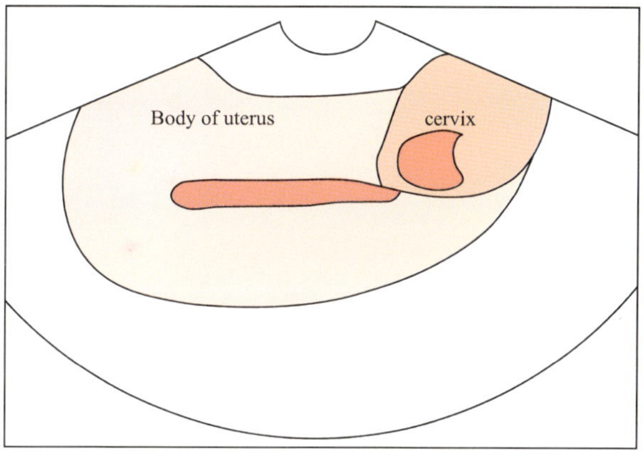

2-b. 자궁체부와 경부시상면 도해

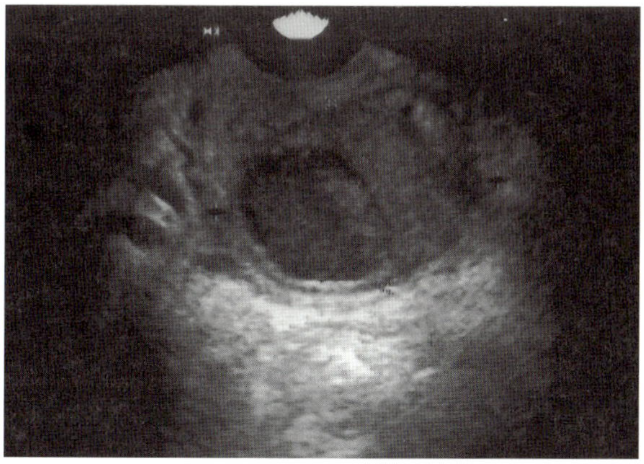

2-c. 자궁경부의 횡단면(transvers view)

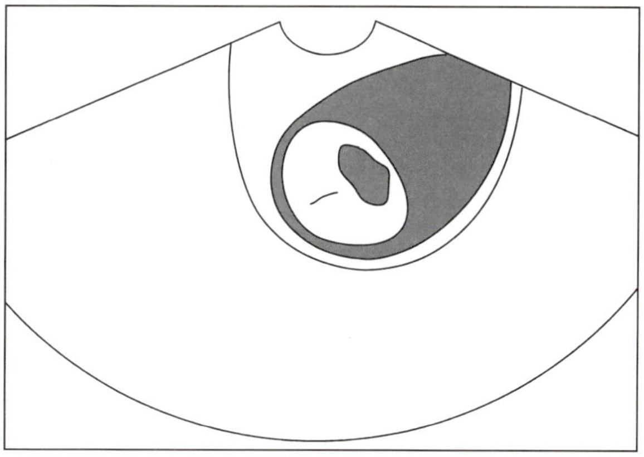

2-d. 자궁경부 횡단면 도해

초음파 소견: · 자궁경부에 5.5×3.4×3.3cm 크기의 혼합성 음영을 보이는 구조 관찰됨.
· 양측자궁부속기의 이상소견은 관찰되지 않음.

감별진단: · 자궁경부암
· 자궁근종

진 단: 자궁근종 및 선근증(leiomyoma and adenomyosis)

임상경과: 복강경하 질식 전자궁절제술

고 찰: 자궁근종의 초음파양상은 실로 다양하다. 이 환자의 경우 CA125가 300U/ml로 상당히 높아 난소종양을 염두에 두고 초음파검사를 시행해야 하며, 폐경 전 여성에서 자궁근종이나 선근증일 때 CA125가 높게 나오는 경우가 간혹 있다.

Case 3

46세, 2-0-1-2

주 증 상: 질출혈(10일)

현 병 력: 생리양 많고 생리통이 심한 편이며 최종 생리 후 10일이상 지속되는 질출혈과 함께 전신 쇠약감 있어 내원

과 거 력: 특이사항 없음

월 경 력: 규칙적이고, 기간은 7~10일이며, 양은 많고, 생리통 매우 심함

검사실 소견: 임신반응검사 : 음성

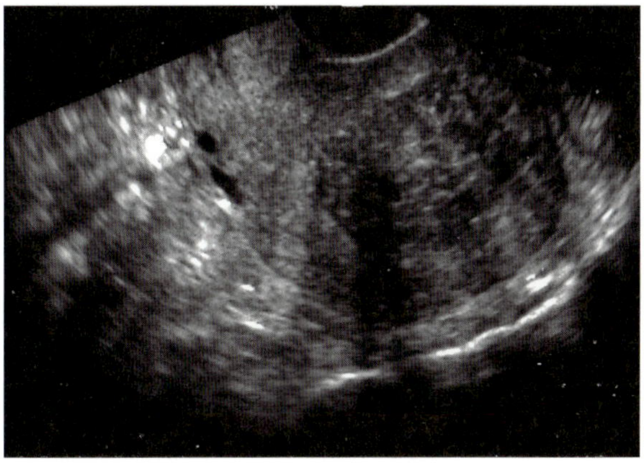

3-a. 자궁의 시상면(sagittal view)

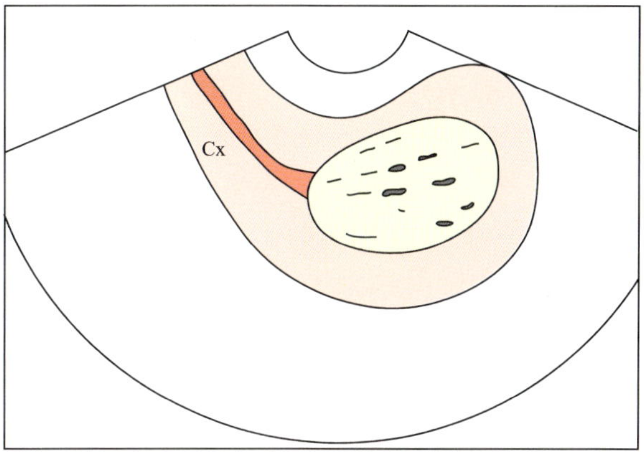

3-b. 자궁 시상면 도해

초음파 소견: 자궁의 우측 체부로 4.5×3.5×3.0 cm 크기의 비교적 경계가 명확한 혼합성 음영이 관찰됨

감별진단: 자궁근종
자궁내막암
자궁내막용종

진　단: 점막하 자궁평활근종(submucosal leiomyoma)

임상경과: 복강경하 질식 전자궁절제술 시행함

고　찰: 자궁근종은 40대 여성의 1/3 이상에서 관찰될 수 있는 매우 흔한 병변이나 대부분 증상을 나타내지 않는다. 근종의 크기, 위치에 따라 증세가 나타날 수 있으며 이 환자에서와 같이 점막하근종일 때 월경양 증가를 보일 수 있다. 자궁내막암의 경우는 병변과 정상조직과의 경계부가 이 환자에서와 같이 깨끗하게 구분되지 않는다.
도플러지수가 종양과 근종의 구분에 도움을 줄 수가 있으므로 색도플러와 간헐파형 도플러를 시행해보아야 한다.

Case 4

36세, 2-0-0-2

주 증 상 : 골반내 덩이

현 병 력 : 가끔씩 하복부 둔통있어 개인의원 방문하여 초음파 검사상 골반 내 혹이 의심되어 전원됨.

과 거 력 : 없음

월 경 력 : 규칙적이고 양은 보통, 생리통 있음

검사실 소견 : CA 125 : 25.7 U/ml, CEA : 1.3 ng/ml

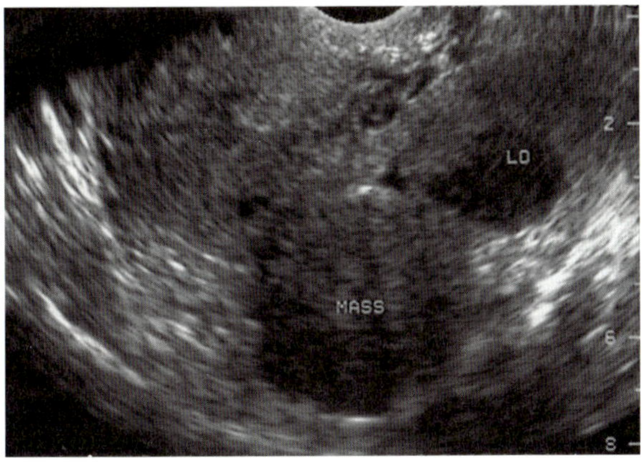

4-a. 자궁과 후골반강(LO : left ovary)

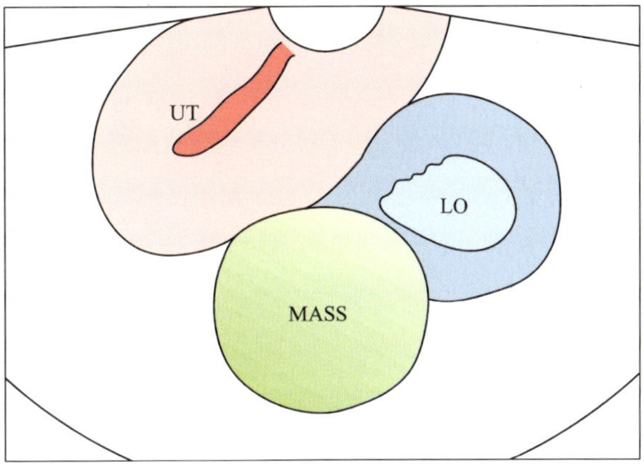

4-b. 자궁과 후골반강 도해

초음파 소견: 자궁 뒷쪽으로 자궁에 연하여 5.8×4.6 cm 크기의 혼합성 음영구조 관찰됨

감별진단: 기형종
자궁근종

진 단: 장막하 자궁평활근종(subserosal leiomyoma)

임상경과: 전자궁절제술

고 찰: 자궁근종은 위치에 따라 장막하(subserosal), 근육내(intramural), 점막하(submucosal)로 분류할 수 있는데 장막하근종은 특별한 증세를 나타내는 경우가 드물어 우연히 발견된다. 근육내 근종은 생리통을 유발할 수 있고 점막하근종은 생리양의 과다증세를 보일 수 있다.
골반내 혹이 관찰되면 자궁기원인지, 난소기원인지를 파악해야하는데 우선 혹과 난소가 붙어있는지 탐촉자로 밀면서 복부를 다른 한 손으로 눌러 확인해 보도록 한다. 목(pedicle)이 가는 장막하근종은 자궁과 따로 떨어져있는 구조물처럼 보이기 쉬우므로 자궁을 움직이면서 확인하는 것은 혼동될 수도 있다.

Case 5

46세, 0-0-0-0

주 증 상: 생리통

현 병 력: 6개월 전부터 월경양이 많고 생리통이 심해짐.

과 거 력: 특이사항 없음

월 경 력: 규칙적이고, 양이 무척 많음. 생리통이 심한 편

검사실 소견: 임신반응검사-음성

CA 125 : 61 U/ml

Hb/Hct : 6.1/25.8

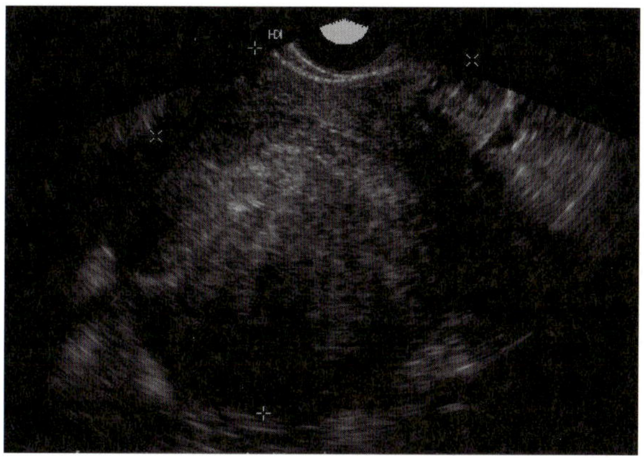

5-a. 자궁

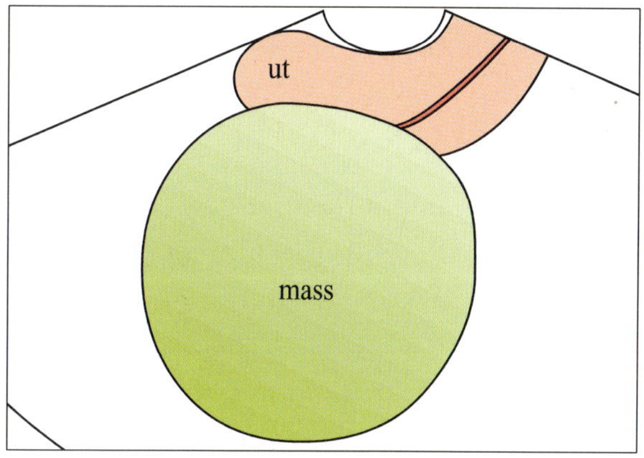

5-b. 자궁 도해

초음파 소견: 자궁후면으로 8.6×8.1×7.6 cm 크기의 고형 덩이구조 관찰됨

감별진단: 자궁근종
자궁내막종

진 단: 자궁평활근종 및 자궁선근증(leiomyoma and adenomyosis)

임상경과: 전자궁절제술 시행함

고 찰: 자궁근종의 전형적인 모습으로 비교적 경계가 명확한, 입자가 고르지 않은 고형 음영으로 나타난다. 자궁근종과 선근종은 함께 동반되는 경우가 흔하며 자궁근종이 없이 선근증만 있을 때에는 자궁의 형태가 왜곡되지 않고 동그랗게 부풀어 오른 듯이 커지며 자궁실질내에 작은 저음영의 낭성구조가 관찰된다(intramyometrial endometrial tissue).

Case 6

41세, 2-0-2-2

주 증 상: 하복부 덩이 촉지됨(1개월)

현 병 력: 한달 전 우하복부에서 단단하게 덩이가 촉지되었으나 그 이후로는 잘 촉지되지않다가 2~3일전에 다시 좌측하복부에서 촉지됨

과 거 력: 특이사항 없음

월 경 력: 규칙적이고, 양은 보통, 생리통 없음

검사실 소견: CA : 125 104 U/ml
CA : 19-9 0.6 U/ml

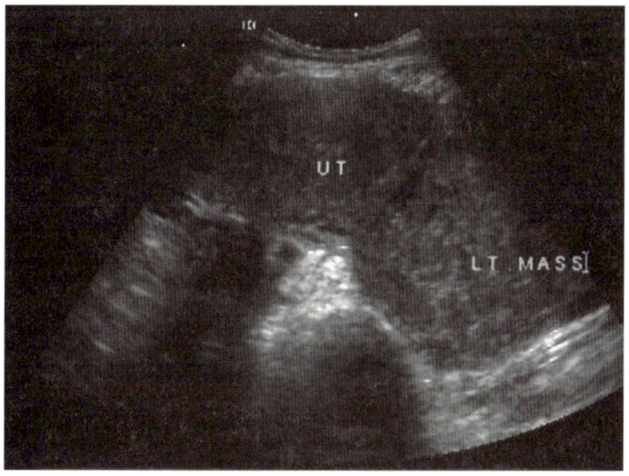

6-a. 자궁과 좌측 골반강

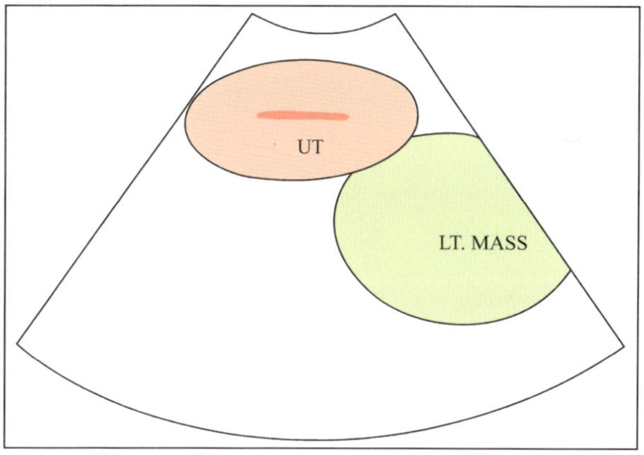

6-b. 자궁과 좌측 골반강 도해

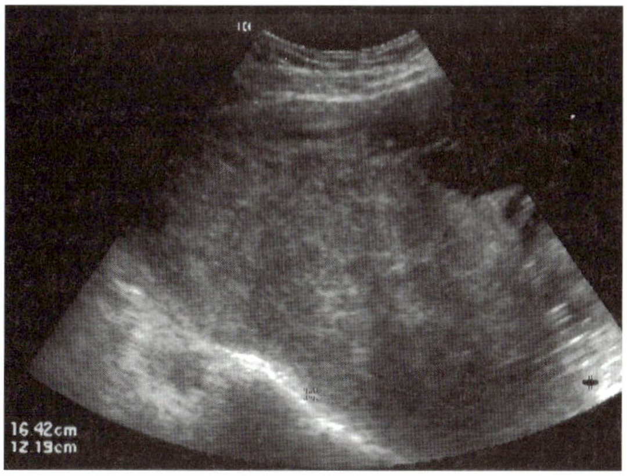

6-c. 고형덩이

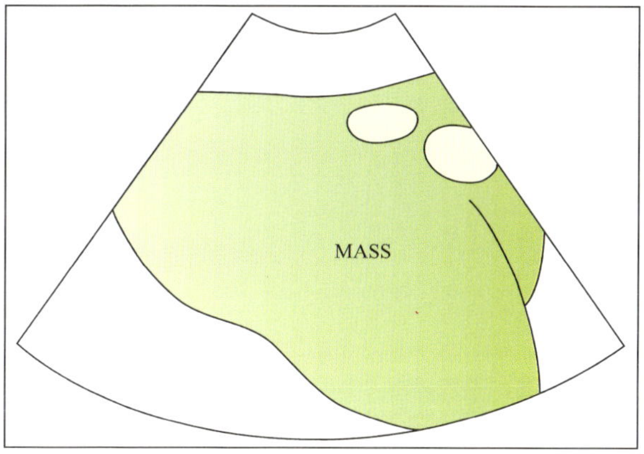

6-d. 고형덩이 도해

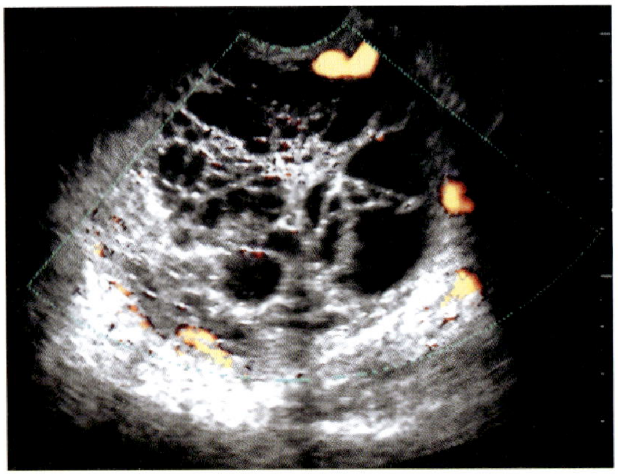

6-e. 덩이내 혈류

초음파 소견 : 자궁의 좌측으로 고형의 중심구조를 가지며 주변부로 낭종성 음영을 가진 16.4×12.2×10.1 cm 크기의 혼합성 음영을 가진 덩이가 관찰되며 색도플러상 혈류분포가 증가되어 보임

감별진단 : 난소 종양
자궁근종의 변형

진　단 : 자궁평활근종(leiomyoma)

수술소견 : 절제된 자궁의 우측 하방에 결손 부위가 관찰되며, 이전에 근종절제술 시행한 부위로 생각되었다. 따로 분리된 결절성 병변의 겉면은 비교적 매끈하며 단면상 덩이의 주변부를 따라서 낭성 변화가 관찰되었다. 변성된 근종으로 생각되었다.

임상경과 : 전자궁절제술 시행함

고　찰 : 자궁근종은 다양하게 변형된 모습을 보인다. 부인과 초음파상에서 고형 덩이가 관찰되면 우선적으로 자궁기원여부를 살피고, 낭종성덩이는 난소나 난관 기원을 생각한다.
근종에서 CA125는 증가되는 경향이 있다.

Case 7

46세, 2-0-2-2

주 증 상: 하복부 팽만감(수개월)

현 병 력: 수개월 전부터 아랫배가 부른 느낌 있어 내원함

과 거 력: 특이사항 없음

월 경 력: 규칙적, 양은 보통, 생리통은 심하지 않음

검사실 소견: CA-125 : 9.2 U/ml

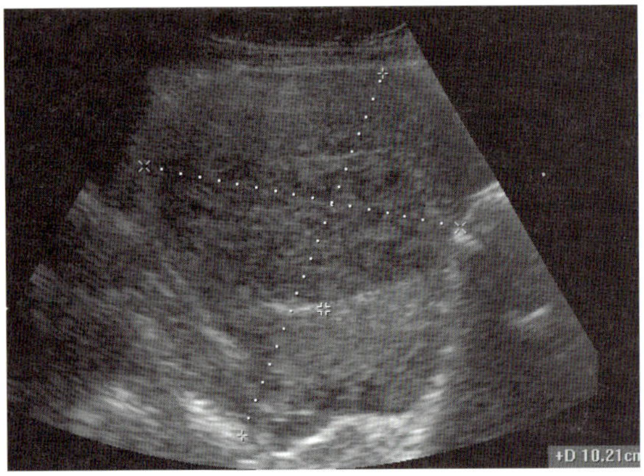

7-a. 자궁

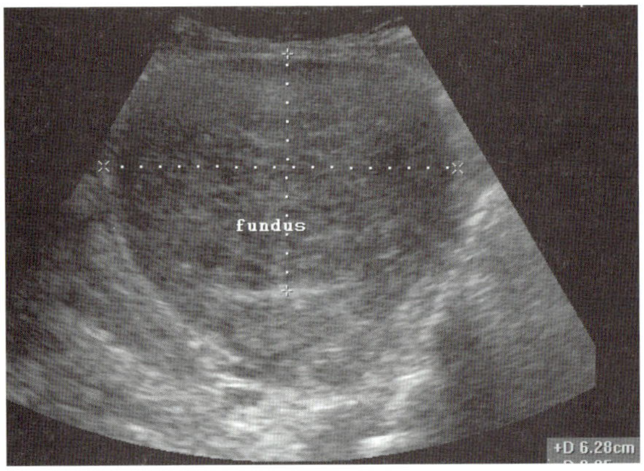

7-b. 자궁 저부

초음파 소견: 자궁은 크기가 10.2×8.5×7.8 cm 크기로 증가되었으며 자궁저부에 내부음영이 균일하지 않은 둥근 형태의 구조가 자궁근층과 이어져 관찰됨.

감별진단: 자궁근종

진 단: 자궁근종(leiomyoma)

임상경과: 전자궁절제술 및 양측 난소-난관 절제술 시행함

고 찰: 자궁근종의 정상근육의 음영보다 약간 저음영으로 나타나는 경우가 많으며 내부 기질이 균일하지 않다.

Case 8

36세, 1-0-2-1

주 증 상: 하복부덩이

현 병 력: 한달 전 하복부에서 무통성의 단단한 덩이가 촉지됨

과 거 력: 특이사항 없음

월 경 력: 규칙적이며 양은 보통, 월경통은 심하지 않음

검사실 소견: CA 125 : 7.8 U/ml

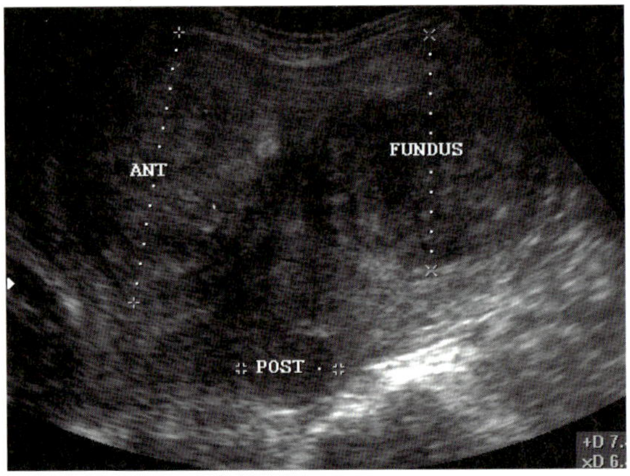

8-a. 자궁

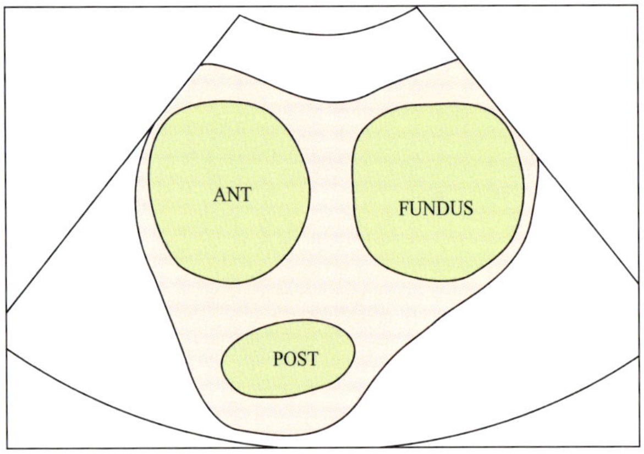

8-b. 자궁 도해

초음파 소견: 자궁은 전체적으로 16.1×12×10 cm 이상의 크기를 보이며 자궁의 앞쪽으로 7.8×7.2 cm 크기의 균일하지 않은 음영을 보이는 자궁내 구조와 자궁저부에 7.2×7.0 cm 자궁후면으로 2.6×2.2 cm 크기의 유사한 구조가 관찰됨.

감별진단: 다발성 자궁근종

진　　단: 자궁선근증 및 자궁근종(adenomyosis and leiomyoma)

임상경과: 전자궁절제술 시행함

고　　찰: 자궁근종은 자라면서 전체적인 자궁의 형태를 왜곡시키게 되나 자궁선근증은 근종과 동반되어 나타나기도 하나 자궁의 형태는 유지되면서 전체적으로 또는 한쪽으로 커지는 것이 상례이다.

Case 9

40세, 1-0-2-1

주 증 상: 2주간 지속된 비정상적인 질출혈
과 거 력: 좌측 자궁각 임신으로 10년 전 좌측난소-난관절제술 시행(LSO).
3년 전 초음파상 자궁근종 확인 후 추적관찰 안함
월 경 력: 규칙적이며 기간은 3~4일간, 월경량은 보통이며 생리통은 심하지 않음.
검사실소견: CA125 : 11.3 U/ml
CEA : <0.5 ng/ml
임신반응검사 : 음성.

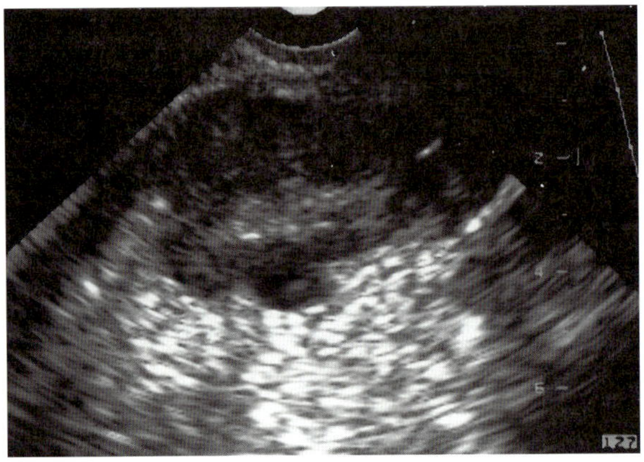

9-a. 자궁경부와 자궁체부

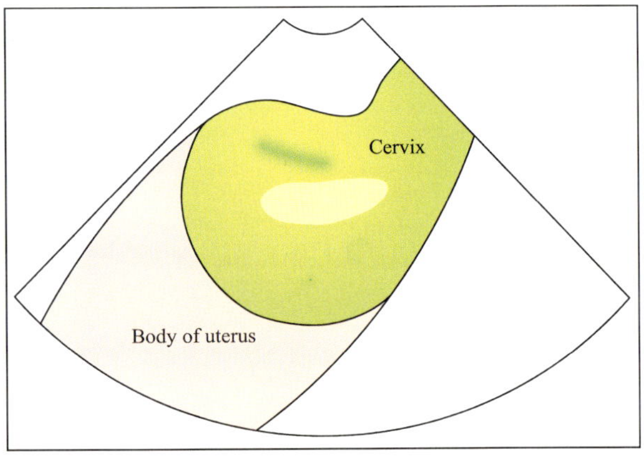

9-b. 자궁경부와 자궁체부 도해

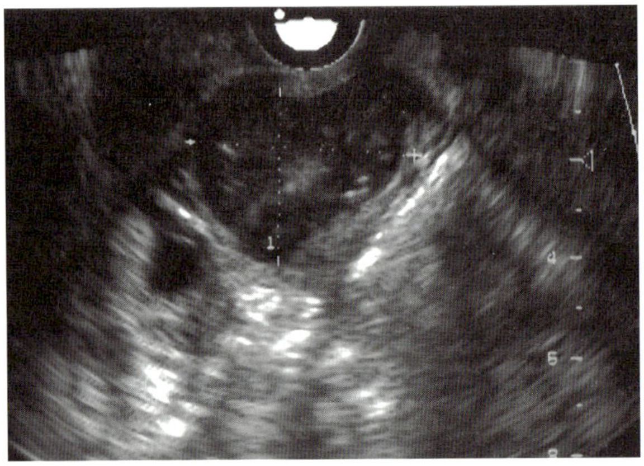

9-c. 자궁경부

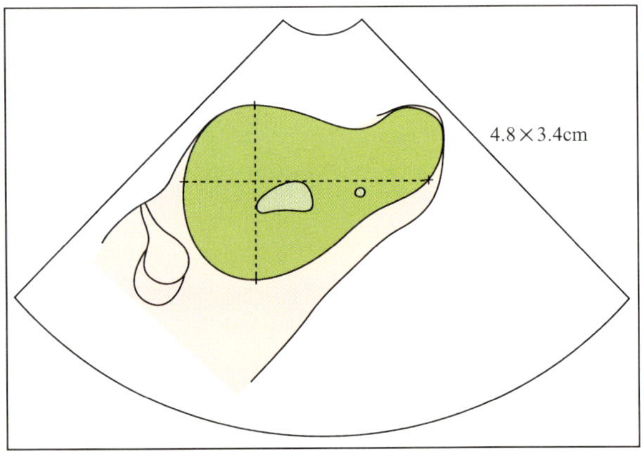

9-d. 자궁경부 도해

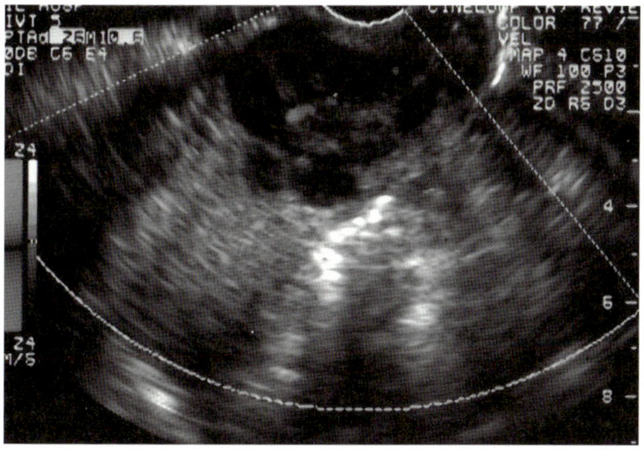

9-e. 색도플러

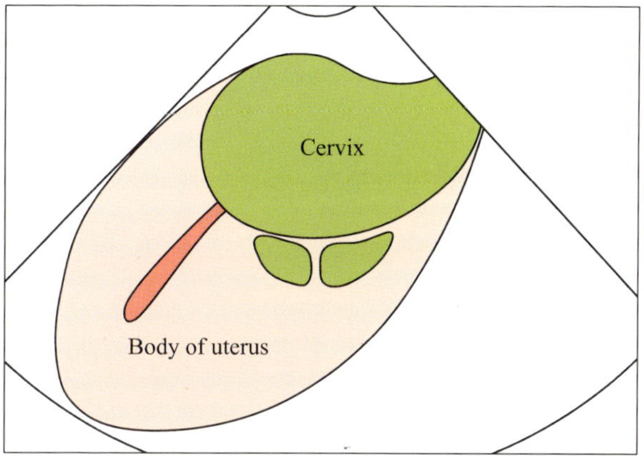

9-f. 색도플러 도해

초음파 소견: 자궁경부 부근에서 4.9×3.4 cm 크기의 혼합성 초음파 음영을 보이는 덩이가 관찰되며 색도플러 소견상 덩이 내부에 혈류가 관찰됨.

감별진단: 자궁근종의 이차변성.
자궁경부암

진 단: 자궁경부 소세포암(small cell carcinoma of cervix)

임상경과: ① 전자궁절제술과 림프절 절제술 시행함.
② 항암제 치료

고 찰: 일반적인 자궁근종의 음영보다 더 불규칙한 혼합성 음영을 보이며 혈류증가 소견을 보이므로 자궁근종외의 병변을 고려해 보아야 한다.
자궁경부암의 진단은 조직생검에 의하며 병기설정은 MRI가 우선이다. 초음파는 보조적인 역할로서 방광벽이나 자궁곁연(parametrial)으로 침범을 확인하는 데 도움이 될 수 있다.

Case 10

50세, 2-0-0-2

주 증 상: 2주간 지속된 비정상적인 질출혈

과 거 력: 특이사항 없음

월 경 력: 규칙적이며 기간은 7일간, 양은 보통임, 생리통 심하지 않음.

검사실 소견: CEA : 1.9 ng/ml

임신반응검사 : 음성

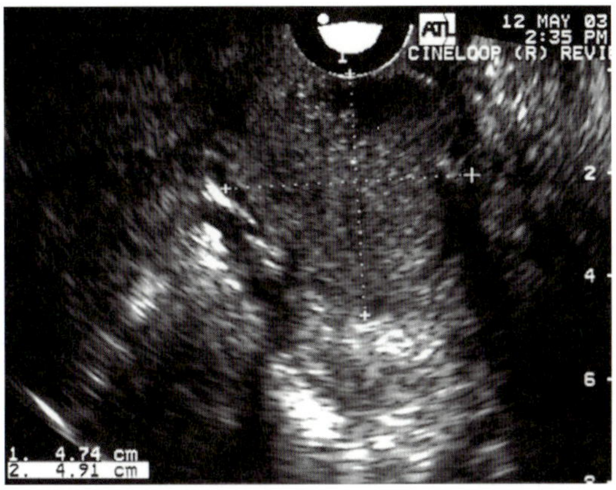

10-a. 자궁의 관상면(coronal view)

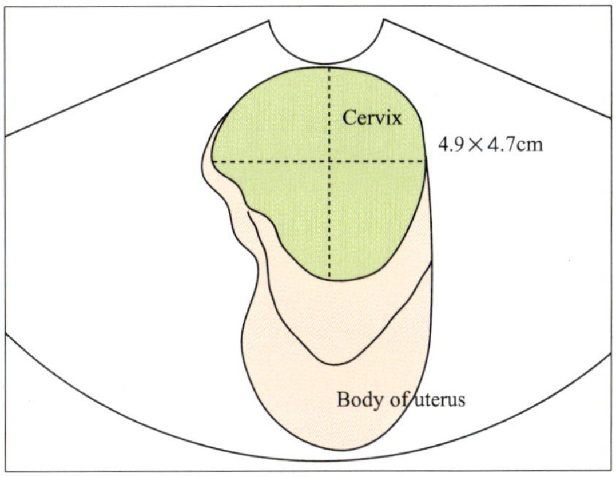

10-b. 자궁 관상면 도해

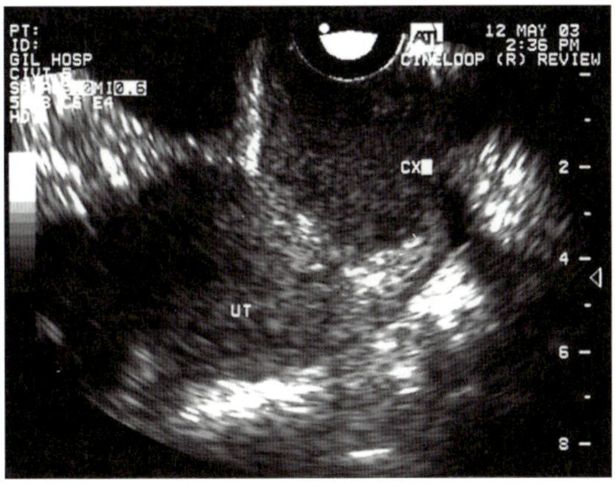

10-c. 자궁의 시상면(sagitlal view)

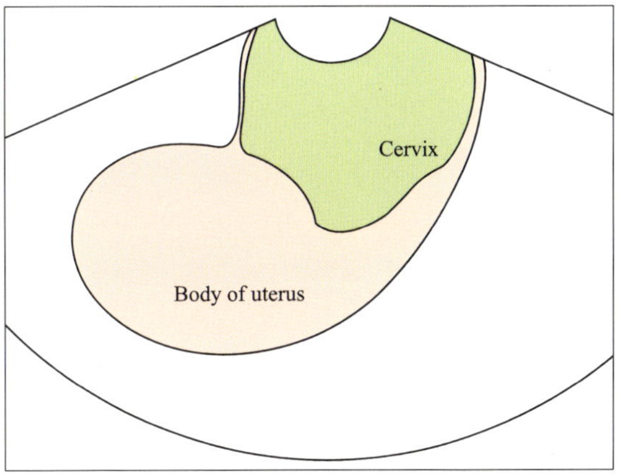

10-d. 자궁 시상면 도해

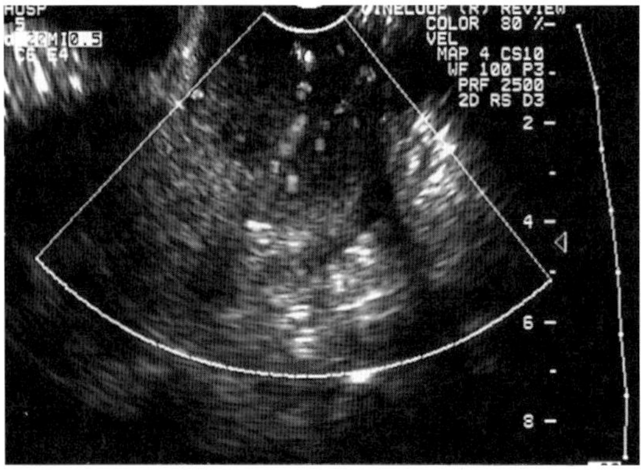

10-e. 색도플러

초음파 소견: 자궁경부에서 4.7×4.9 cm 크기의 혼합성 초음파음영이 관찰되며, 색도플러 소견상 덩이내부에서 혈류가 관찰됨.

감별진단: ① 자궁경부의 근종
② 자궁경부암

진 단: 자궁경부의 침윤성 편평세포암(Squamous cell carcinoma of cervix)

임상경과: ① 자궁절제술과 림프절절제술 시행함.
② 항암제 치료

고 찰: 자궁에서 발견되는 가장 흔한 비정상 음영은 대부분 근종이나 덩이내부에서 혈류가 증가된 소견이 보이면 악성을 의심해본다.

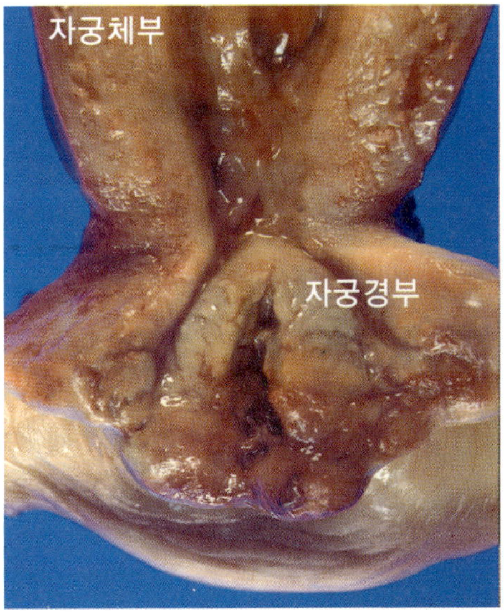

10-e. 자궁경부암의 육안사진(사진제공 : 가천의대 박찬용 교수)

Case 11

51세, 3-0-0-3

주 증 상: 소량의 질 출혈(2일)

현 병 력: Tamoxifene 5년째 복용중이며 2일 전부터 소량의 질출혈 발생됨

과 거 력: 유방암으로 근치적 유방 절제술(5년 전)

검사실소견: 특이사항 없음

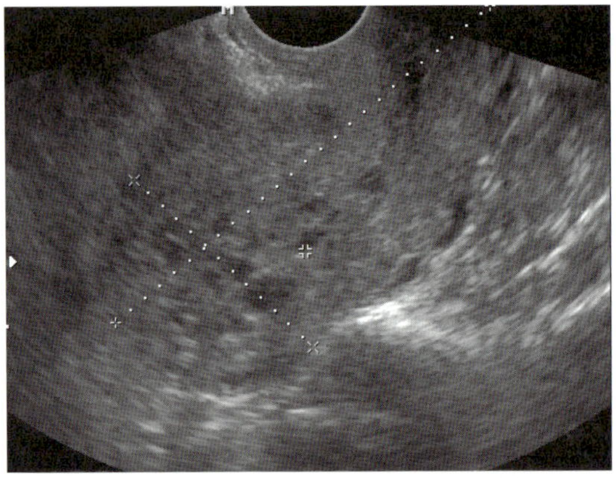

11-a. 자궁의 시상면(7.5×3.7cm)

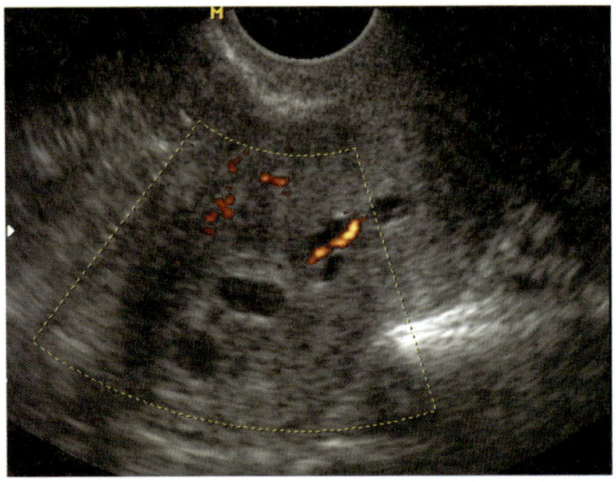

11-b. 자궁내막내 색도플러

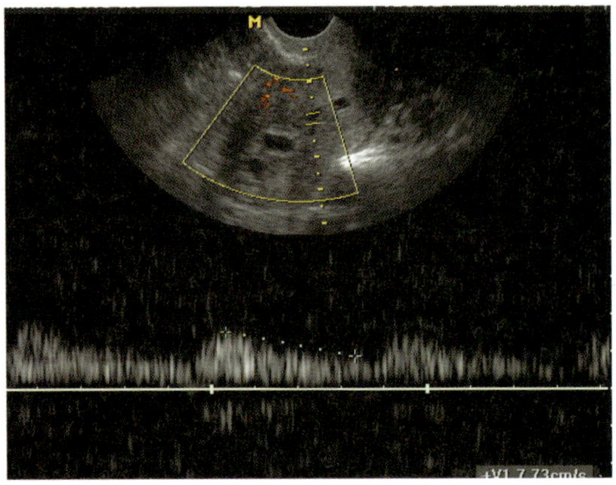

11-c. 간헐파형 도플러(RI=0.42)

초음파 소견: 자궁은 7.5×3.7 cm 크기로 내막의 경계가 뚜렷하지 않으며 내막은 다수의 작은 낭종성 변화를 보이면서 두께가 2.3 cm으로 두꺼워져있음.
내막에서 관찰되는 혈류의 도플러지수는 RI 0.42임.
그 외 난소나 자궁주위의 이상소견은 관찰되지 않음.

감별진단: 자궁내막암
자궁내막 증식증
자궁근종

진　　단: 자궁내막증식증(endomebrial hyperplasia)

임상경과: 자궁내막소파 생검 시행함

고　　찰: Tamoxifene 복용한 병력이 있으면 자궁내막의 변성으로 자궁내막증식증, 폴립, 자궁내막암을 초래할 수 있으므로 자궁내막을 주의깊게 관찰하고 필요한 경우 내막생검을 시행한다.

Case 12

28세, 0-0-1-0

주 증 상: ① 간헐적인 질출혈(1개월)
② 하복통(1주일)

현 병 력: 한달 전부터 질 출혈 시작되었으며 일주일 전부터 하복부 통증이 동반됨

과 거 력: 3개월 전 자궁소파술 받음

월 경 력: 규칙적이고, 양은 보통이며 생리통 없음

검사실 소견: β-hCG(내원시) − 114,641 mIU/ml

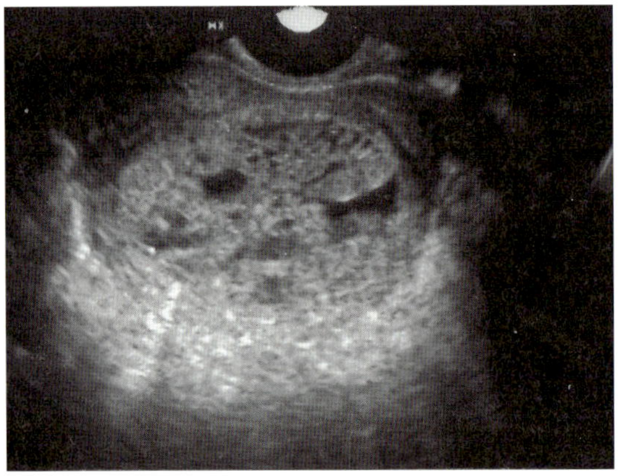

12-a. 자궁(크기: 10×8×7cm)

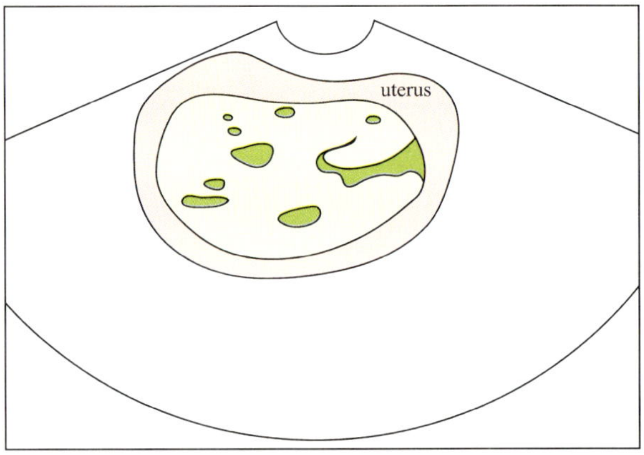

12-b. 자궁도해

초음파 소견 : 자궁은 10×8×7cm 크기로 커져있으면서 자궁내강 전체를 snow storm appearance mass가 꽉 채우고 있음

감별진단 : · 융모성암
· 포상기태
· 자궁내막암

진 단 : 포상기태(Hydatidiform mole)

임상경과 : 소파술과 항암제 치료(D/C/B & Chemotherapy)

고 찰 : 포상기태의 초음파 소견은 아주 특징적이다.
자궁내강전체가 크고 작은 수포성 형태로 꽉 채워진다. 이 환자의 경우와 같이 부분적으로 낭종성 공간처럼 보이는 경우도 있으나 균일하게 증가된 음영으로 나타나기도 한다.
혈액검사에서 β-hCG가 높아져있다.

Case 13

41세, 2-0-0-2

주 증 상: 질 점적출혈(1개월)

현 병 력: 한 달 전부터 질 출혈 지속됨

과 거 력: 특이사항 없음

월 경 력: 규칙적이고 양은 보통이며, 생리통 없음

검사실 소견: 임신반응검사－양성.

β-hCG : 21,675 mIU/ml

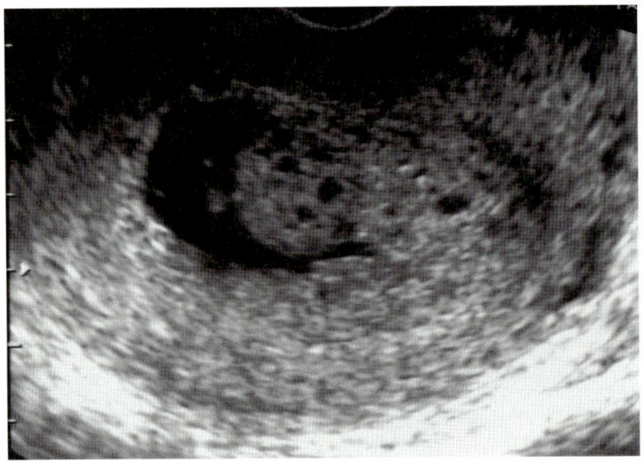

13-a. 자궁

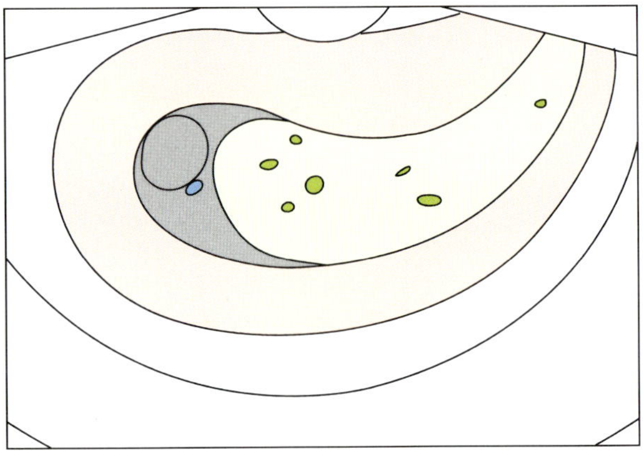

13-b. 자궁내강도해

초음파 소견 : 자궁내에 3.7×2.9 cm 크기의 작은 수포성 음영이 관찰되고 3cm 크기의 임신낭내부에 4.7 mm의 배아가 관찰됨.

감별진단 : 계류유산
포상기태
자궁내막암

진 단 : 부분 포상기태(partial mole)

임상경과 : 소파술 시행함.
MTX 치료 일주일 후 β-hCG 610.0 mlU/ml, 2주일 후 β-hCG 161.8 mlU/ml로 감소됨

고 찰 : 부분포상기태(partial mole)는 포상기태의 특징이 있으면서 배아나 배아조직이 발견되는 임신융모성종양으로 삼배수성(triploid)핵형을 보이며 배아는 삼배수체의 특징을 보이게 된다.
증세는 계류유산이나 불완전유산의 증세와 유사하며 조직학적 검사 후에 알게되는 경우도 많다.
초음파소견만으로는 자궁내막증식증이나 종양도 배제할 수 없으나 β-hCG가 높은 것으로 감별이 될 수 있다.

Case 14

34세, 0-0-1-0

주 증 상: 질출혈(2주)

현 병 력: 불완전유산으로 자궁소파술 시행 후 질출혈 지속되어 내원.

과 거 력: 6주전 자궁소파술 시행받음

월 경 력: 규칙적이고, 기간은 3일, 양은 적고, 생리통 없음

검사실 소견: β-hCG : 5,042 mIU/ml

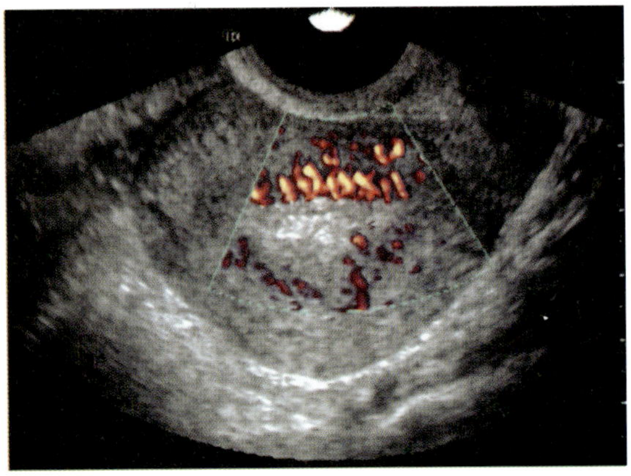

14-a. 자궁내막 색도플러

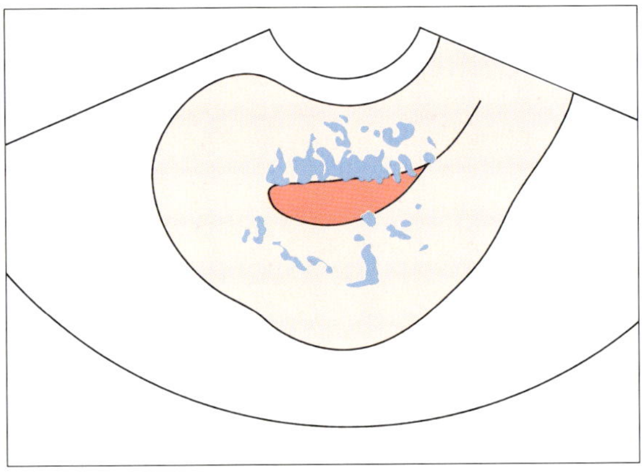

14-b. 자궁내막 색도플러 도해

초음파 소견 : 두꺼워진 자궁내막주변으로 도플러상 혈류의 혈류분포의 증가가 관찰됨.

CT 소견 : 자궁내강에 1.9 cm 크기로 계란보양의 확장성 형태 관찰되며 대동맥 주변부 림프절에서 수개의 1 cm미만 림프절종대 관찰됨

감별진단 : · 포상기태
· 융모암
· 자궁내막암

진　　단 : 포상기태

임상경과 : ① 자궁내막 생검 후 Methotrexate 치료 함.
② β-hCG 변화 : 내원시 5,042 mlU/ml → MTX 투여 2일 7,827 mlU/ml → MTX 투여 4일 1,731 mlU/ml → MTX 치료 후 1주일 290 mlU/ml

고　　찰 : 포상기태는 유산이나 출산 후에 올 수 있으며 주증상은 질출혈이다.
유산 후 질출혈이 있을때 혈류증가를 색도플러로 확인해보고 나서 소파술을 시행하는 것이 안전하다.

Case 15

35세, 1-0-2-1

주 증 상: 간헐적 질출혈(2주)

현 병 력: 2주 전부터 소량의 질출혈 지속됨.

과 거 력: 2주전 유산으로 자궁소파술 시행받음

월 경 력: 불규칙하고, 기간은 5일이며, 양은 보통, 생리통 없음

검사실 소견: β-hCG : 7,105 mlU/ml,
임신반응검사 : 양성

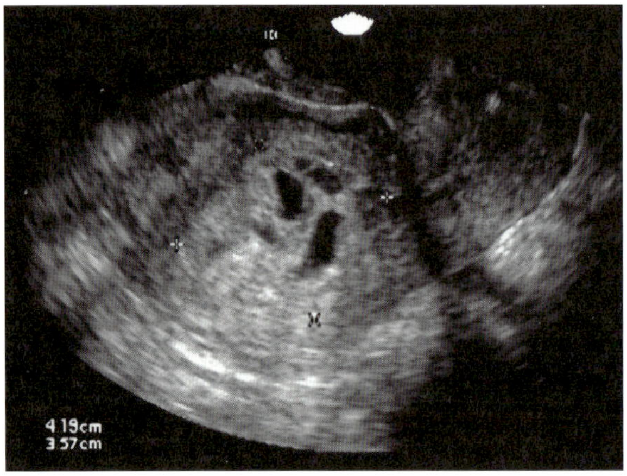

15-a. 자궁의 시상면(sagittal view)

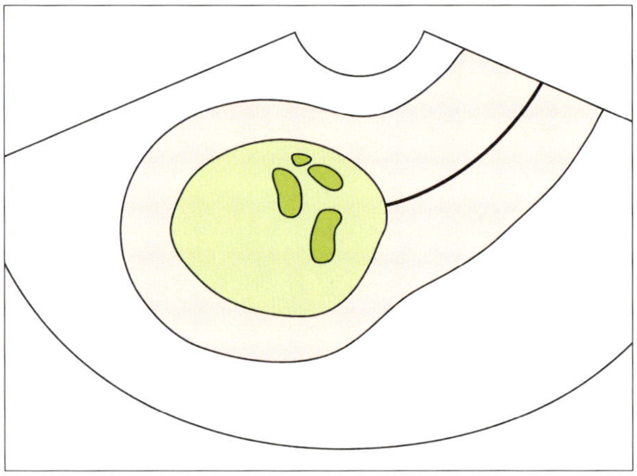

15-b. 자궁시상면 도해

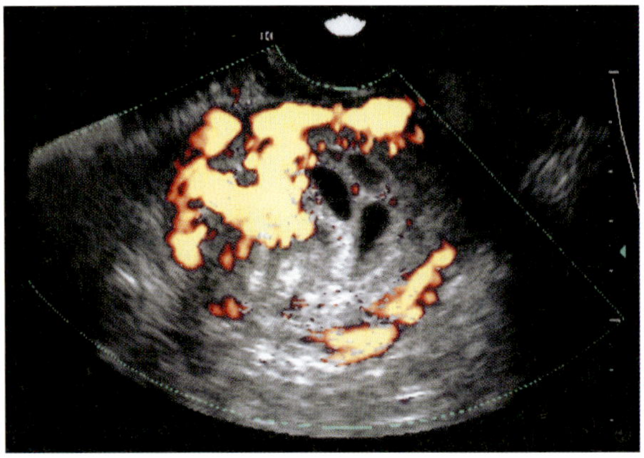

15-c. 자궁내강을 중심으로한 색도플러

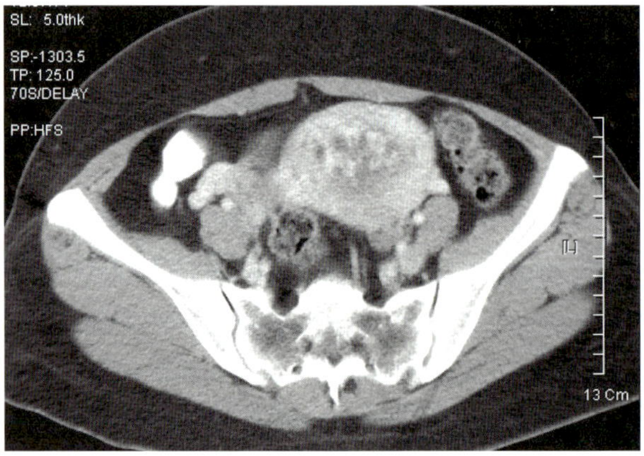

15-d. 골반 CT

10

초음파 소견: 불규칙하게 두꺼워진 자궁내막주변으로 도플러상 혈류분포의 증가가 뚜렷하게 관찰됨.

CT 소견: 자궁강 내에 불규칙하게 영상신호가 강화되는 종괴가 보이고 이는 포상기태와 일치함.
자궁근층의 침범에 대한 정확한 평가는 어려우나 육안적 침범은 없었음.

감별진단질환: 포상기태
불완전 유산
자궁내막암

진 단 명: 포상기태(hydatidiform mole)

임상경과: 흡인 소파술 시행 후 3일째 β-hCG가 2,595 mlU/ml로 떨어짐

고 찰: 이 환자의 경우 유산이 포상기태에 의한 것으로 추정되며, 포상기태 임신의 전형적 'snow storm' 모양뿐 아니라 내막이 불규칙하게 두꺼워지며 낭성구조가 섞여있는 형태를 보이기도 한다.

Case 16

22세, 0-0-1-0

주 증 상: 2개월 전 인공유산 후에 생리없어서 내원
현 병 력: 열감이나 하복통 없으며, 내진상 경부압통 없음
과 거 력: 2개월 전 인공 유산
월 경 력: 규칙적이며, 기간은 5일, 양은 보통이며 생리통 심한 편임
검사실 소견: β-hCG : 1,836 mIU/ml(내원시)
β-hCG : 1,524 mIU/ml(내원 다음 날)

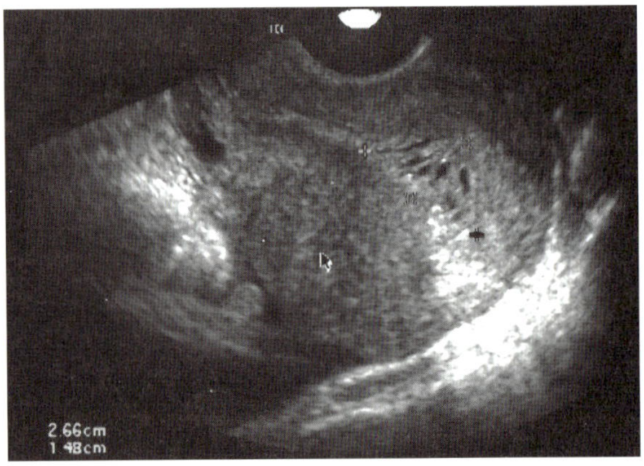

16-a. 자궁의 시상면(sagittal view)

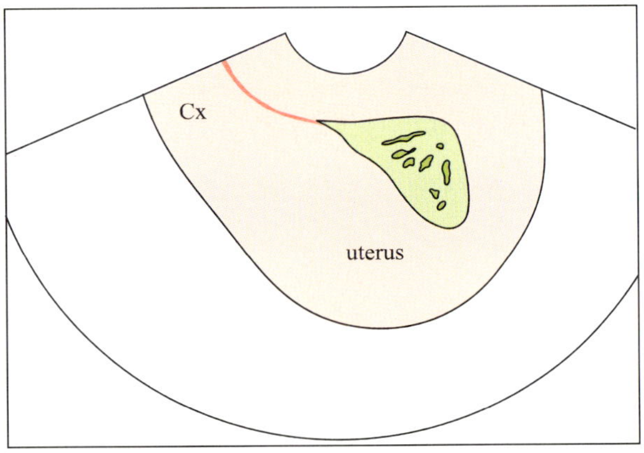

16-b. 자궁 도해

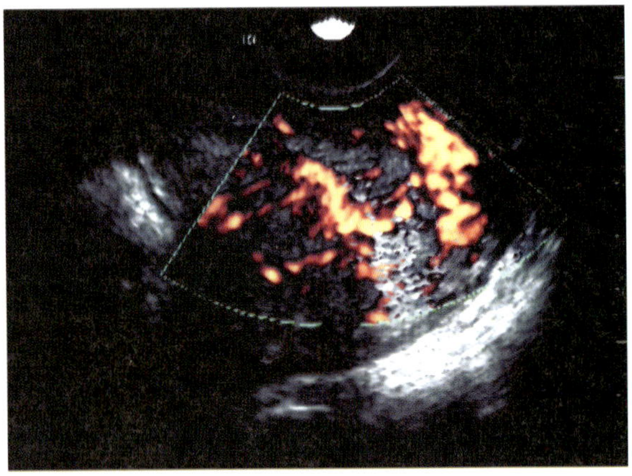

16-c. 자궁의 색도플러

초음파 소견: 자궁내막에 3.3×2.7×1.5 cm 크기의 작은 낭종음영이 다수 포함된 내막이 두꺼워진 양상이 관찰되고 도플러상 혈류의 혈류분포의 증가가 관찰됨.

감별진단: · 포상기태
· 융모상피암
· 자궁내막암

진 단: 탈락막 변화를 동반한 분비기 자궁내막(secretory endometrium)
Arias-stella 반응을 동반한 분비기 자궁내막

임상경과: 2개월간 점차 두께 감소되었음

고 찰: 출산이나 유산 후 내막이 자연스럽게 탈락되지 않고 혈류가 증가하면서 질출혈을 보이는 경우가 있다. 이때 색도플러로 혈류분포를 확인하지 않고 소파술을 시행하는 것은 대량 출혈을 초래할 수 있어 위험하다.

Case 17

23세, 0-0-2-0

주 증 상: 임신 10주 산모로 내원 전날 발생한 하복부통

현 병 력: 임신 10주된 초산모로 내원 전날 하복부 통증 발생된 후 점차 심해져서 개인의원 경유하여 응급실로 옴

과 거 력: 특이사항 없음

월 경 력: 규칙적이고, 기간은 7일, 양은 적고, 생리통 없음

검사실 소견: 특이사항 없음

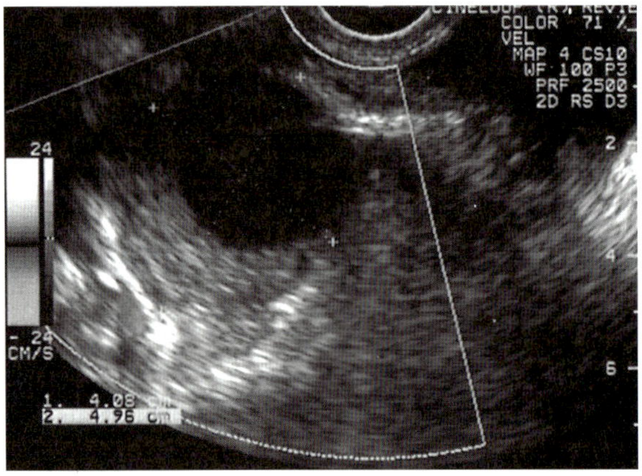
17-a. 우측 난소

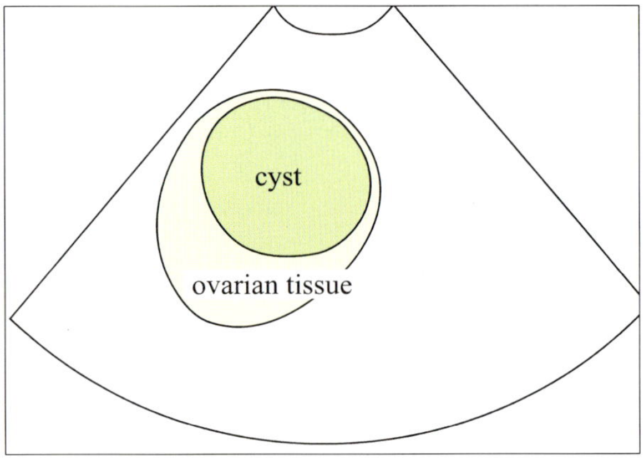

17-b. 우측난소 도해

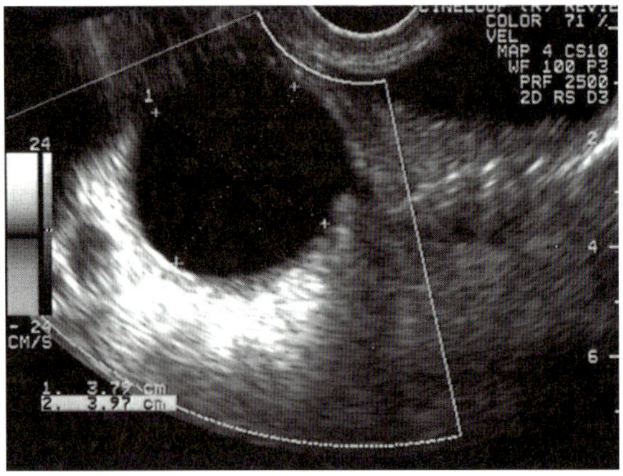
17-c. 우측난소 색도플러

초음파 소견 : · 태아정둔장 길이 → 2.6 cm(9^{+2}주 크기)

· 자궁의 우측에 3.9×3.7cm 크기의 낭종음영 관찰되며 낭종음영과 연이어 정상적인 난소조직이 관찰됨(crescent sign).

감별진단: 우측 난소 낭종 꼬임

진 단 : 황체 낭종의 꼬임(corpus luteal cyst torsion)

임상경과 : 오른쪽 난소 낭종 절제술 후 임신 정상적으로 유지됨.

고 찰 : 초기임신에서 배란 후 황체낭종이 형성되어 유지되는 경우가 많으며 대개 임신 일삼분기내에 크기가 줄어들거나 사라진다.

이 환자의 경우 격막이 없는 단방성낭종이며, 주위로 정상적인 난소조직이 관찰되며 초기임신인 점으로 볼 때 황체낭종임을 알 수 있다. 따라서 꼬이는 등의 합병증 발생만 없다면 수술적 제거를 시도하면 안된다.

Case 18

33세, 0-0-0-0

주 증 상: 쌍태 임신 17주 산모로 하복부 둔통 지속됨
현 병 력: 임신 17주로 구역, 구토 있으면서 하복부 통증 지속되어 내원
과 거 력: 4년전 난관폐쇄로 난관성형술 시행받았으며 시험관 수정으로 쌍태 임신된 상태임
월 경 력: 규칙적이고, 기간은 8일, 양은 보통이며, 생리통 심하지 않은 편임
검사실 소견: 특이소견 없음

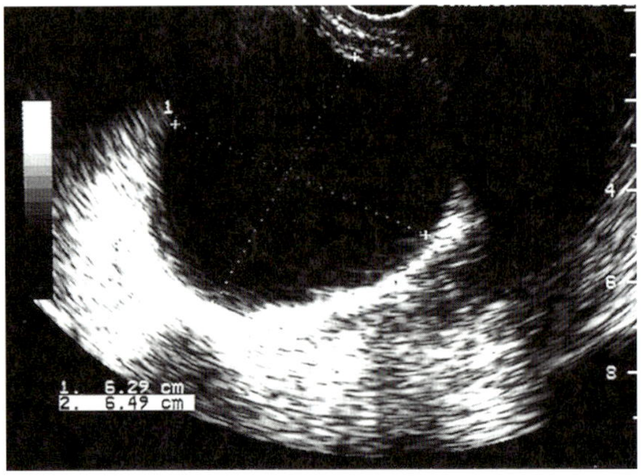

18-a. 우측 자궁부속기

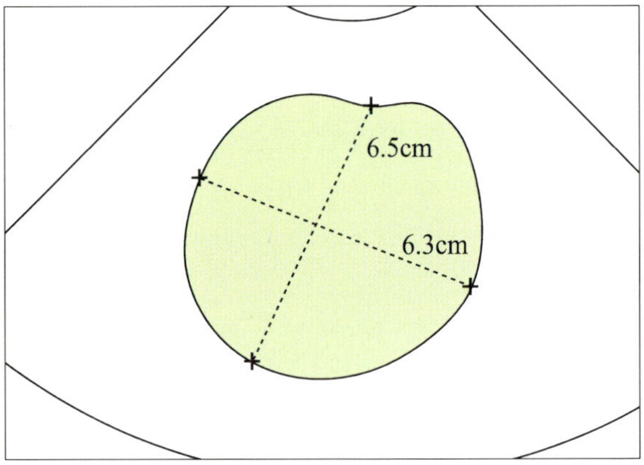

18-b. 우측 자궁부속기 도해

초음파 소견: 이중 융모성 쌍태임신으로 태아상태는 특이사항 없음.
자궁의 오른쪽에서 6.5×6.3 cm 크기의 경계가 명확한 단방성 낭종구조 관찰됨.

감별진단: · 난소낭종
· 부난소낭종
· 충수돌기염

진 단: 우측 황체 낭종의 꼬임(corpus luteal cyst torsion)

임상경과: 오른쪽 낭종 절제술 시행함
이융모막 이양막 쌍태아로 38주에 제왕절개로 분만함

고 찰: 초기임신에서 관찰되는 황체낭종은 대부분 임신 일삼분기말까지는 사라진다. 임신이삼분기까지 낭종성구조가 유지될 경우 크기가 감소되는지 추적관찰하고, 크기가 더욱 커지거나 악성을 시사하는 초음파소견이 관찰되면 수술적 제거 및 확인이 고려되어야 한다. 이러한 상황에서 감별진단할 것으로는 부난소낭종(parovarian cyst)이나 장액성 상피종양(serous cystadenoma)을 생각해 볼 수 있다.

Case 19

25세, 1-0-2-1

주 증 상: 내원 당일 발생한 우측 하복부통
과 거 력: 특이사항 없음
월 경 력: 규칙적이고, 양은 보통, 생리통은 심하지 않음
검사실 소견: 임신반응검사 : 음성.
CA125 : 7.1 U/ml

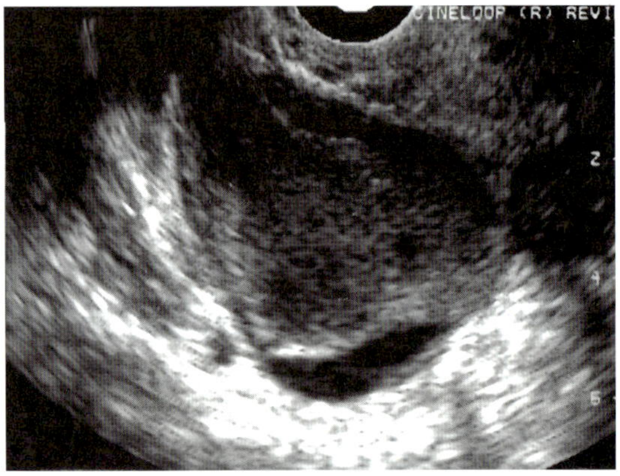

19-a. 우측 자궁부속기

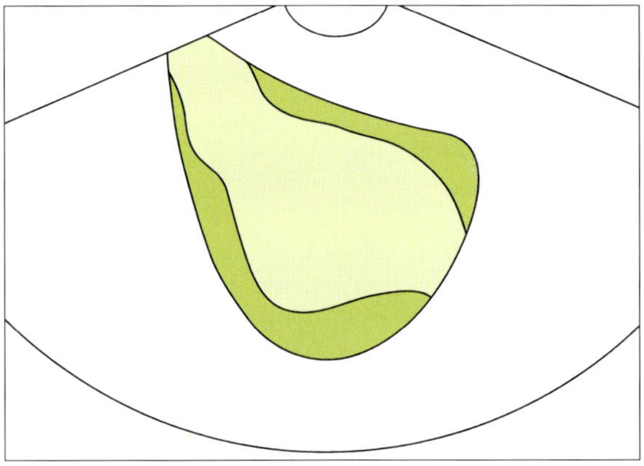

19-b. 우측 자궁부속기 도해

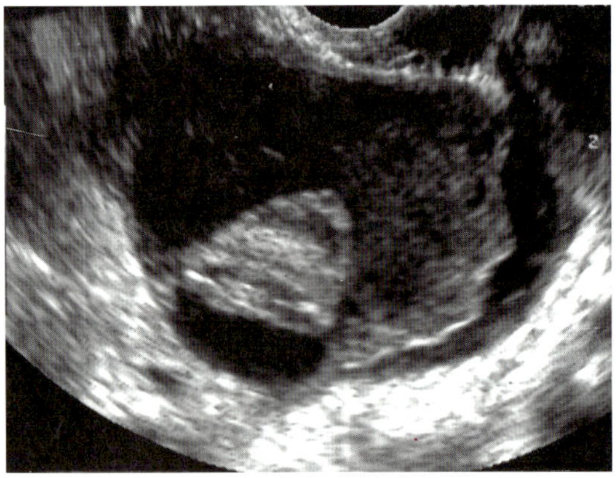

19-c. 우측 자궁부속기

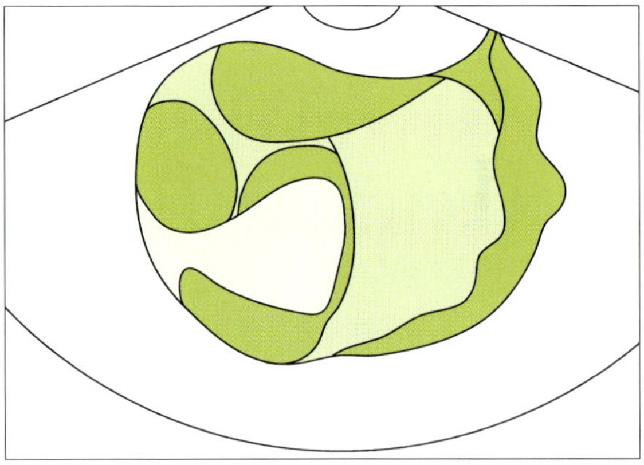

19-d. 우측 자궁부속기 도해

초음파 소견: 우측 난소위치에 8.5×6.0×5.5 cm 크기의 혼합성 음영을 가진 덩이 관찰됨

감별진단: · 난소암
· 출혈성 낭종
· 기형종
· 골반내 농양
· 자궁내막종

진 단: 우측난소의 출혈성 황체 낭종(hemorrhagic corpus luteum)

임상경과: 오른쪽 난소−난관 절제술(RSO)

고 찰: 초음파사진을 보면 주로 낭종성이면서 내부에 망상(reticular) 구조가 관찰되는데 이것은 황체낭종의 내부로 출혈이 된 후 핏떡(clots)이 형성되는 모습이다. 이때 탐촉자로 살짝 밀면 그물망 같은 구조가 흔들리는 것이 관찰될 수 있다. 자궁내막종에도 낭종내부의 출혈로 망상구조가 관찰되는 경우가 있으나 이 환자에서처럼 불규칙한 구조보다는 균질적인 내부 구조를 보이는 것이 상례이다.

골반내농양은 하복통, 발열, 백혈구 증가 등의 소견이 대부분 동반되므로 감별할 수 있다. 본 증례의 경우 초음파사진만 보면 악성 난소종양을 떠올리게 되지만 이 연령대에서는 흔하지 않다.

Case 20

24세, 0-0-0-0

주 증 상: 내원당일 오전 9시경 시작된 하복통

과 거 력: 특이사항 없음

월 경 력: 규칙적, 기간 5일, 양-보통. 내원 25일전 마지막 생리 시작 후 5일 지속됨

검사실 소견: CA125 : 35U/ml

임신반응검사 : 음성

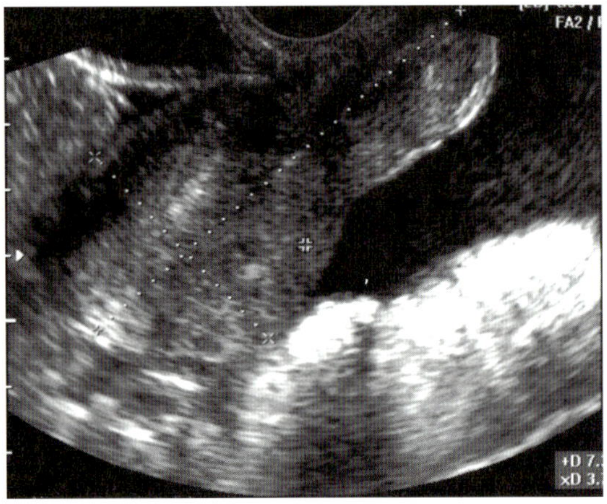

20-a. 자궁과 후맹낭

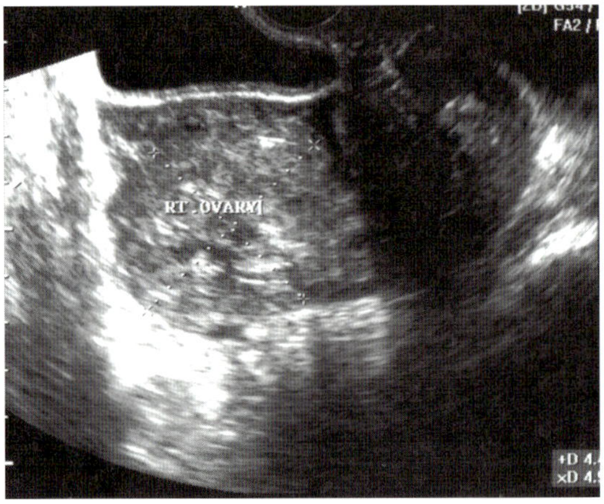

20-b. 우측 자궁부속기

초음파 소견: 자궁의 형태, 크기는 정상적이나 우측난소에 혼합성 음영으로 둥근형태의 덩이(5×4.4cm) 관찰되며, 후맹낭에 상당량의 체액저류소견 관찰됨.

감별진단: 기형종
출혈성황체낭종
난소종양

진 단: 출혈성황체낭종 및 복강내 출혈(hemorrhagic corpus luteal cyst)

임상경과: 골반경으로 우측 출혈낭종 절제함

고 찰: 황체낭종의 파열로 낭종의 내부에 핏떡이 형성되면서 고형종양의 형태를 나타내고 있다.

Case 21

24세, 1-0-0-1

주 증 상 : 좌측 하복부통(1일)

현 병 력 : 내원 전날 오후부터 시작된 허리 통증이 왼쪽 하복부의 꼬이는 듯한 통증으로 바뀜

과 거 력 : 특이사항 없음

월 경 력 : 규칙적이고, 양은 보통이며 생리통 없음

검사실 소견 : CA 19-9 : 3.3 U/ml
CA 125 : 15.9 U/ml
임신반응검사 : 음성

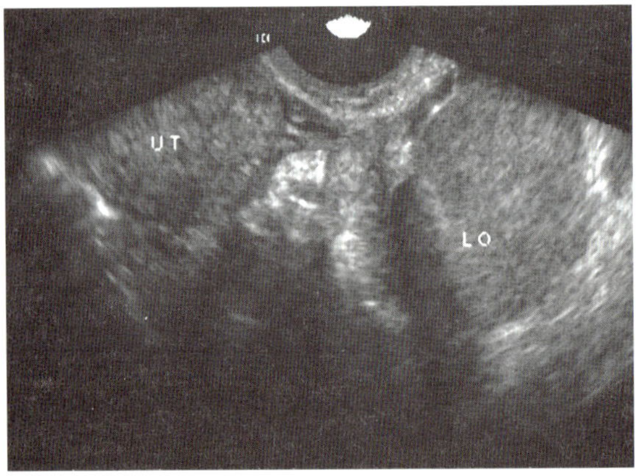

21-a. 자궁과 좌측자궁 부속기

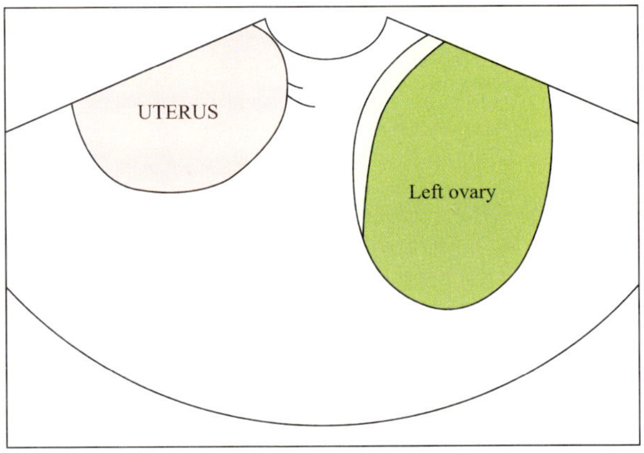

21-b. 자궁과 좌측 난소 도해

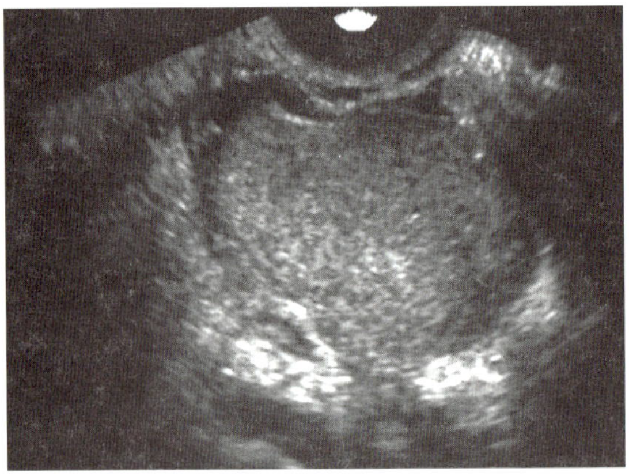

21-c. 좌측자궁 부속기 종괴

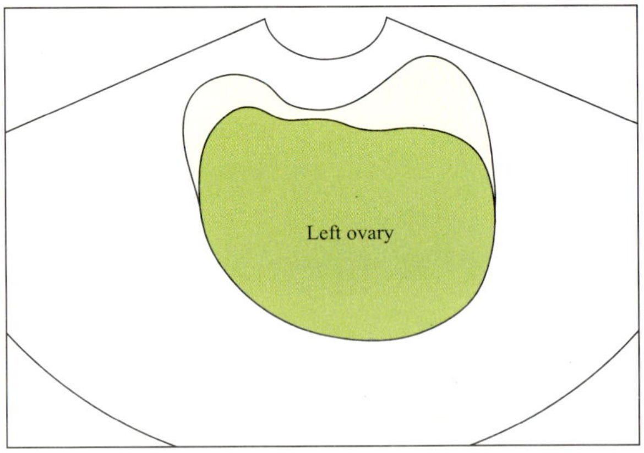

21-d. 좌측난소종괴 도해

초음파 소견: 좌측 난소위치에 4.3×4.6×3.4 cm 크기의 경계가 명확한 둥근 형태의 덩이 관찰되며, 후맹낭에 깊이 2 cm 정도의 소량의 체액 저류소견 관찰됨

감별진단: 기형종
자궁내막종
황체낭종
자궁근종

진 단: 출혈성 황체낭종의 꼬임(torsion of hemorrhagic corpus luteal cyst)

임상경과: 골반경으로 난소 낭종절제술 시행

고 찰: 출혈성 황체낭종과 자궁내막종, 낭성기형종(cystic teratoma)과 감별이 쉽지 않으나 기형종의 경우 액화된 지방질 내에 머리카락은 더 작고 더 고음영으로 반짝거린다.
자궁내막종의 내부는 이보다 더 입자가 작고 균일한 음영을 보이는 경우가 많다.
자궁에 연결된 근종일 수도 있으므로 난소를 우선 확인하고 자궁과의 연결을 확인해 봐야한다.

Case 22

24세, 0-0-0-0

주 증 상: ① 갑작스런 하복부통
② 메스꺼움(nausea)

이학적 소견: 하복부 압통 및 반발압통 있음

월 경 력: 월경량은 보통이며, 생리통은 약간 있음

검사실 소견: CA 125 : 95.9 U/ml
임신반응검사 : 음성

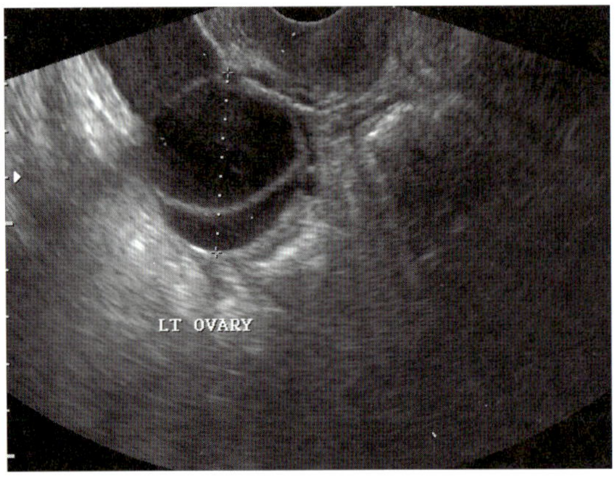

22-a. 좌측 난소 낭종 내원당일(4.1cm)

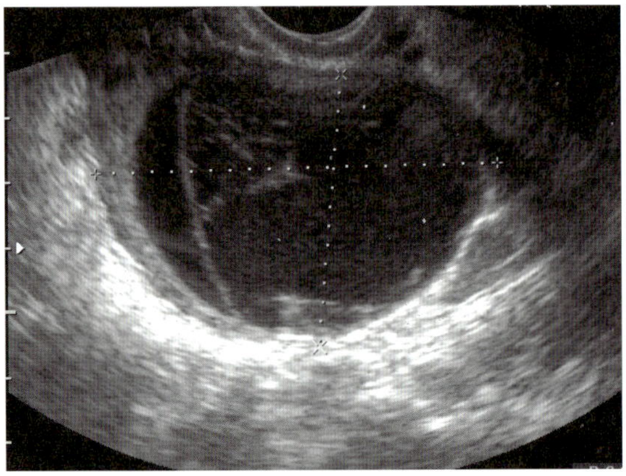

22-b. 10일 후(6.2cm)

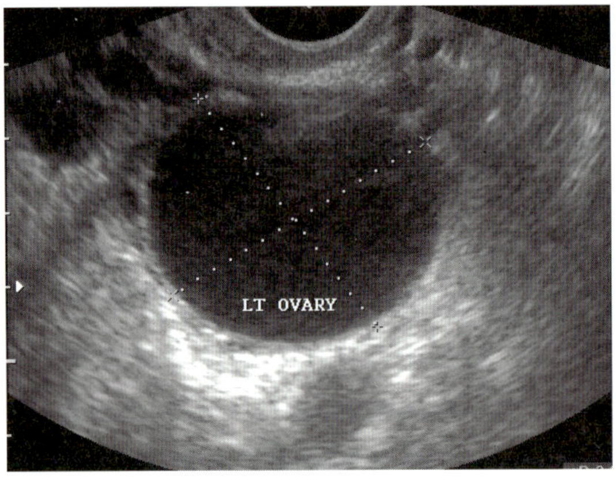

22-c. 3주 후(4.1cm)

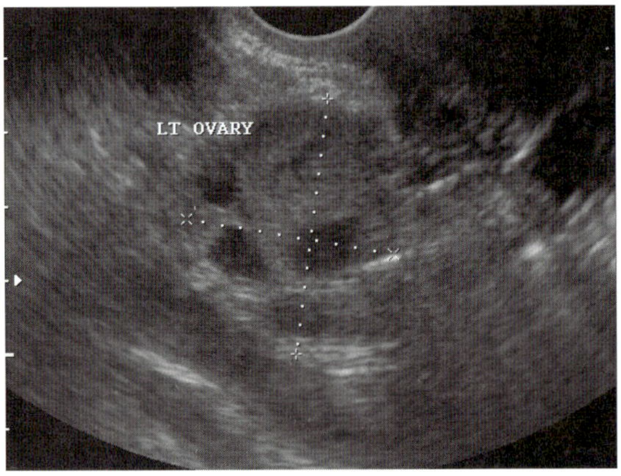

22-d. 9주 후(사라짐)

초음파 소견: 자궁은 8.5×4.0×3.9 cm 크기로 정상형태이며 내막두께는 1.2 cm.
좌측난소에 4.1 cm 크기의 격막이 있는 낭종성구조 관찰됨.
후맹낭에 2.8 cm 깊이로 체액저류있음

감별진단: 좌측 난소 낭종 파열, 꼬임
골반내 염증

진　　단: 황체낭종(corpus luteal cyst)

임상경과: 개복술이나 골반경 시행하지 않고 초음파로 추적관찰함.
낭종의 크기는 커지다가 2주 후부터 감소되기 시작하여 9주후 정상 난소 형태로 돌아옴

고　　찰: 황체낭종의 표면에서 출혈이 되어 후맹낭에 고여 복통과 메스꺼움을 유발하였을 것이며 출혈은 낭종의 내부로 지속되어 커지다가 핏떡이 형성되면서(22-b) 멈추고 액화된 뒤(22-c) 흡수되었을 것으로 여겨진다.

Case 23

30세, 0-0-1-0

주 증 상 : 하복부 둔통(3~4일)
현 병 력 : 수일 전부터 하복부 돈통있어 내원함
과 거 력 : 특이 사항 없음
검사실 소견 : 임신 반응 검사 : 음성
CA125 : 21 U/ml

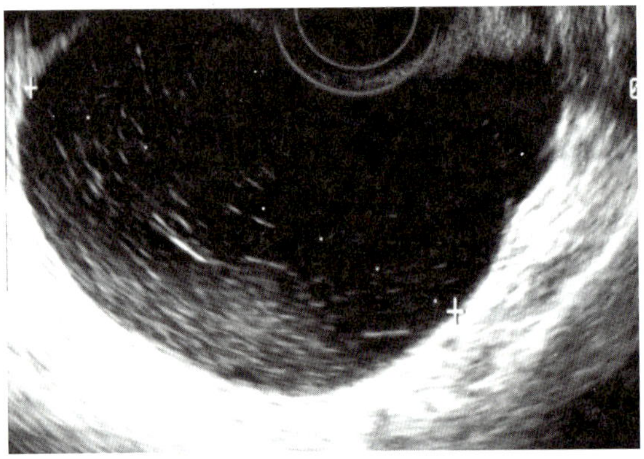

23-a. 우측 자궁부속기 덩이(7.3cm)

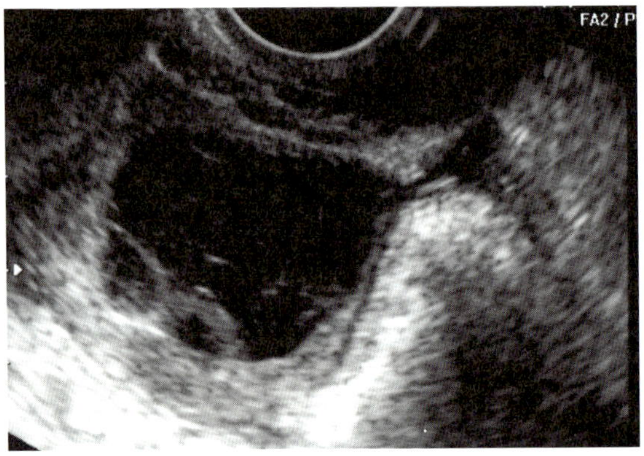

23-b. 2주후 동일한 환자의 낭종변화

초음파 소견: 자궁우측으로 직경 7.3cm 크기의 경계가 명확한 낭종성 구조가 관찰되며, 낭종내부에는 가는 실선 같은 구조가 보여 혈종이나 점액성 물질을 시사하는 소견임.

감별진단: 낭종성 기형종(cystic teratoma)
출혈성 황체낭종(hemorrhagic corpus luteum)
점액성 난소낭종(mncinous cyst adenoma)

진 단: 출혈성 황체낭종

임상경과: 수일 후 하복통 점차 완화되었고, 2주후 초음파관찰 소견은 23-b로 크기는 직경 3.2cm로 줄어들었고, 내부는 망상구조가 뚜렷해지는 것을 관찰할 수 있었다.

고 찰: 낭종의 크기가 2주이내 급속히 줄어들어 혈종소견을 나타내는 것으로 보아 출혈성 황체낭종으로 추정된다.

Case 24

51세, 4-0-1-4

주 증 상: 허리통증

현 병 력: 허리통증 있어 자궁내피임장치 제거 위해 개인의원 방문하였다가 우측 골반내에 혹 발견되어 전원됨.

과 거 력: 7년전 자궁내피임장치 시술받음

월 경 력: 2년전 폐경됨

이학적 소견: 성인 남자 주먹크기의 중간정도의 크기를 가진 덩이가 우측골반에서 촉지되며, 골반벽과 붙어 이동성이 거의 없음. 통증은 심하지 않음.

검사실 소견: CA125 : 9.1 U/ml

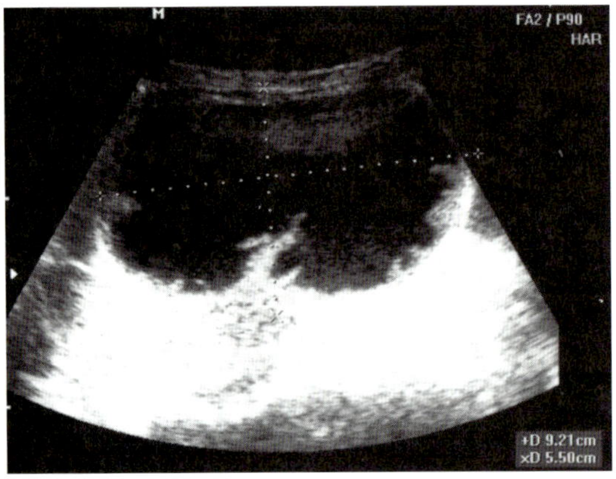

24-a. 우측 골반 종괴

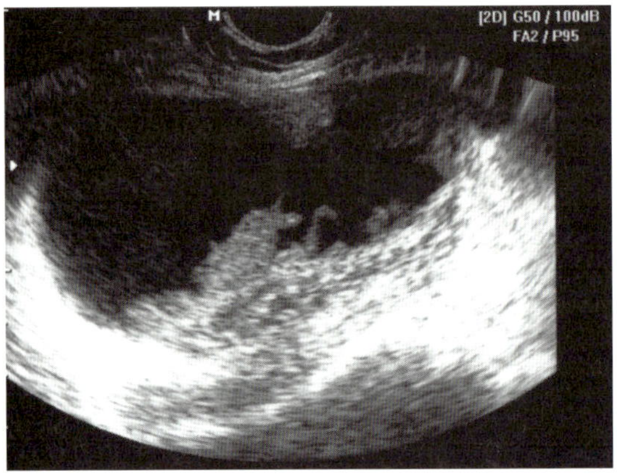

24-b. 동일한 낭종의 내부 초음파

초음파 소견: 자궁의 이상소견은 관찰되지 않으며 우측 자궁부속기 위치로 9.2×5.5 cm 크기의 물혹이 발견되며 혹내부에는 돌기같이 자란 모습이 관찰됨.
혈류분포증가는 심하지 않음

감별진단: 우측 난소의 악성종양

진　단: 우측 골반의 결핵성 낭종(pelvic tuberculosis)

임상경과: 수술장소견은 후복막으로 요근과 유착된 결핵성 괴사성낭종

고　찰: 크기가 큰 낭종의 내부로 돌기성 성장을 보이며 주위조직과 유착된 소견으로 인해 악성 난소종양으로 의심하였던 증례로 난소는 큰 낭종에 가려져서 보이지 않았고 후복막에 존재한 결핵성 낭종이였다.

Case 25

15세, 0-0-0-0

주 증 상: 만성적 하복부통
현 병 력: 1년 전 하복부 통증 시작되고 점차 심해짐
과 거 력: 특이사항 없음
월 경 력: 초경없음
검사실 소견: CA 125 : 97.2 U/ml
AFP : 2.7 ng/ml

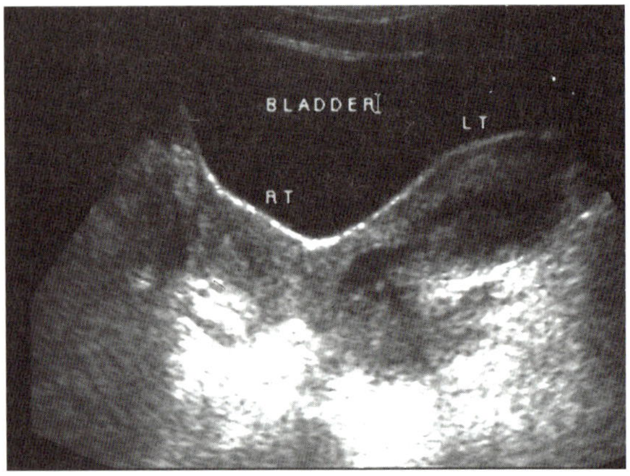

25-a. 자궁

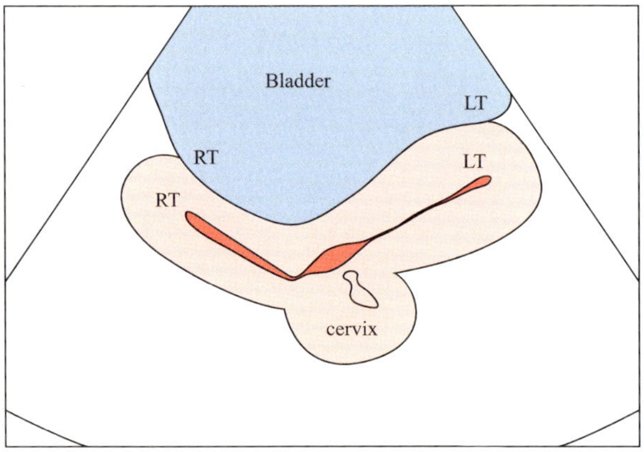

25-b. 도해

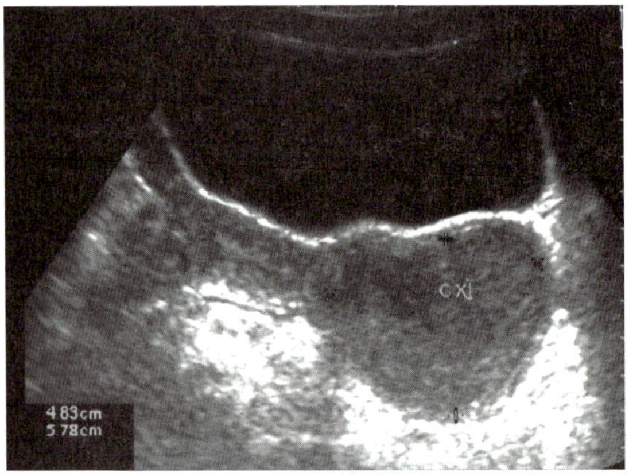

25-c. 자궁경부

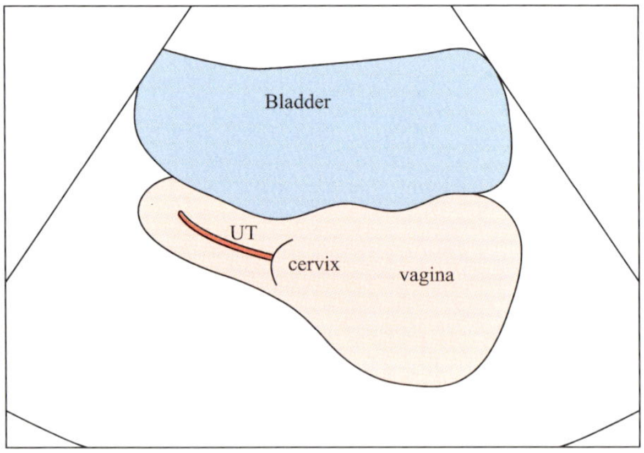

25-d. 자궁경부 도해

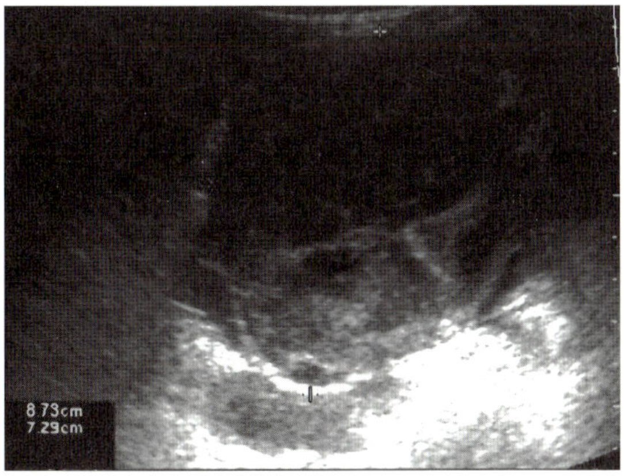

25-e. 좌측 자궁부속기

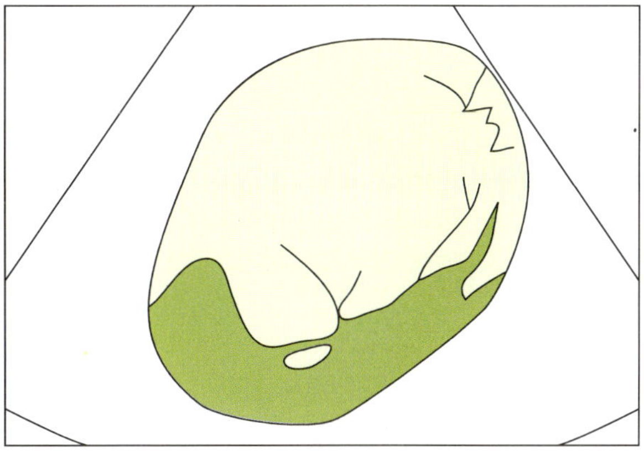

25-f. 좌측 자궁부속기 도해

초음파 소견: 자궁체부가 좌우로 나누어져 관찰되며, 자궁경부가 저음영의 낭종성 확장을 보임
자궁의 좌측에 8.7×7.3 cm 크기의 다방성 낭종음영 관찰됨.

Pelvis MRI: 1. 중복자궁을 동반한 질상부의 출혈성 확장을 보임
2. 출혈성 낭종 혹은 가성낭종
3. 난관수종 혹은 가성낭종

감별진단: 중복자궁
자궁경부의 낭종성 확장
점액성 난소 종양

진 단: 중복자궁으로 자궁내막증 동반됨(double uterus with endometriosis)

임상경과: 질폐쇄-십자형 절개 시행함

고 찰: 중복자궁 및 질폐쇄가 동반된 환자로 생리가 시작되면 하복통이 발생하고 생리혈이 배출되지 못하고 자궁경부와 질내에 고이게 되면 역류하면서 골반내 자궁내막증을 초래하는 경우가 대부분이다. 이 증례에서도 CA125가 상승되었다.

Case 26

38세, 2-0-0-2

주 증 상: 골반 내 덩이

현 병 력: 6개월 전 난소 물혹 진단받고 추적 관찰 중 크기가 커짐

과 거 력: 없음

월 경 력: 규칙적이고 양은 보통, 생리통 없음

검사실 소견: CA 125 : 46.3 U/ml

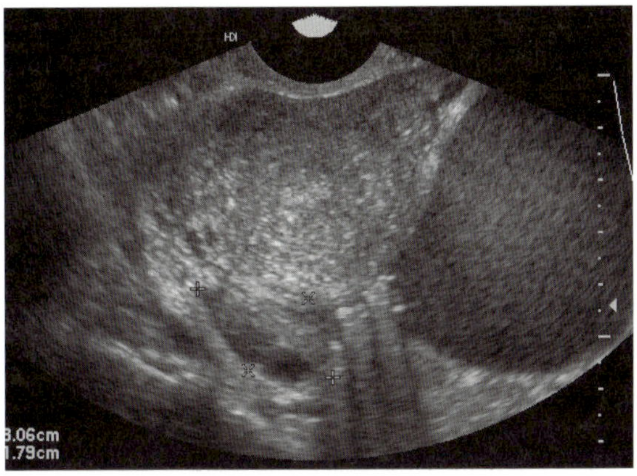

26-a. 자궁과 자궁 뒤쪽 골반강

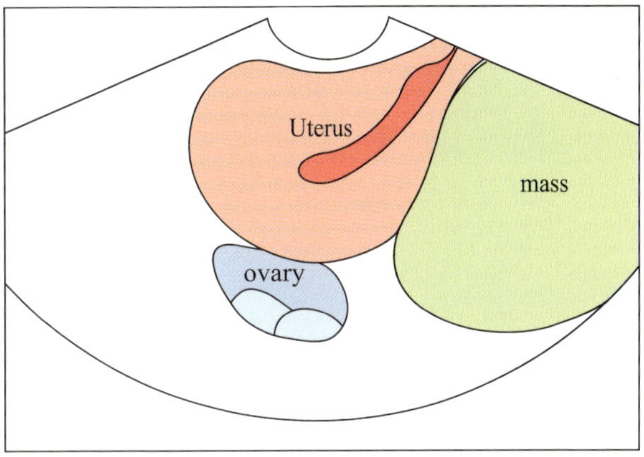

26-b. 자궁 및 골반강 도해

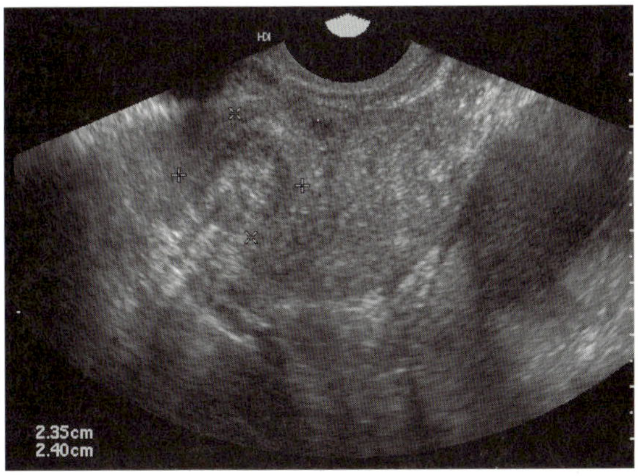

26-c. 자궁의 시상단면

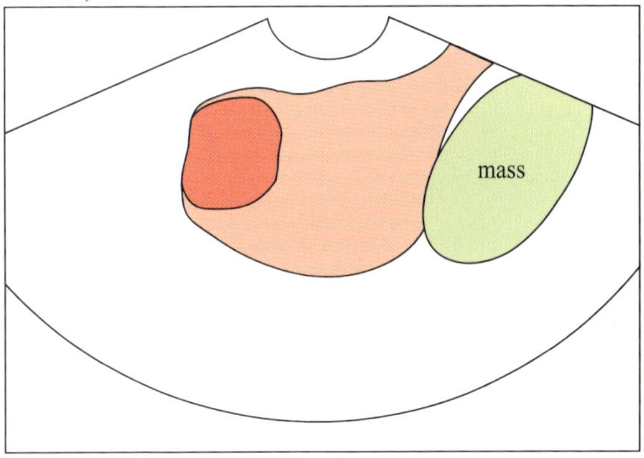

26-d. 자궁 도해

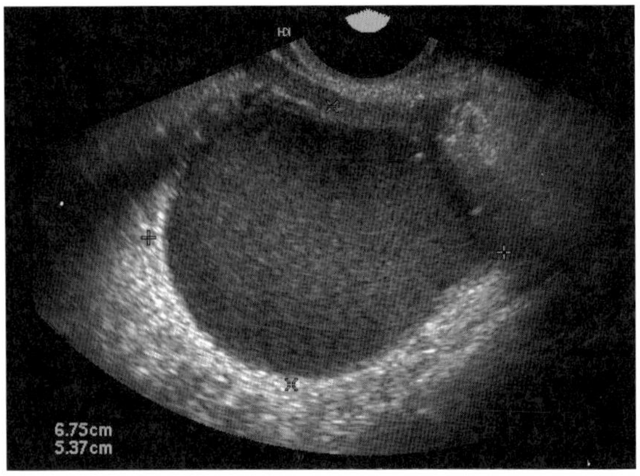

26-e. 자궁의 좌측 뒤쪽 덩이

초음파 소견 : · 자궁의 저부(fundus)에 2.5×2.4 cm 크기의 고음영의 불규칙한 구조 관찰됨
· 자궁의 좌측후면으로 6.8×5.4 cm 크기의 낭종이 관찰되고 내부는 비교적 균질한 초음파 음영이 관찰됨

감별진단 : · 자궁 근종
· 자궁내막종
· 출혈성 황체낭종

진 단 : 좌측 난소의 자궁내막종(endometrioma)
자궁 평활 근종(leiomyoma)

임상경과 : 좌측 내막종 절제술 및 근종 제거술 시행함

고 찰 : 출혈성 난소병변이 낭종구조를 형성하는 자궁내막종이나 출혈성 황체낭종은 감별진단이 쉽지 않으나 자궁내막종은 출혈이 소량씩 장기간에 걸쳐 발생되어 출혈성 황체낭종에서 나타나는 그물망 모양(fish net or reticular pattern)의 핏떡형성 과정이 대개 관찰되지 않는다.
또한 자궁내막종에서는 CA125가 상승되어있는 경우가 많다.

Case 27

29세, 0-0-0-0

주 증 상: ① 하복부통(만성적)
② 불임

현 병 력: 2년전 결혼했으나 임신 안되고 자주 아랫배가 아픔

과 거 력: 특이사항 없음

월 경 력: 규칙적이며 양은 보통, 생리통은 심하지 않음

검사실 소견: CA-125 : 1,353 U/ml
임신반응검사 : 음성

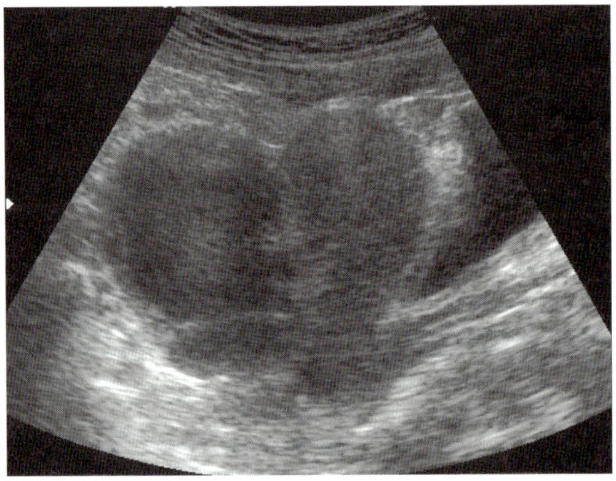

27-a. 자궁의 시상단면

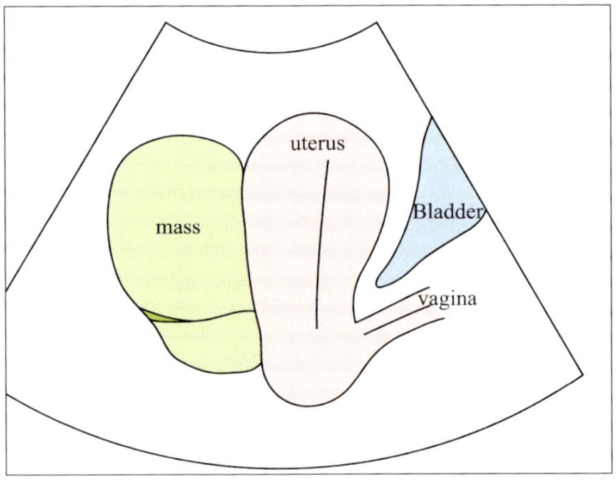

27-b. 자궁도해

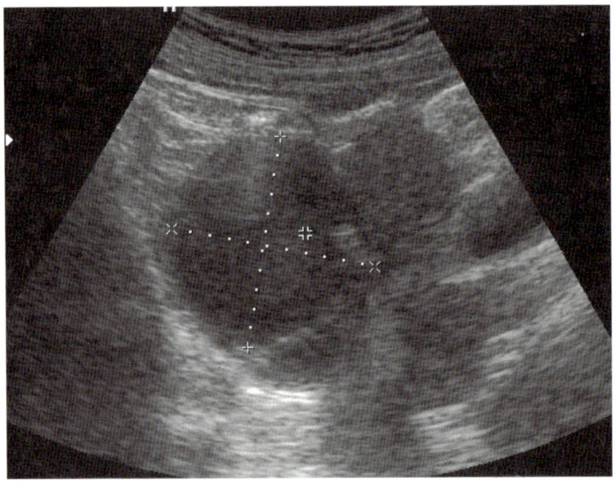

27-c. 자궁 후면의 종괴

초음파 소견: 자궁은 6.2×3.8×3.8cm 크기이며 내막두께는 0.73 cm이고 그 외 특이소견 없음. 우측자궁부속기는 관찰 못하였으며 자궁의 뒤쪽, 좌측으로 4.9×4.3 cm 크기의 낭종성 구조 관찰됨

감별진단: 자궁내막종
출혈성 황체낭종
골반내 농양
난소의 상피세포종양

진 단: 자궁내막종(endometrioma)

임상경과: 좌측난소 내막종 절제 및 골반내 유착박리술 시행하였으며,
수술 후 7일 째 CA 125 51.1 U/ml로 떨어짐

고 찰: 초음파소견만으로 골반내 농양이나 출혈성 황체낭종과의 감별이 쉽지 않으나 CA125가 매우 높아 난소의 상피성(특히 장액성) 종양이나 자궁내막종을 의심할 수 있다.

Case 28

47세, 1-0-0-1

주 증 상: 특이 증상 없음

현 병 력: 초음파 검사시 우연히 발견된 골반 내 덩이가 관찰되어 내원

과 거 력: 만성 신부전으로 투석중

월 경 력: 1년전 폐경됨

검사실 소견: CA 125 : 12.3 U/ml

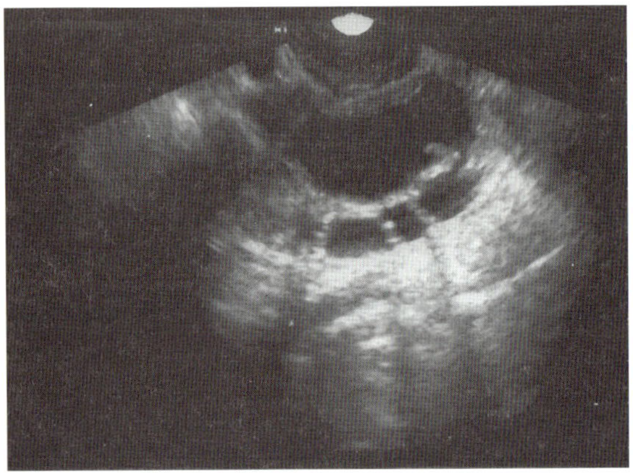

28-a. 좌측 자궁부속기

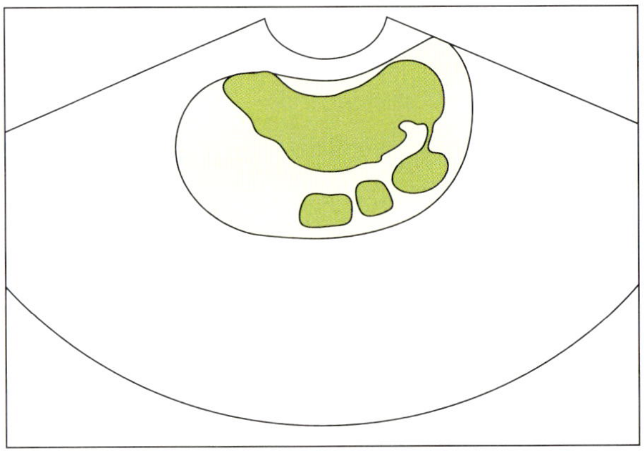

28-b. 좌측 자궁부속기 도해

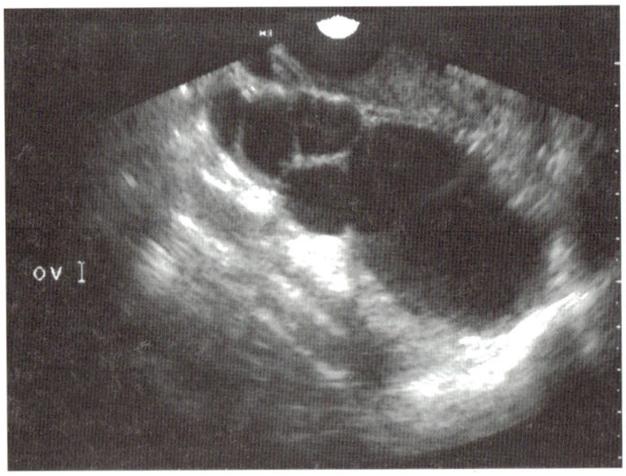

28-c. 우측 자궁부속기

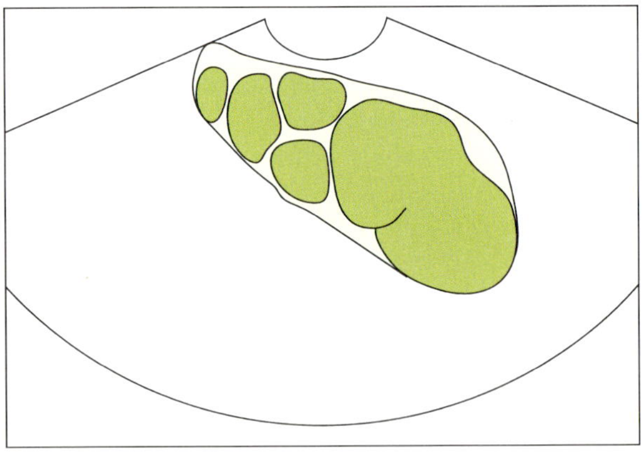

28-d. 우측 자궁부속기 도해

초음파 소견: 자궁은 특별한 이상소견 없으나 자궁의 우측에서 9.1×3.8 cm 크기의 칸이 여럿인 낭종성음영이 관찰되며 자궁의 좌측에서도 6.5×5.7×3.9 cm 크기의 칸이 나뉘어 보이는 낭종성 음영이 관찰됨

감별진단: · 난관수종
· 양측성 난소낭종

진 단: 난관 수종(hydrosalphinx)

임상경과: 추적 관찰함

고 찰: 난관수종은 소시지모양 혹은 마차바퀴모양으로 액체가 들어간 형태로 흔히 나타나며, 난소의 물혹을 감별하기 위해 정상난소를 우선적으로 찾은 후 서로 연결된 것인지 확인해 본다.

Case 29

37세, 2-0-1-2

주 증 상 : ① 좌측 하복부 통증(5일)과 발열
② 내원 당일 시작된 소량의 질출혈

과 거 력 : 특이사항 없음

월 경 력 : 규칙적이고 양은 보통, 생리통 없음

검사실 소견 : CA 19-9 : 0.8 U/ml
CA 125 : 6.1 U/ml
WBC : 5.43×10^9/L
임신반응검사 : 음성

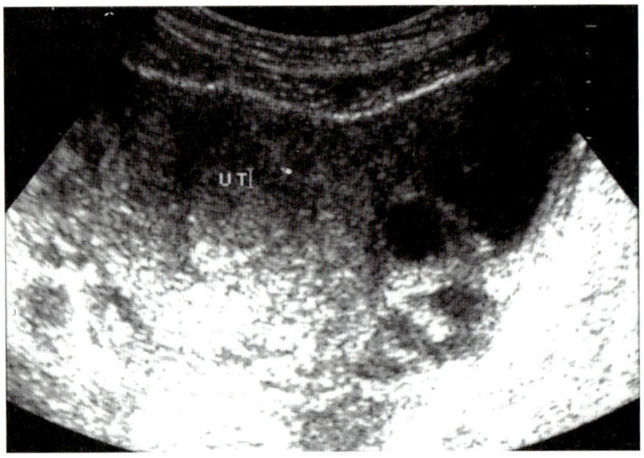

29-a. 자궁과 좌측 자궁부속기

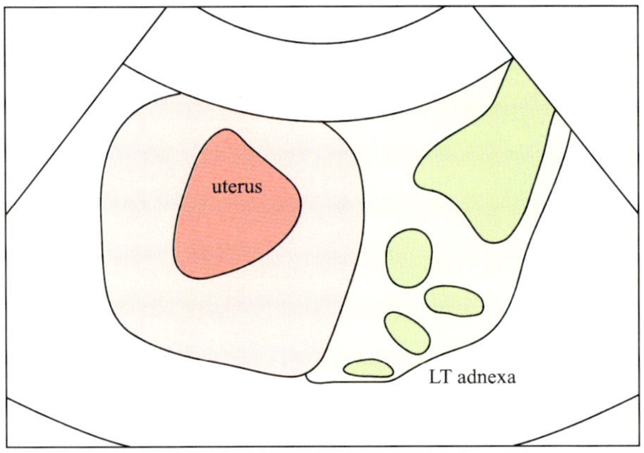

29-b. 자궁과 좌측 자궁부속기 도해

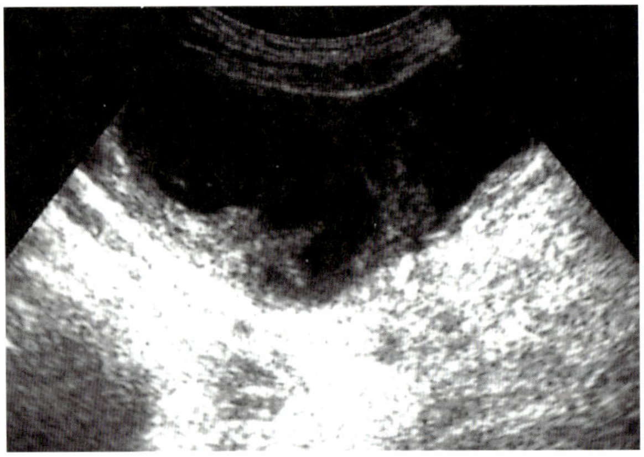

29-c. 좌측 자궁부속기

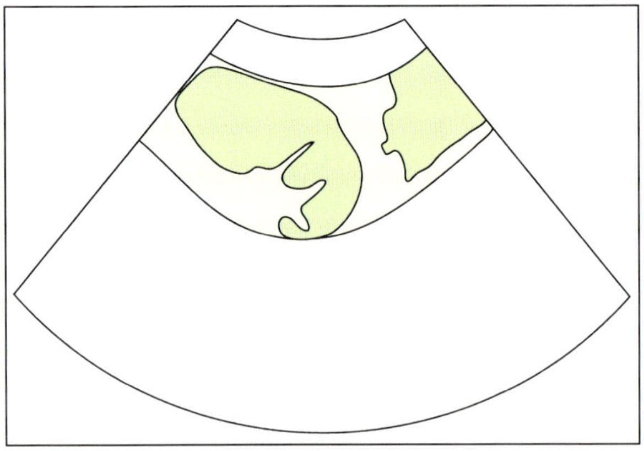

29-d. 좌측 자궁부속기 도해

초음파 소견: 자궁의 이상소견은 관찰되지 않으며, 우측 자궁부속기는 정확히 관찰되지 않음.
좌측난소는 정확히 관찰할 수 없으며 소시지모양으로 낭종성 음영이 관찰됨(7×6×4 cm)

감별진단: · 난관수종(Lt hydrosalpinx)
· 난소-난관 농양(tubo-ovarian abscess)

진 단: 조직학적 소견상 우측 난관 : 만성 활동성 난관염(Rt. salpinx : chronic active salpingitis)
우측 난소 : 난관에 유착된 상태(Rt. ovary : fibrous adhesion to the salpinx)
좌측 난관 : 만성 활동성 난관염(Lt. salpinx : chronic active salpingitis)
좌측 난소 : 출혈성 황체(Lt. ovary : hemorrhagic corpus luteum)

임상경과: 전자궁절제술, 양측난소난관절제술 시행함

수술소견: - 좌측 부속기가 7×6×4 cm이며 난관과 난소를 구별하기 어려움. 절단면상 구불구불하게 서로 연결된 낭성 병변이 관찰됨.

고 찰: 만성 골반염으로 난관이 막혀 난관수종이 발생된 상태

Case 30

32세, 2-0-3-2

주 증 상: 좌측 하복부통(3일)

과 거 력: 10년 전부터 당뇨병 진단 받은 후 약 복용 중. 3년전 자궁내 피임장치(intrauterine device)삽입 함.

월 경 력: 불규칙한 편이며, 기간은 7일이며, 양은 보통이고 생리통 없음

검사실 소견: CA 125 : 71.5 U/ml

CA 19-9 : 29.3 U/ml

WBC : 21.41×10^9/L

임신반응검사 : 음성

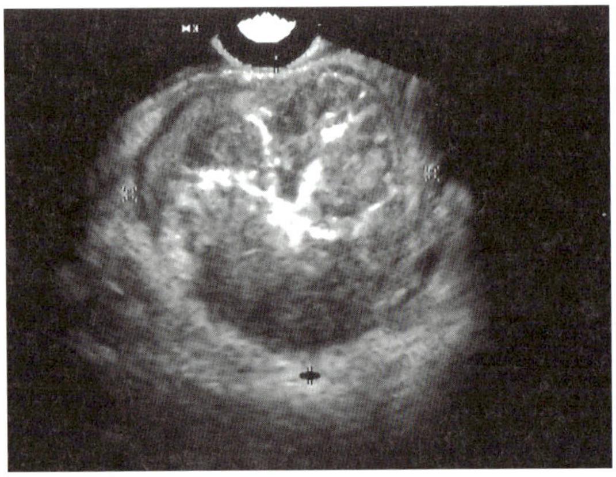

30-a. 좌측 자궁부속기

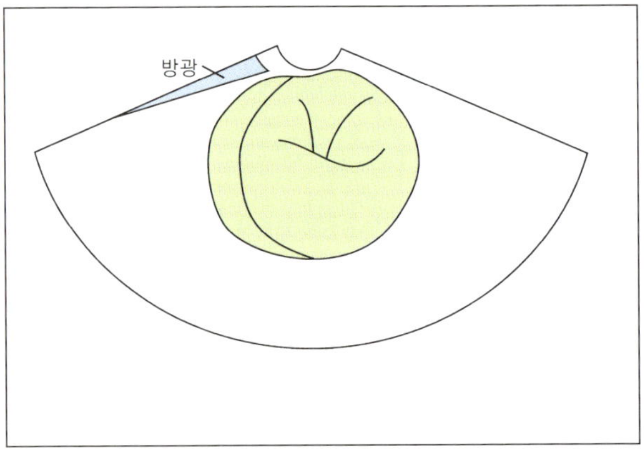

30-b. 좌측 자궁부속기 도해

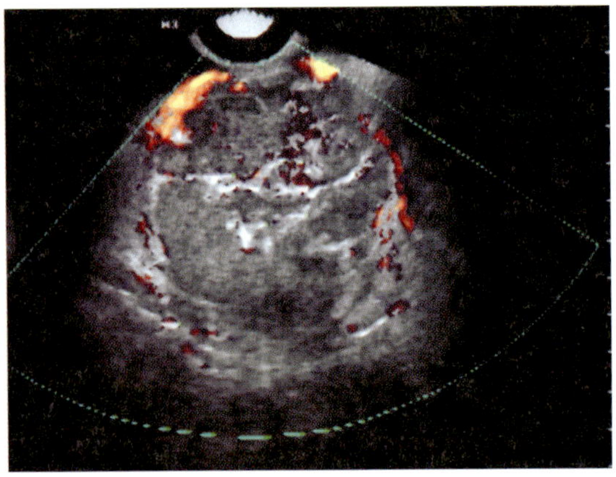

30-c. 좌측 자궁부속기 색도플러

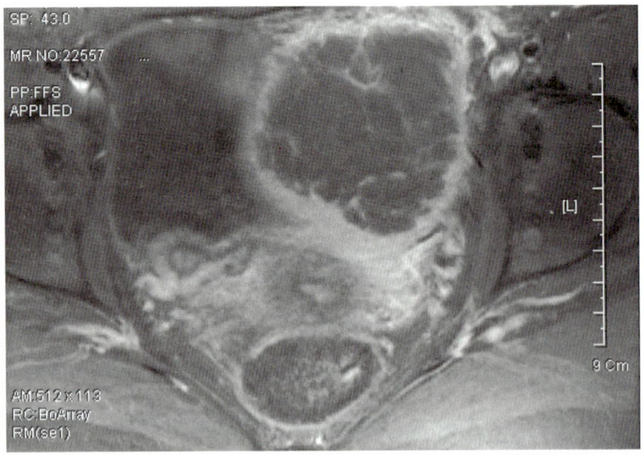

30-d. 골반(transverse section) MRI

초음파 소견: 자궁의 이상소견은 관찰되지 않으며 좌측 자궁부속기에서 9×8 cm 크기의 혼합성 음영을 보이는 덩이가 관찰됨.

MRI 소견: 좌측 자궁부속기에 13 cm 크기의 낭종성 음영이 관찰되며 농양 가능성 높음.

감별진단: · 골반농양
· 자궁근종
· 난소농양
· 난소종양

진　단: 난소-난관 농양(tubo-ovarian abscess)

임상경과: 좌측 난소-난관 절제술

고　찰: 골반염에서는 CA125가 증가되고 백혈구도 증가된다. 초음파 소견만으로는 악성 난소종양을 배제하기 어려우나 나이, 임상 증상, 검사실 소견을 참고로 하면 골반내농양으로 추정할 수 있다.

Case 31

24세, 0-0-3-0

주 증 상: 간헐적 하복부통과 함께 소량의 질출혈
사 회 력: 유흥업소 종사자
월 경 력: 규칙적이고, 양은 보통, 생리통 없음
검사실 소견: WBC 8.18×10^9/L
CA 125 : 36.1 U/ml
임신반응검사 – 음성

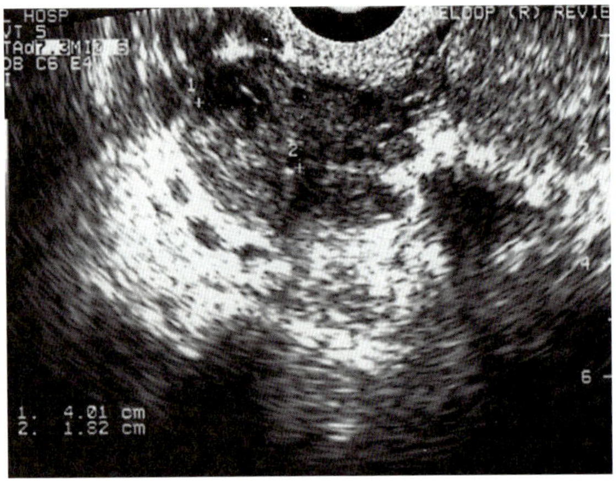

31-a. 우측 자궁부속기

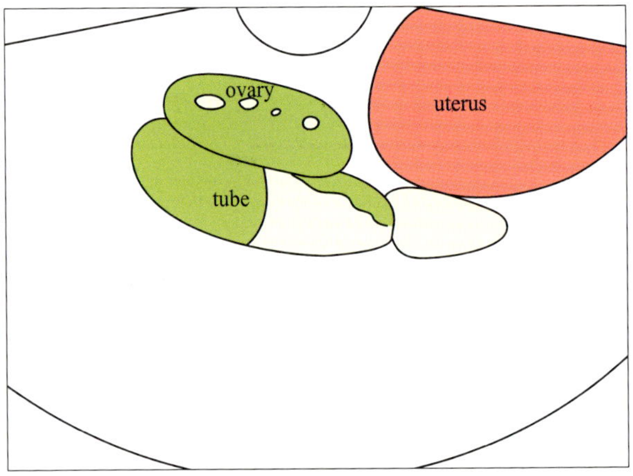

31-b. 우측 자궁부속기 도해

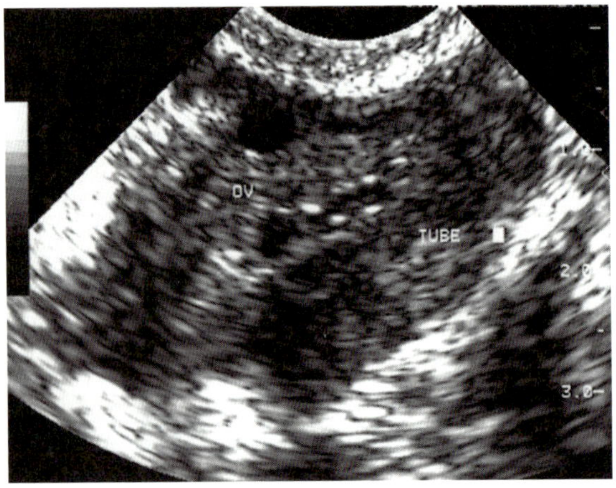

31-c. 좌측 자궁부속기

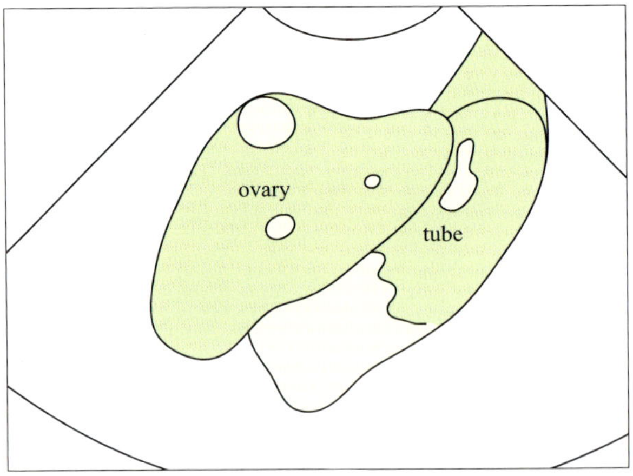

31-d. 좌측 자궁부속기 도해

초음파 소견 : 오른쪽 난소 아래쪽으로 4.2×1.0 cm 크기의 혼합성 음영의 구조물 관찰됨
왼쪽 난소 윗쪽으로 7.6×1.0 cm 크기의 혼합성 음영의 구조물 관찰됨

감별진단 : 골반염

최종 진단명 : 만성골반염(chronic pelvic inflammatory disease)

고 찰 : 골반염의 진단은 하복부통과 자궁경부압통이 양측성으로 관찰되는 것이 특징적으로, 과거력과 함께 혈액검사상 염증소견이 있으면 진단에 도움이 된다. 농양이 생기기 전의 초음파소견으로 난관의 부종이나 난관이 막혀 부분적인 난관수종을 보일 수 있다.
자궁경부압통은 직접 내진해보지 않아도 탐촉자로 살짝 밀어보면 압통 여부로 확인할 수 있다.

Case 32

35세, 0-1-2-0

주 증 상: 하복부통(수일 전 심해짐)

현 병 력: 평소 질염치료 받은 병력있고 하복부 불편감 있어왔으며 수 일전부터 하복통 악화되어 내원함.

과 거 력: 특이사항 없음

월 경 력: 월경량은 중등도, 월경통은 약간 있음

검사실 소견: WBC : 15.1×10^9/L
CRP : 14.2 mg/L

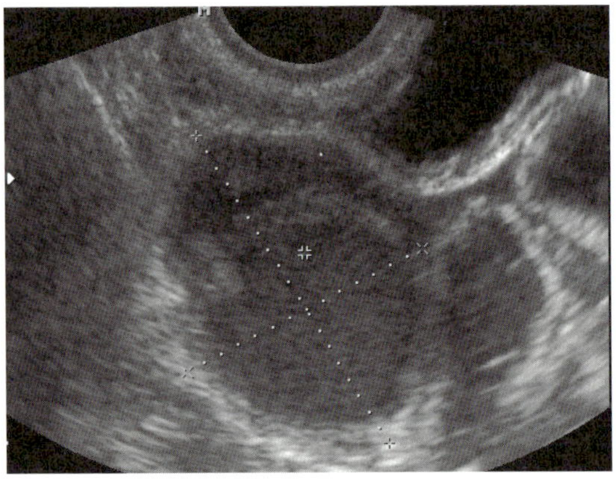

32-a. 우측 자궁부속기

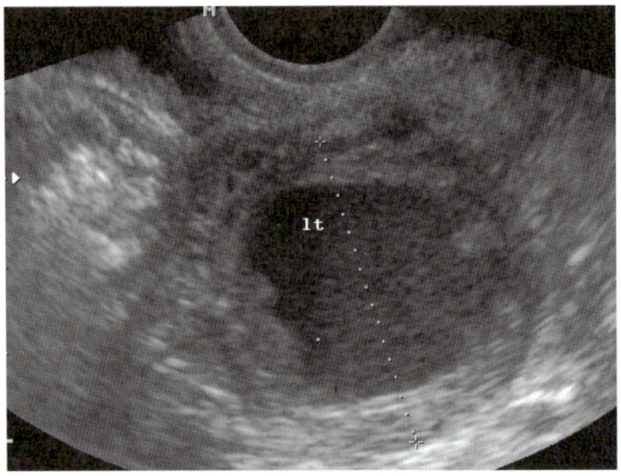

32-b. 좌측 자궁부속기

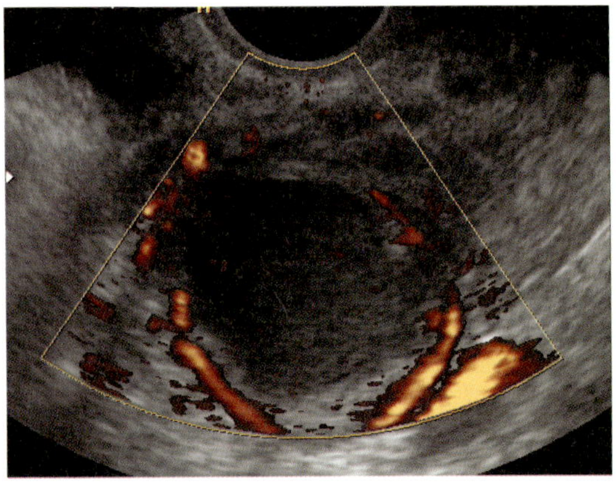

32-c. 좌측 자궁부속기 덩이의 색도플러

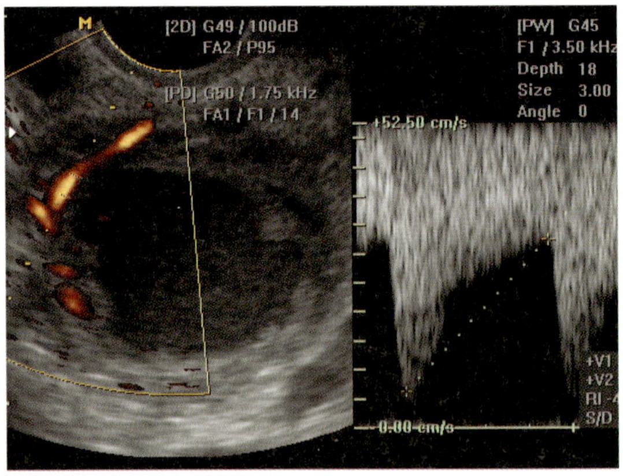

32-d. 좌측 자궁부속기 덩이의 도플러

초음파 소견: 자궁은 정상적인 형태와 크기이며 내막두께는 0.43 cm임.
우측자궁부속기에 4.1×3.0 cm 크기의 혼합성 음영을 보이는 낭성 구조가 관찰됨.
좌측자궁부속기에 3.6×3.0 cm 크기의 혼합성 음영을 보이는 낭성 구조가 관찰됨.

감별진단: · 출혈성 황체낭종
· 골반농양
· 자궁내막종
· 난소종양

진 단: 난소난관 농양(tubo-ovarian abscess)

임상경과: 수액제 및 항생제 치료하였으며, 치료시작 5일째부터 하복부통 완화되고 백혈구 수치 6.46×10^9/L으로 감소되었고 CRP도 2.66 mg/L로 감소됨

고 찰: 골반 내 낭종성 음영이 관찰되면 그 기원을 알기위해 난소를 우선적으로 찾아보도록 하지만 골반농양일 때는 유착으로 인해 감별이 어려울 수 있다.
골반농양은 과거력과 함께 양측성으로 오는 경우가 많으며 출혈성 황체낭종은 양측성으로 오는 경우는 거의 없다.

Case 33

24세, 1-0-0-1

주 증 상 : ① 하복부통(10일 전)
② 소량의 질출혈(수일)

이학적 소견 : 좌하복부 압통 및 반발압통, 자궁경부압통이 심함

월 경 력 : 월경량 : 소량 / 월경통 : 적음

검사실 소견 : CBC : WBC-11.5×10^9/L, Hb-12.0g/dL, Hct-37.4%, plt-162×10^9/L
CRP : 10.24 mg/L

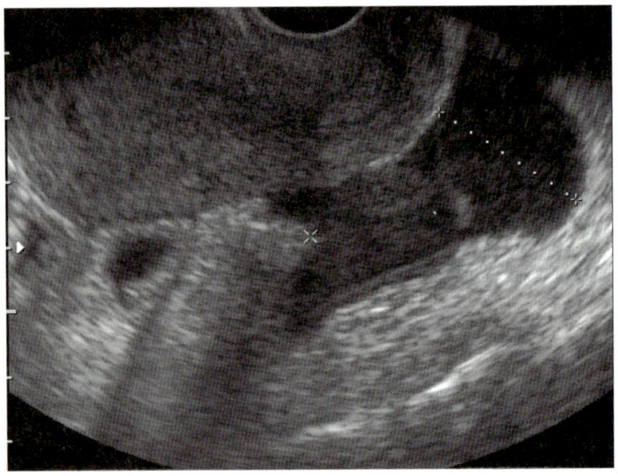

33-a. 자궁의 시상단면과 자궁 뒤쪽 골반강

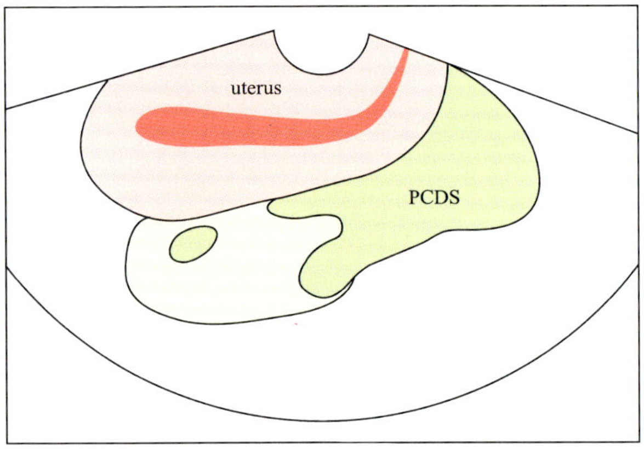

33-b. 자궁과 자궁 뒤쪽 골반강 도해

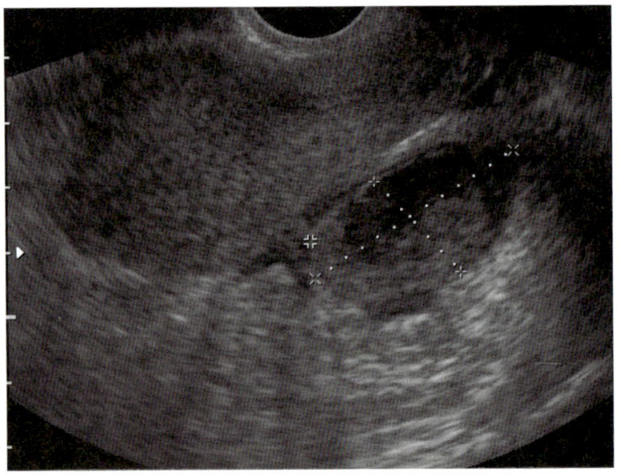

33-c. 자궁 뒤쪽공간의 덩이

초음파 소견: 자궁은 정상적인 크기와 모양을 보이며 자궁의 뒷쪽으로 4.1×2.2 cm의 혼합성 음영이 관찰되며 후맹낭에 3.5 cm깊이로 체액저류 있음.

감별진단: ·골반내 염증
·난소 악성 종양

진　　단: 골반내 염증(PID)

임상경과: 항생제 및 수액제 치료를 하였고, 치료 시작 5일째 CBC 소견은 WBC-5.2×10^9/L, Hb-10.5g/dl, Hct-31.3%, plt-276×10^9/L, CRP-5.9mg/L로 떨어짐

고　　찰: 골반내염증은 하복부통증과 자궁경부의 압통이 전형적인 임상소견이며 과거력이나 혈액검사가 염증성반응을 보일 때 진단할 수 있다. 후맹낭에서 소량의 체액저류는 정상적으로 간주되나 3.5 cm 이상의 깊이면 정상범위를 벗어난다고 볼 수 있다.

Case 34

35세, 1-0-3-1

주 증 상: 하복통(일주일)

이학적 소견: 하복부 압통 및 반발압통 있음

검사실 소견: CBC : WBC-13.8×10^9/L, Hb-11.4 g/dL

CRP : 14.9 mg/L

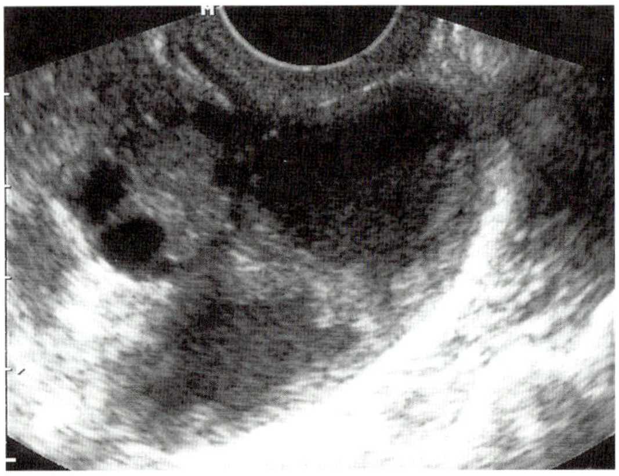

34-a. 좌측 자궁부속기

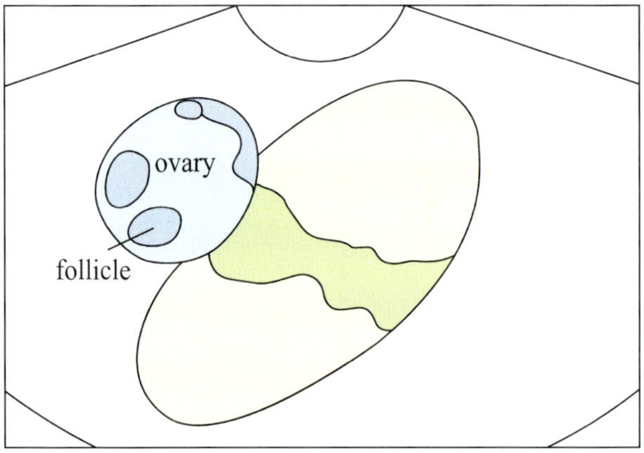

34-b. 좌측 자궁부속기 도해

초음파 소견: 자궁의 좌측으로 정상 난소조직과 인접하여 5.3×3.5 cm 크기의 혼합성 낭종 구조 관찰됨.

감별진단: · 골반염
· 출혈성 난소낭종

진 단: 골반염(pelvic inflammatory disease)

임상경과: 항생제와 수액제 치료 후 증세 호전됨

고 찰:

Case 35

42세, 2-0-2-2

주 증 상: 만성적 골반통. 생리통
과 거 력: 만성적으로 피로한 느낌이 있고, 성교통 동반됨.
월 경 력: 불규칙한편, 양은 보통, 생리통은 심한 편임
검사실 소견: CA125 : 45 U/ml

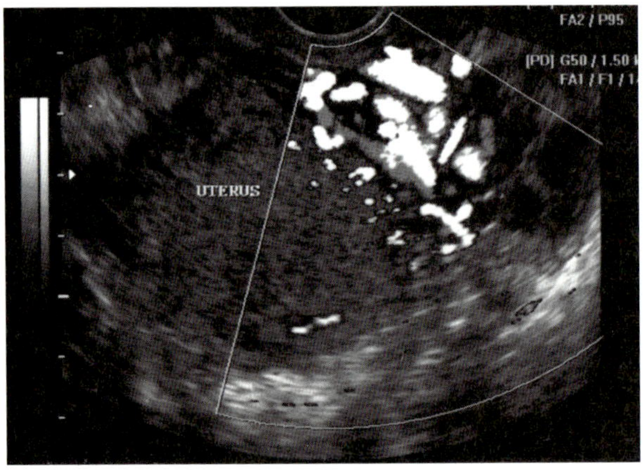

35-a. 자궁과 자궁주위 혈관 색도플러

초음파 소견: 자궁은 7.4×4.4×3.3 cm 크기로 정상적인 형태이나 자궁주위로 혈관이 확장되어 있고 뒤엉켜있는 소견보임. 난소는 multicystic하며 크기가 5×3×3 cm으로 약간 커져있음

감별진단: 만성골반염
골반울혈

진 단: 골반울혈(pelvic congestion)

고 찰: 만성적 골반통을 호소하는 여성 중에 자궁과 난소 주위 혈관이 늘어나 정맥염주(varicosity)를 보이는 경우가 있다. 골반울혈은 생리통, 비정상자궁출혈, 과민성대장증후군과 같은 증상를 호소할 수 있으며 진단은 초음파, MRI 또는 경자궁정맥촬영(transuterine venography)을 하여 자궁과 난소 주위 정맥염주를 확인한다. 하지만 초음파상 정맥염주현상이 나타난다고하여 무조건 병적인 현상으로 간주하진 않는다. 치료는 호르몬제 투여나 정맥색전술을 시도할 수 있다.

Case 36

28세, 2-0-0-2

주 증 상: 소량의 질 출혈(일주일)
현 병 력: 일주일 전부터 질 점적 출혈(vaginal spotting)있어 내원
과 거 력: 특이사항 없음
월 경 력: 규칙적이고, 양은 보통이며, 생리통 심함
검사실 소견: CA 125 : 41.3 U/ml
임신반응검사 : 음성

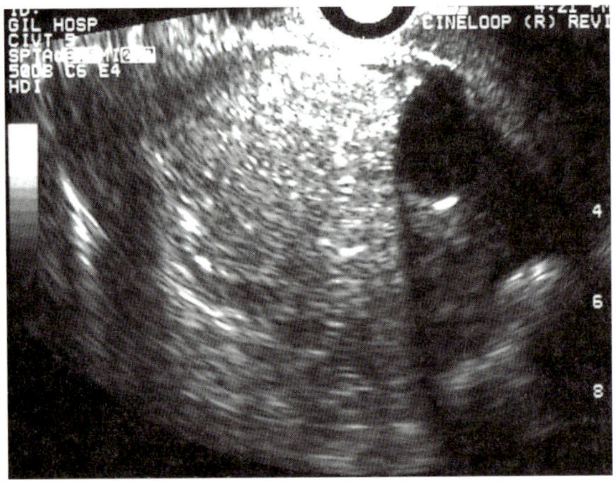

36-a. 좌측 골반강

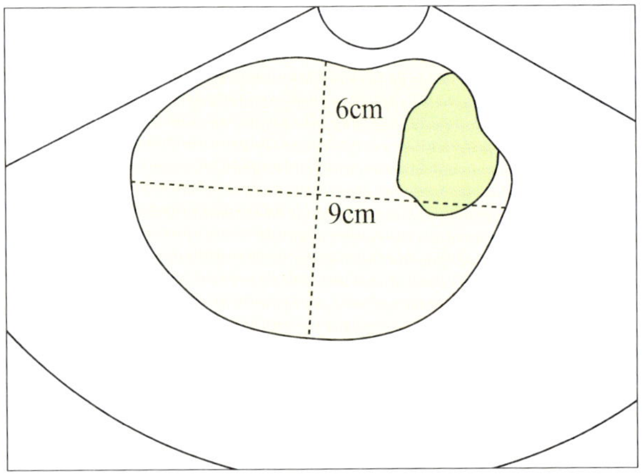

36-b. 좌측 골반강 도해

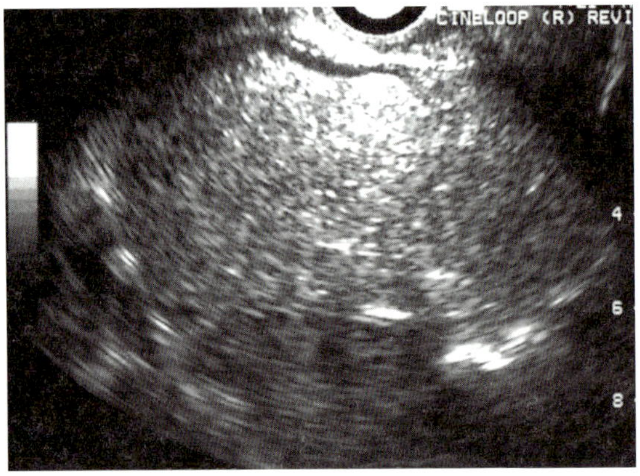

36-c. 골반강 종괴

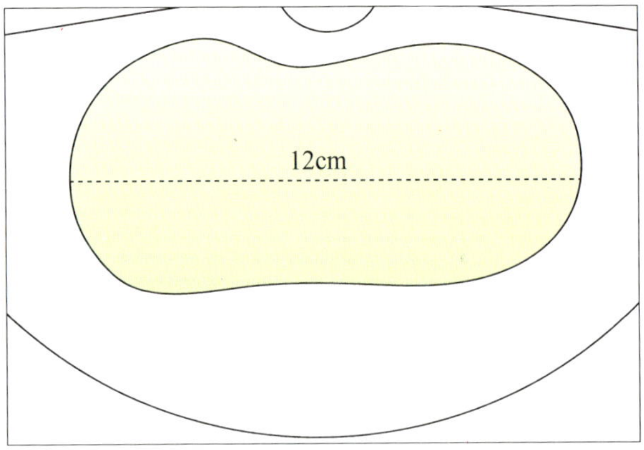

36-d. 골반강 종괴 도해

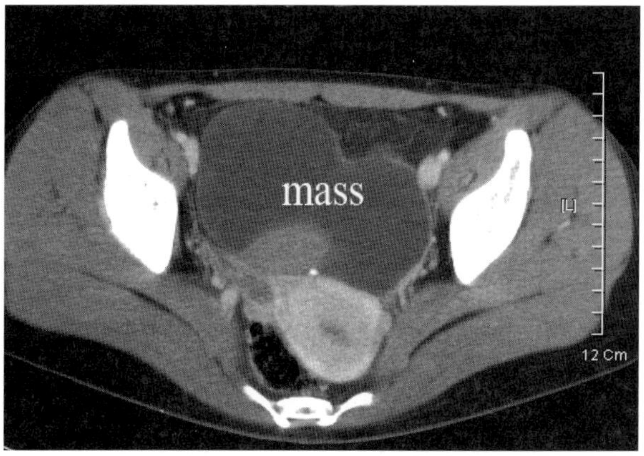

36-e. 골반강 CT(transverse section)

초음파 소견: 좌측골반강에 12×9×6 cm 크기의 혼합 초음파음영(주로 고형)을 보이는 경계가 명확한 덩이가 관찰됨.

감별진단: · 좌측 난소의 기형종
· 골반농양
· 자궁내막종

진　　단: 좌측 난소의 성숙 기형종(teratoma)

임상경과: 좌측 난소-난관 절제술

고　　찰: 폐경이전 여성에서 CA 125가 약간 증가(>35U/ml)하는 것은 큰 의미가 없다. 기형종은 전 연령층에서 발견될 수 있으며 낭종성 기형종과 생리적 낭종의 감별은 추적관찰을 하면서 크기 변화를 관찰하는 것이 도움이 된다.

Case 37. 난소의 양성종양

29세, 0-0-1-0

주 증 상: 수일간 지속된 질출혈

현 병 력: 하복부통 있으면서 내진상 자궁경부 압통 있음

과 거 력: 특이사항 없음

월 경 력: 규칙적이고, 기간은 7일, 양은 보통이며 생리통 없음

검사실 소견: 임신반응검사 - 음성

CA125 : 17.2 U/ml

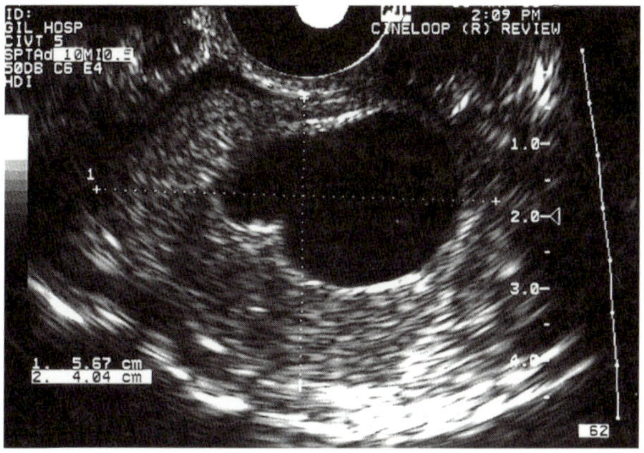

37-a. 우측 자궁부속기 시상단면

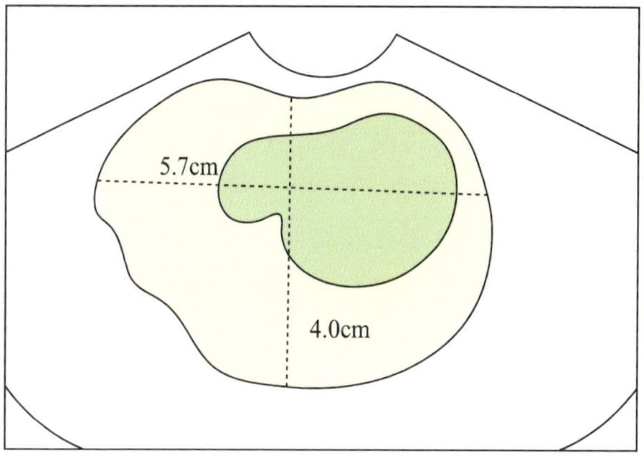

37-b. 우측 자궁부속기 도해

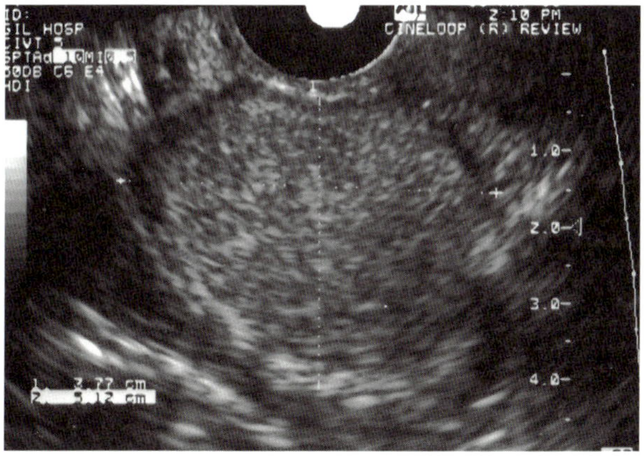

37-c. 우측 부속기 덩이의 횡단면

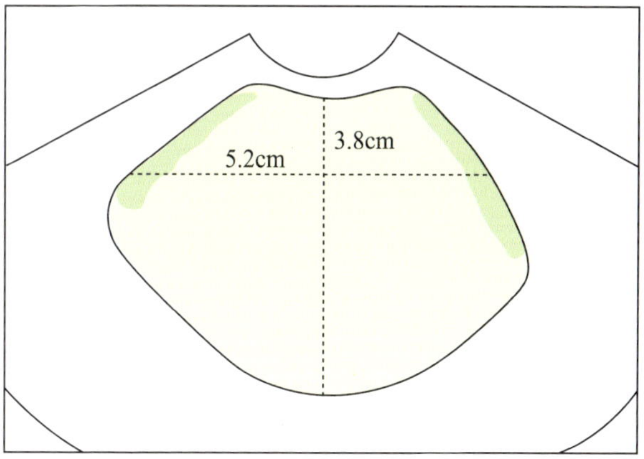

37-d. 우측 부속기 덩이도해

초음파 소견: 자궁의 우측에 6.4×5.7×4.0 cm 크기의 경계가 비교적 명확한 고형 덩이가 관찰되며, 내부에 2.6×2.4 cm 크기의 낭종성음영이 관찰됨.
색도플러상 혈류분포 증가는 없음.

감별진단: · 자궁내막종
· 황체낭종
· 기형종
· 상피성 난소종양

진 단: 기형종(teratoma)

임상경과: 우측 난소종양절제술 시행

고 찰: 가임기 여성에서 난소에 액체음영과 고체음영이 혼재된 덩이가 관찰되면 출혈성 황체낭종, 자궁내막종, 기형종, 농양 등이 가능한 진단이다. 출혈성 황체낭종과 자궁내막종에서는 액체음영이 혈액이므로 질초음파로 관찰시 장액성(serous fluid) 액체보다 입자가 있어 보이거나 핏떡(clots)이 형성되면서 그물모양의 내부구조를 보인다. 농양은 만성 골반염이 심해진 상태로 병력과 이학적 소견이 진단에 도움이 된다. 기형종은 매우 다양한 초음파 소견을 보이므로 정확한 수술전 진단이 쉽지않다.

Case 38

22세, 0-0-0-0

주 증 상: 복부 팽만감

현 병 력: 하복부통증은 없으며, 내진상 경부압통 없음.

과 거 력: 특이사항 없음

월 경 력: 규칙적이고, 기간은 3일이며, 양은 보통, 생리통 없음

검사실 소견: CA 125 : 63.1 U/ml　　CA 19-9 : 257.2 U/ml

AFP : 3.1 ng/ml　　β-hCG : 0.1 mIU/ml

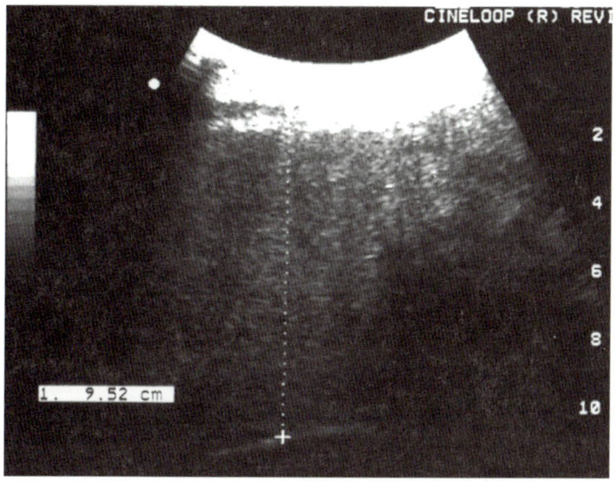

38-a. 좌측 자궁부속기

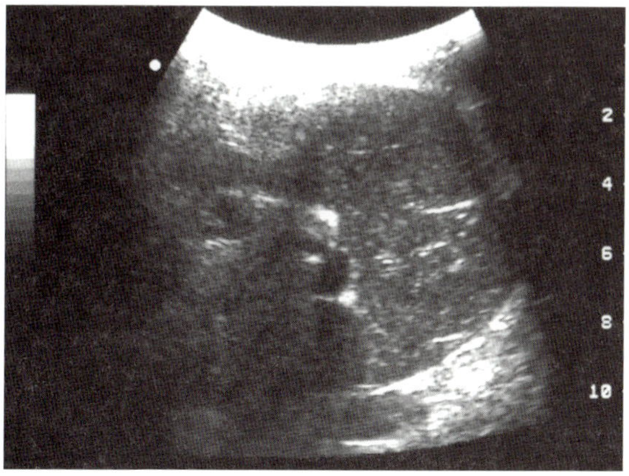

38-b. 자궁 좌측의 덩이

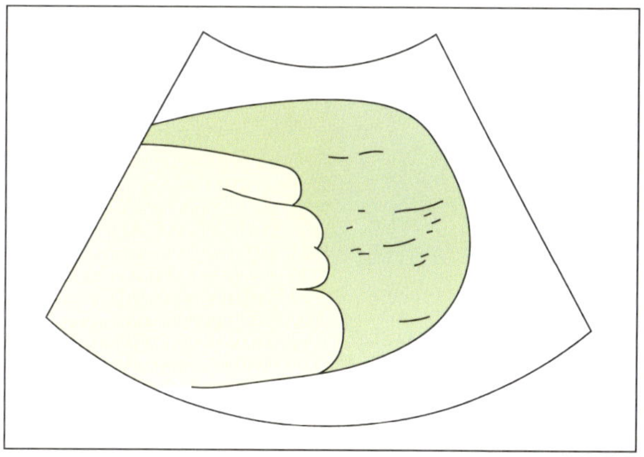

38-c. 자궁 좌측의 덩이 도해

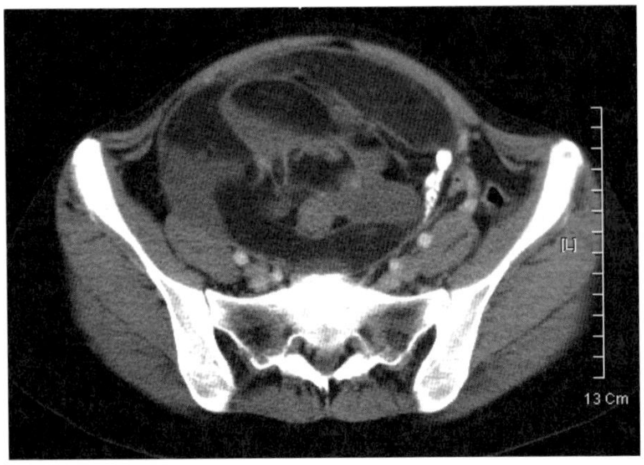

38-d. 골반 CT(transverse section)

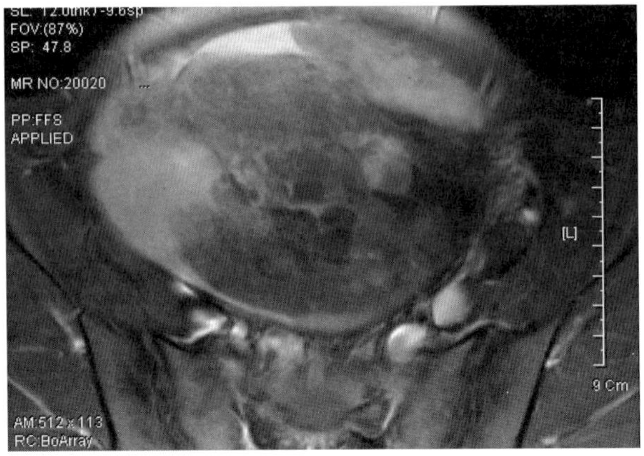

38-e. 골반 MRI(transverse section)

초음파 소견: 자궁의 좌측에 26×25×11 cm크기의 초음파 음영이 감소된 커다란 덩이(사진 38-a)가 관찰되며 도플러상 혈류분포 증가는 없음. 덩이의 내부는 균일하지 않으며 혼합성 음영을 보임(사진 38-b)

CT 소견: 좌측 난소의 26 cm 크기의 덩이보이며 기형종 가능성 높음.
우측복부 장간막에 경한 염증세포 침윤이 있고, 골반강안에 소량의 복수가 보임

MRI: 좌측 난소의 직경 25 cm 크기의 기형종 의심됨

진 단: 성숙 기형종(teratoma)

임상경과: 좌측 난소 종양 절제술 시행

고 찰: 젊은 여성에서 난소종양은 생식세포 종양이 흔하며 성숙기형종이 가장 흔한 양성 종양이다. 이 환자의 초음파사진에서 나타나듯 저음영의 덩이 내에 작게 빛나는 음영은 액화된 지방 내에 머리카락이 흩어져 있는 경우에 나타나는 소견이다. CA 125가 증가되었으나 성숙기형종이라서 증가되었다기 보다는 가임기여성에서는 CA 125가 비특이적으로 증가할 수 도 있다.

Case 39

12세, 0-0-0-0

주 증 상: 3일 전 시작된 하복부통

현 병 력: 발열없으며, 내진상 경부압통 없음

과 거 력: 특이사항 없음

월 경 력: 규칙적인 편이고, 양은 보통, 생리통 심하지 않음.

검사실 소견: CA 125 : 15.7 U/ml, A-FP : 1.5 ng/ml, β-hCG : 0.4 mlU/ml, CA 19-9 : 69.1 U/ml

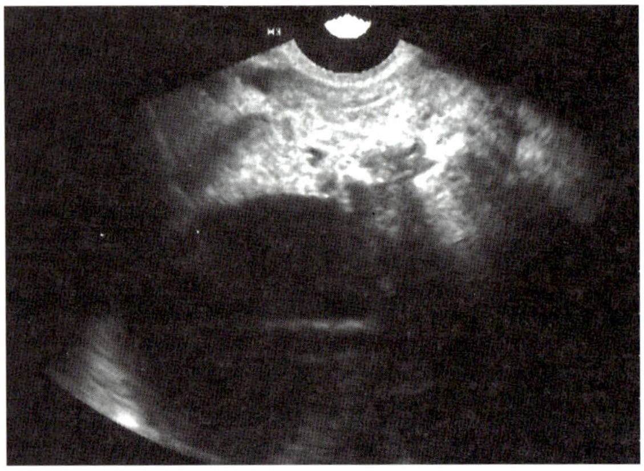

39-a. 우측 자궁부속기

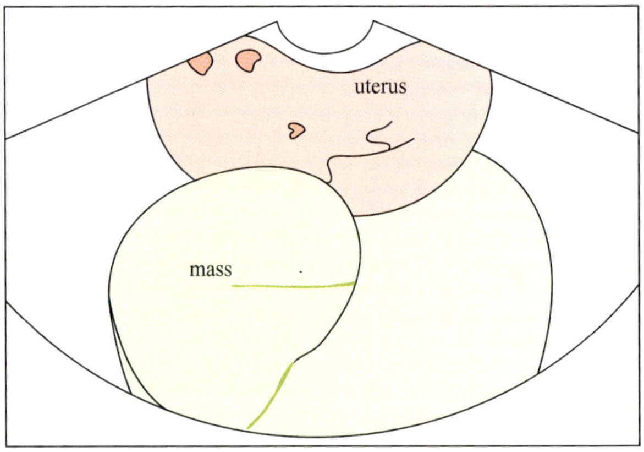

39-b. 우측 자궁부속기 도해

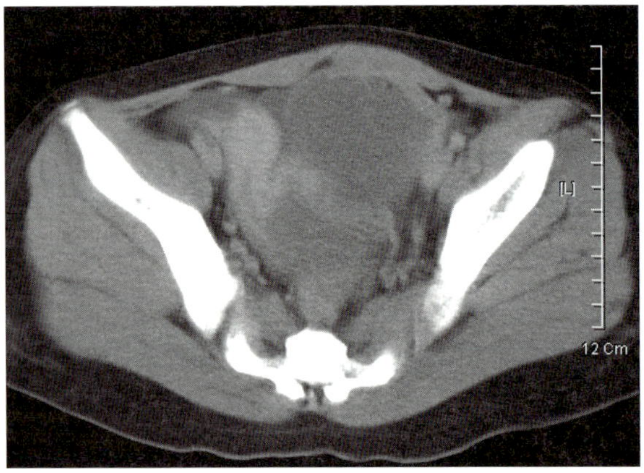

39-c. 골반 CT(transverse section)

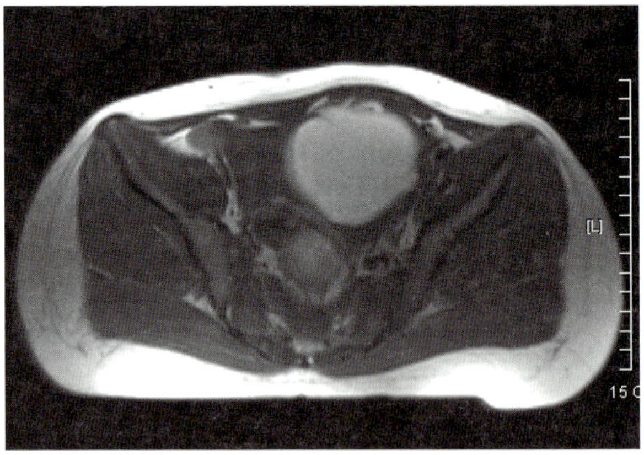

39-d. 골반 MRI(transverse section)

초음파 소견: 자궁 우측으로 11.6×9.9×7.7 cm 크기의 다방성 낭종음영이 관찰되며, 내부에 혼합성 음영관찰됨.
색도플러상 혈류분포의 증가는 없음.

CT: 골반강에 직경 12 cm 크기의 덩이로 기형종의 염전이 의심됨.

감별진단: 자궁내막종,
출혈성 낭종,
농양,
기형종(teratoma with hemorrhagic necrosis)

진 단: 출혈성 괴사를 동반한 성숙 기형종

임상경과: 우측 난소종양절제술 시행

고 찰: 이 환자와 같이 20세 미만으로 나이가 어린 여성에서 난소종양은 70%가 생식세포 기원으로 이중 삼분의 일은 악성이다. 감별진단시 자궁내막종은 30세 이후에 흔히 진단되고 골반염은 성행위가 없는 여성에게는 예외적인 것이다.
생식세포종양은 상피성종양에 비해 빨리 커지는 경향이 있으며 따라서 증세로서 하복통이나 하복부에서 덩이가 만져지는 것을 호소한다.

Case 40

26세, 0-0-0-0

주 증 상: 임신 16주 산모로 우측하복통 발생(2일)

현 병 력: 임신 초기에 발견된 우측 난소 낭종으로 추적 관찰 중 하복통 있어 내원

과 거 력: 특이사항 없음

월 경 력: 규칙적이고 기간은 5일이며, 양은 보통, 생리통 없음

검사실 소견: CA : 125 : 17.9 U/ml

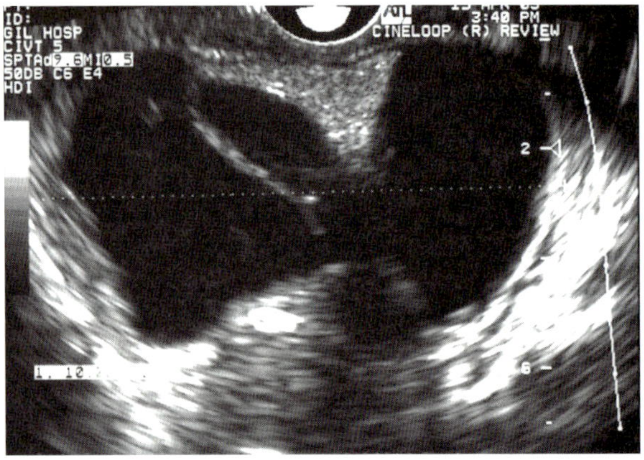

39-a. 우측 자궁부속기

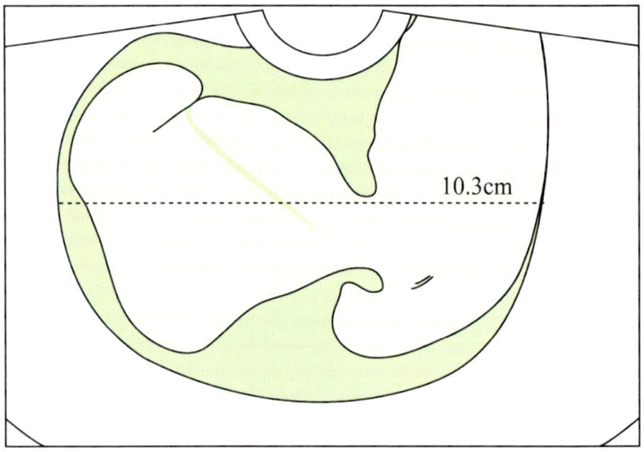

39-b. 우측 자궁부속기 도해

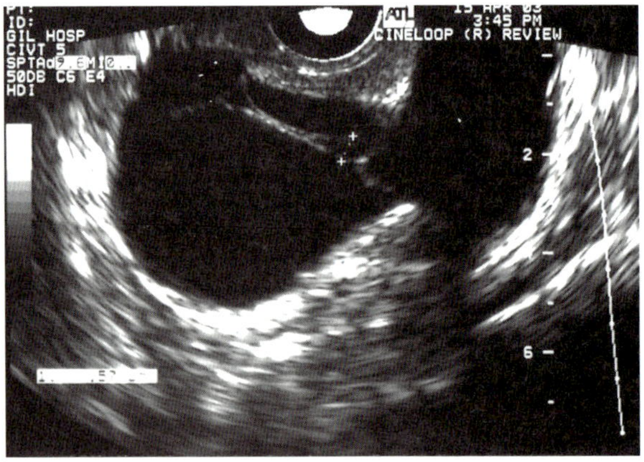

39-c. 낭종 내부의 격막

초음파 소견: 자궁의 우측에 10.3×10.3×5.5 cm 크기의 격막이 있는 경계가 명확한 낭종성 음영이 관찰됨

감별진단: · 자궁내막종
· 난소의 출혈성 낭종
· 농양
· 기형종

진　　단: 성숙 기형종(teratoma)

임상경과: 수술 3일째 추적 CT 소견상 양측신장에 경한 수신증(우측이 더 심함)이 관찰됨.
우측 허리근 앞쪽에, 충수돌기와 연조직 주변으로 소량의 복수가 보이며 이는 수술 후 생리적 복수로 판단됨. 그 외 이상소견은 관찰되지 않음.

고　　찰: 기형종은 가임기 연령에서 주로 발생되며 특히 10대, 20대에 많다. 기형종의 초음파소견은 그 이름만큼이나 다양한 변이를 보인다.

Case 41

28세, 0-0-1-0

주 증 상: 하복부통(1주)

현 병 력: 1개월 전 초음파 검사 소견상 난소낭종(6 cm)있다고 들었으며 그 당시 CA 125는 47 U/ml 였음. 내원 1주일전 난소낭종 약간 커지는 양상(7 cm)보이고 CA 125가 50 U/ml로 측정됨

과 거 력: 류마티스양 관절염 진단 받음(3년)

월 경 력: 규칙적이고, 기간은 3일, 양은 보통이며 생리통 없음

검사실 소견: CA 125 : 17.2 U/ml
임신반응검사－음성

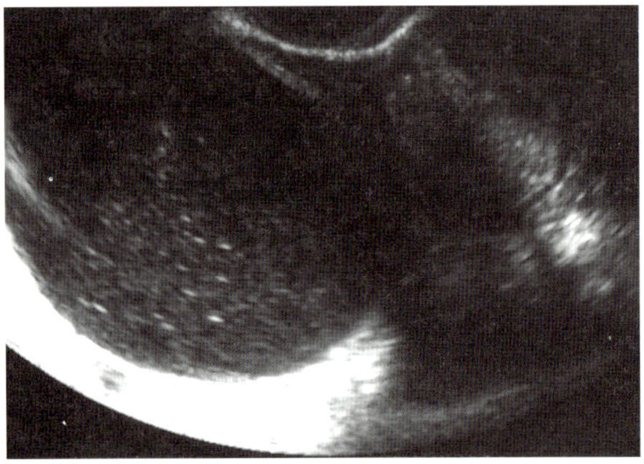

41-a. 우측 자궁 부속기 덩이

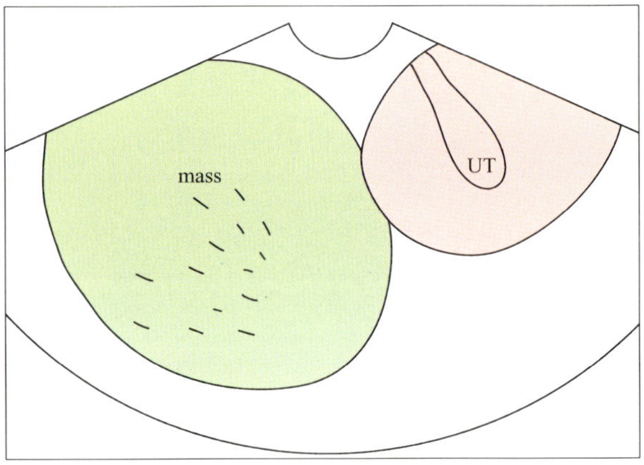

41-b. 우측 자궁 부속기 덩이 도해

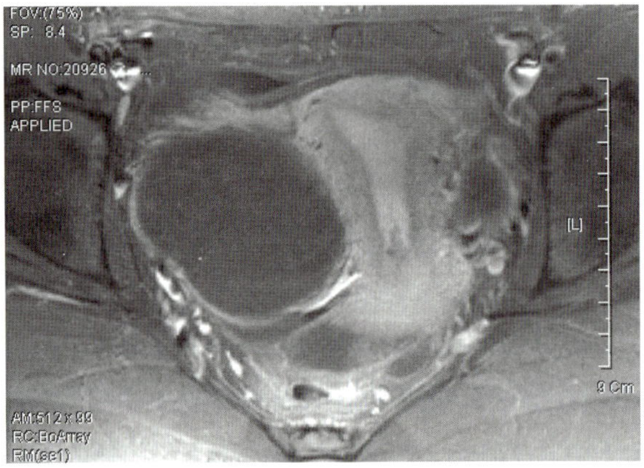

41-c. 골반 MRI(transverse section)

초음파 소견: 우측 7.4×7.5×5.3 cm 크기의 저음영의 경계가 명확한 낭종성 구조가 관찰됨. 낭종의 내부는 고음영의 작은 점들이 관찰됨.
도플러상 혈류분포 증가는 없음.

MRI 소견: 자궁의 우측에서 지방조직을 포함하는 10 cm크기의 중격을 가진 종괴와
석회침착을 나타내는 흑색 신호병변이 관찰됨
좌측난소-다수의 생리적 낭종 관찰됨

감별진단: · 자궁내막종
· 장액성 낭선종
· 기형종

진 단: 낭종성 성숙 기형종(mature cystic teratoma)

임상경과: 우측 난소낭종 절제술 시행

고 찰: 저음영의 낭성구조속에 작게 빛나는 많은 점들은 액화된 지방조직과 그 안에 섞여 있는 머리카락을 암시한다.
CA125는 기형종에서 증가하지는 않으나 가임기 여성에서는 비특이적으로 증가되는 경우가 많다.

Case 42

26세, 2-1-2-2

주 증 상 : ① 하복부에서 덩이가 만져짐
② 생리통

현 병 력 : 내진상 어른 주먹 크기의 무통성이며, 단단한 덩이가 하복부에서 만져짐

월 경 력 : 월경량은 소량, 월경통은 중등도

과 거 력 : 특이사항 없음

검사소견 : CA 125 : 11.9 U/ml
CEA : 1.3ng/ml

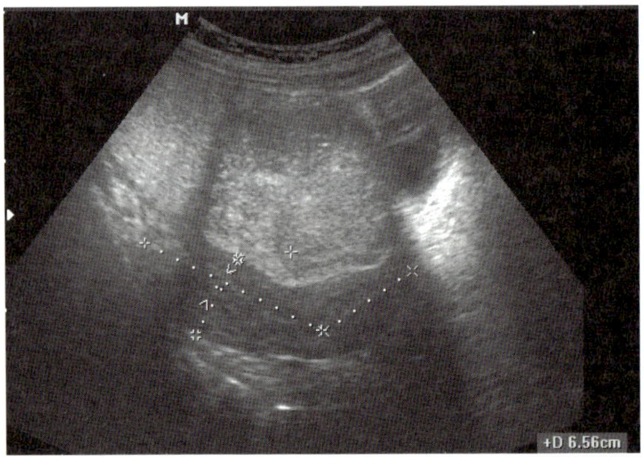

42-a. 자궁과 자궁우측 앞쪽의 덩이

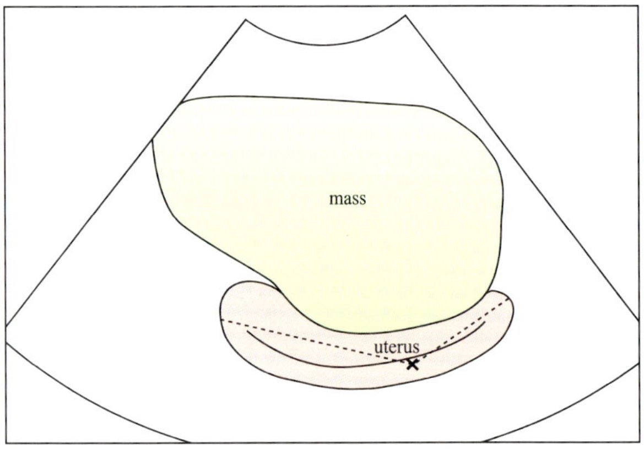

42-b. 자궁과 덩이의 도해

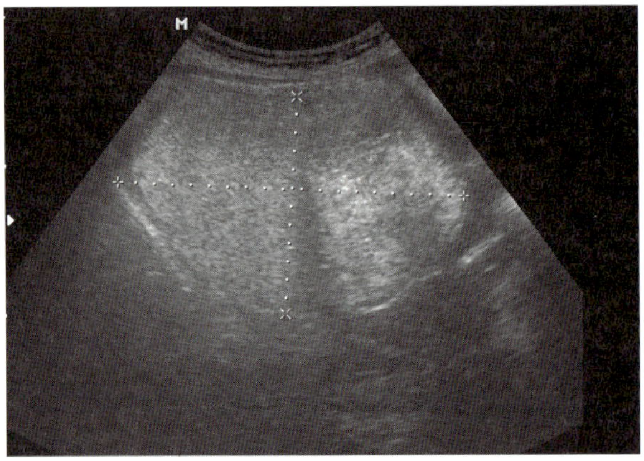

42-c. 덩이(11×7×6cm)

초음파 소견: 자궁은 특이소견 없으며 자궁의 우측으로 11×7×6 cm 크기의 경계가 명확한 고형덩이가 관찰되며 고형덩이의 주변부에 부분적으로 석회화 관찰됨. 좌측난소는 정상적으로 관찰됨. 우측 신장의 신우가 경도의 수신증보임

감별진단: · 자궁근종
· 기형종

진 단: 우측난소 기원의 성숙 기형종(teratoma)

고 찰: 골반내 혹이 발견된 경우, 특히 고형일 때는 그 기원이 자궁인지, 난소인지를 우선적으로 구분하여야 한다. 양측난소를 찾아 혹과 분리된 것인지 탐촉자로 살짝 밀어서 확인해 본다. 이십대 중반의 연령에서 난소 혹은 기형종이 가장 많으며 그 85~90%가 양성으로 성숙기형종이다. 기형종에서는 부분적으로 석회화한 형태가 자주 관찰된다. 덩이에 의해 우측 뇨관이 압박되어 우측신장의 신우확장이 발생되었다.

Case 43

42세, 2-0-3-2

주 증 상: 골반내 덩이

현 병 력: 정기검진 시 우연히 발견된 무통성 골반내 덩이

과 거 력: 특이사항 없음

월 경 력: 월경통-심하지 않음. 생리는 규칙적, 월경양은 보통임.

검사실 소견: CA 125 : 4.5 U/ml

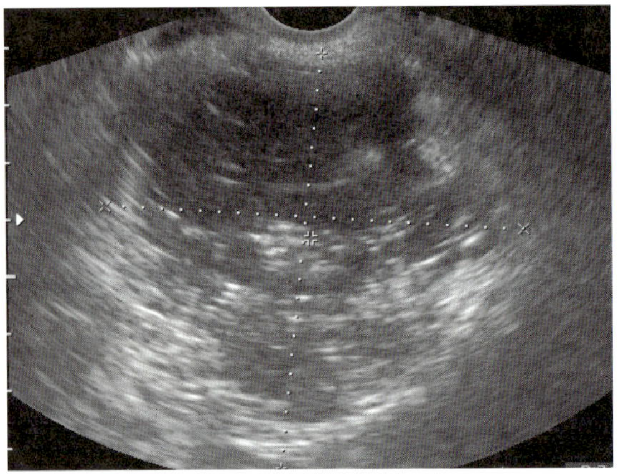

43-a. 우측 자궁부속기 덩이(7.2×6.5 cm)

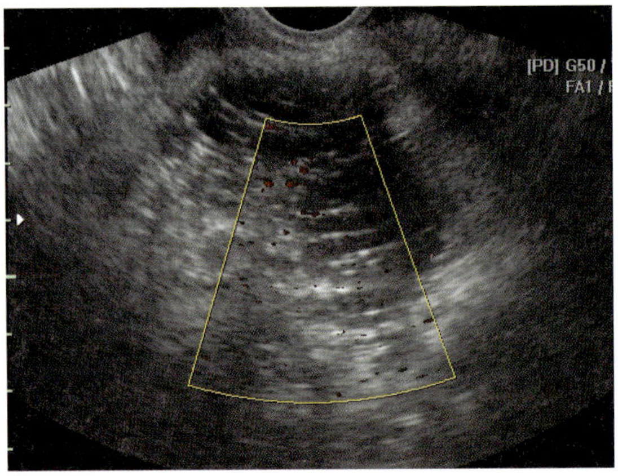

43-b. 덩이의 색도플러

초음파 소견: 자궁은 후굴되었으며 7×4.9 cm의 크기였고 자궁내막의 두께는 3 mm로 측정되었다.
자궁부속기 우측에 7.2×6.5 cm크기의 혼합성 초음파 음영을 보이는 종괴가 관찰되었다.
내부음영은 밝게 반사되는 선 구조들이 보였다.
후맹낭의 액체저류는 없었다.

감별진단: 기형종
자궁내막종

진 단: 성숙 기형종(teratoma)

고 찰: 기형종은 다양한 모습으로 나타날 수 있으나 이 환자의 경우에서처럼 저음영의 낭성구조 내에 희게 빛나는 고음성의 선구조로 나타나는 경우도 많으며 이는 액화된 지방질 내에 머리카락이 뭉쳐있는 것이다.

Case 44

19세, 0-0-2-0

주 증 상: 하복부통(1일)

현 병 력: 1~2주 전부터 하복부 통증 있다가 내원 전 날부터 증상이 심해짐.

과 거 력: 특이사항 없음

월 경 력: 규칙적이고, 양은 보통이며 생리통 없음

검사실 소견: 임신반응검사 – 음성

CA125 : 15.1 U/ml, CEA : 12.3 ng/ml

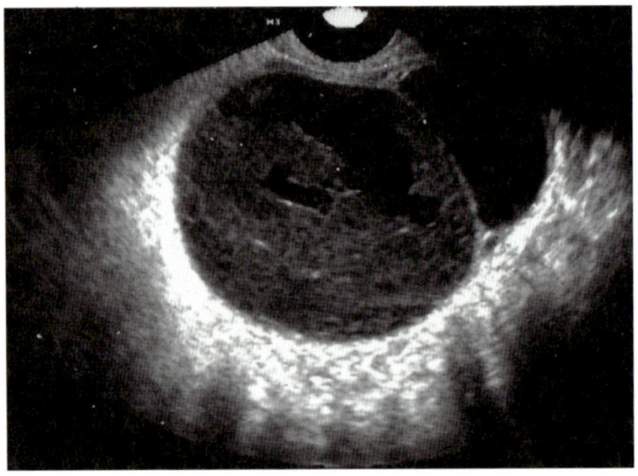

44-a. 우측 자궁부속기

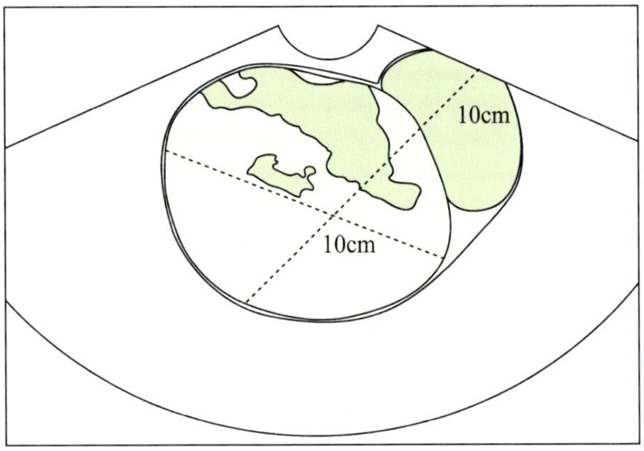

44-b. 우측 자궁부속기 도해

초음파 소견: 자궁의 이상소견은 관찰되지 않음.
자궁의 앞쪽으로 10×10 cm 크기의 구형의 경계가 명확한 혼합성 음영 관찰됨.
딩이내부로 혈류흐름은 관찰되지 않음

감별진단: · 자궁내막종
· 출혈성 난소 낭종
· 악성 종양
· 기형종

진 단: 출혈을 동반한 우측 난소의 장액성 낭샘종(serous cystadenoma)

임상경과: 우측 난소 낭종절제술

고 찰: 젊은 여성에서 위와같은 소견은 출혈성 황체종이기 쉽다.
통증이 없었다면 수술을 하기보다는 추적관찰을 해보는 것이 적절한 조치였을 것이다. 이 연령대에서는 난소의 악성종양은 아주 드물고 자궁내막종도 흔하지 않다.

Case 45

23세, 0-0-0-0

주 증 상: 소량의 질출혈(1개월)

현 병 력: 1년 전부터 하복부 팽만감 있었으며 한달전부터 소량의 질출혈 있음.

과 거 력: 특이사항 없음

월 경 력: 불규칙하고, 양이 적고, 생리통 없음

검사실 소견: CA 19-9 : 4.7 U/ml
CA 125 : 18.7 U/ml
임신반응검사 : 음성

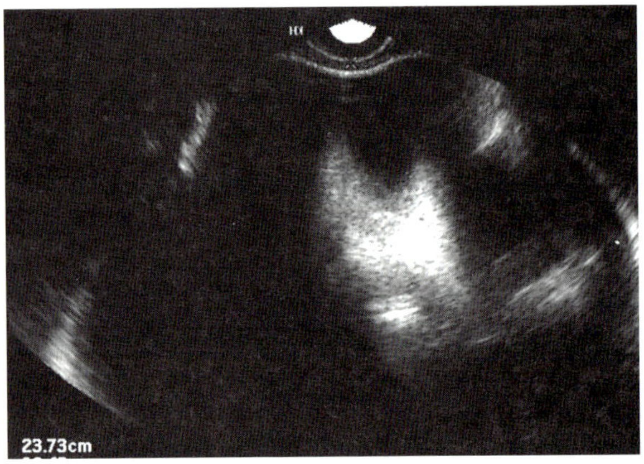

45-a. 골반강내 큰덩이(24×16cm)

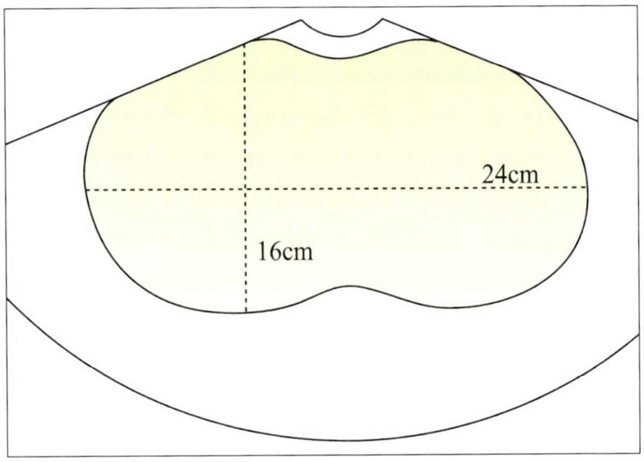

45-b. 골반내 덩이 도해

초음파 소견: 질초음파로 측정이 잘 안될 정도의 커다란 크기의 낭종성 구조 관찰됨
낭종의 경계는 명확하며 내부의 돌기성 자람은 없음.

감별진단: · 부난소낭종
· 방광
· 점액성 상피종양
· 장액성 상피종양

진 단: 장액성 낭샘종(serous cystadenoma)

임상경과: 난소낭종 절제술 시행함

고 찰: 격막이 없고 크기가 큰 낭종으로 양성 점액성 난소종양을 우선적으로 생각해 볼 수 있으나 이 환자와 같이 예외적인 경우도 많다.

Case 46

64세, 4-1-3-4

주 증 상: 하복부 덩이(수일전)

현 병 력: 수일전 하복부에서 무통성 덩이가 촉지됨

과 거 력: 10년전 고혈압진단받음, 현재 약 복용은 안하고 있는 상태임

월 경 력: 48세에 폐경됨

검사실 소견: CA-125 : 4.5 U/ml

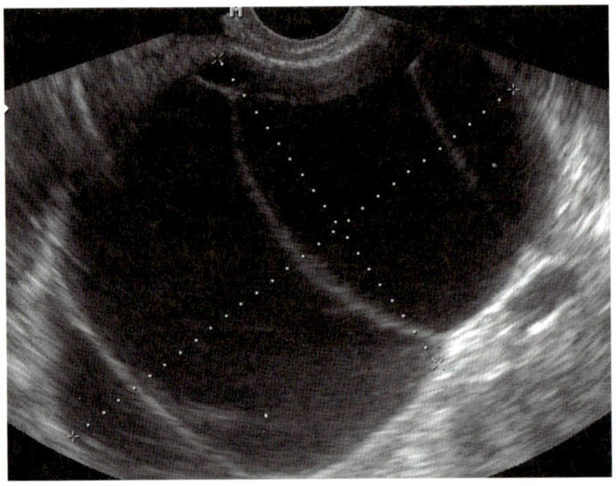

46-a. 좌측 자궁부속기 덩이(9.5×8.2×7.7cm)

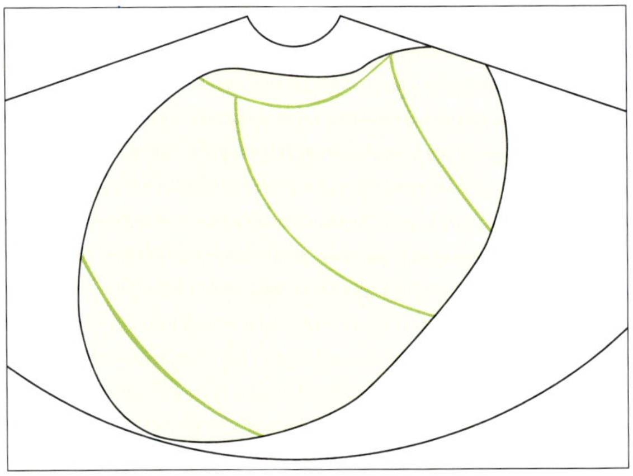

46-b. 좌측 자궁부속기 덩이 도해

초음파 소견: 자궁은 4.8×2.7×2.5 cm 크기로 위축되었으며 내막은 0.48 cm의 두께로 관찰됨.
우측난소는 관찰안되며, 좌측난소위치에 9.5×8.2×7.7 cm의 여러 칸으로 나뉜 경계가 명확한 낭종성 구조 관찰됨. 후맹낭(PCDS)에 액체저류소견은 없음

감별진단: · 가성낭종
· 부난소낭종
· 난소 상피성 종양

진 단: 장액성 낭샘종(serous cystadenoma)

임상경과: 전자궁절제술 및 양측난소－난관절제술 시행함

고 찰: 상피성 난소암의 80%이상이 폐경여성에서 발견되며 최고 빈도의 나이는 62세이다. 폐경여성에서 발생되는 종양의 30%가 악성이다. 이 환자의 경우 나이와 낭종의 크기, 격막의 관찰되지 않으며 후맹낭에 액체저류가 없는 점은 양성가능성을 높여준다고 할 수 있다.

Case 47

70세, 3-0-2-3

주 증 상 : 우연히 발견된 난소 물혹
과 거 력 : 특이사항 없음
검사실 소견 : CA125 : 13.1 U/ml

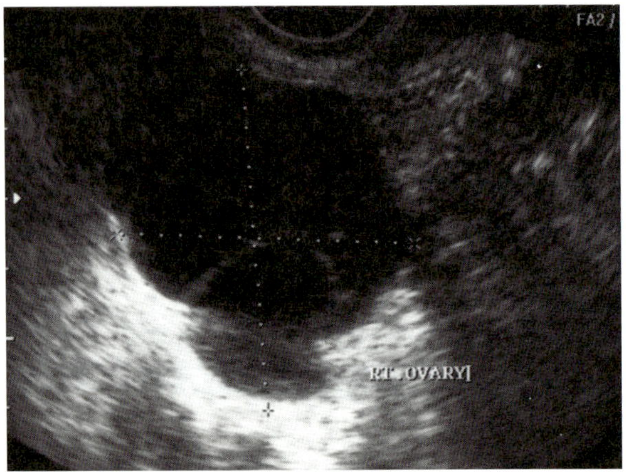

47-a. 우측 자궁부속기

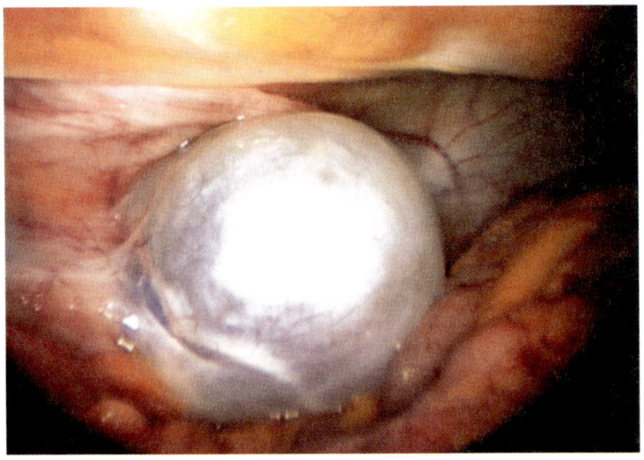

47-b. 우측 난소낭종의 골반경 사진

초음파 소견: 자궁은 4.5×3.1×2.5 cm 크기로 특이소견 없으며 우측 자궁부속기에 4.5×4.3 cm 크기의 격막이 있는 다방성 낭성 구조 관찰됨

감별진단: · 양성낭종
· 점액성 난소종양
· 장액성 난소종양

임상경과: 골반경으로 낭종 절제하였음

진　　단: 장액성 낭샘종(serous cystadenoma)

고　　찰:

Case 48

49세, 3-0-1-3

주 증 상: 한달간 지속된 소량의 질출혈

현 병 력: 소량의 질출혈이 한달 정도 지속되어 산부인과 방문하여 초음파검사상 초음파상 골반종괴가 관찰되어 전원됨.

과 거 력: 난관 결찰술(20년 전)

월 경 력: 2년 전 폐경됨

검사실 소견: CA 19-9 : 12.2 U/ml, CA : 125 : 42.8 U/ml

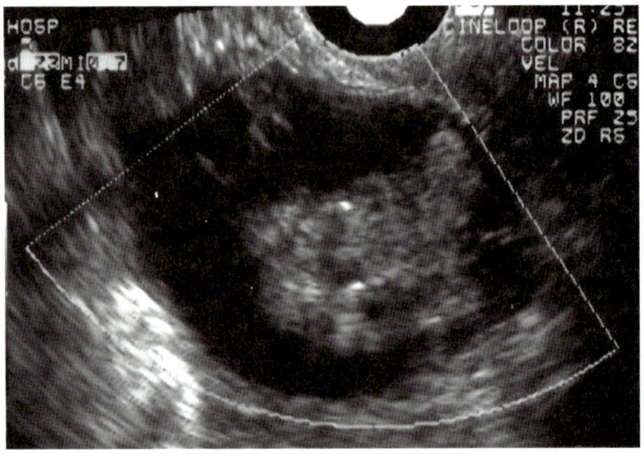

48-a. 우측 자궁부속기

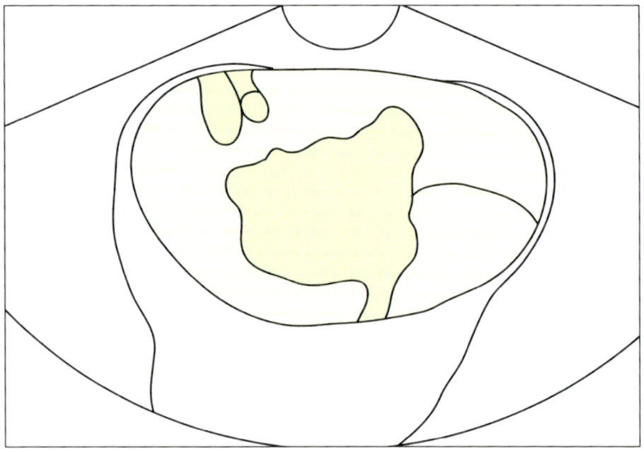

48-b. 우측 자궁부속기 도해

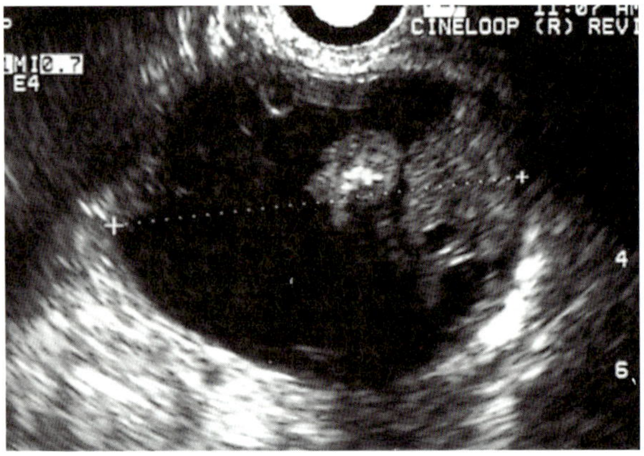

48-c. 동일한 구조물의 다른 측면 사진

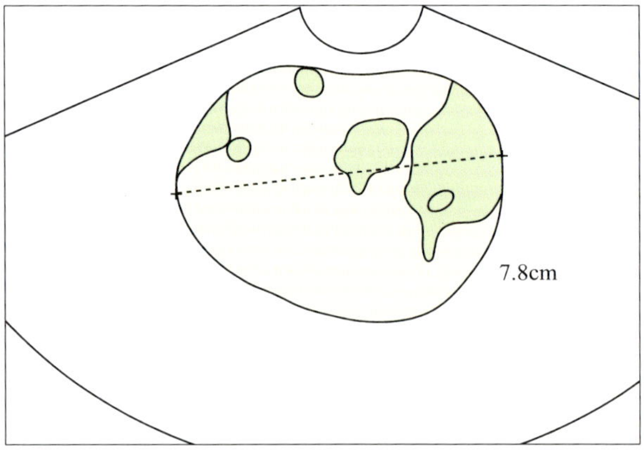

48-d. 덩이의 도해

초음파 소견: 자궁은 정상적인 크기와 형태를 보였으며 자궁의 우측 부속기에서 7.8×6.5 cm 크기의 경계가 비교적 명확한 덩이가 관찰되며, 덩이는 주로 낭종성 음영을 보이나 내부에는 4×3 cm 크기의 고형 덩이구조가 관찰됨.

감별진단: · 난소의 장액성 악성종양(Serous cystadenocarcinoma of ovary)
· 난소의 기형종(Teratoma)

진　단: 장액성 유두종(경계성; Serous papillary tumor, borderline malignancy)

임상경과: 림프선절제술을 동반한 자궁절제술과 양측 난소난관절제술 시행함.

고　찰: 증상만으로 볼 때 폐경여성에서 질출혈이 있다면 자궁경부암이나 자궁내막암을 우선적으로 고려해야 할 것이다.

상피성 난소종양은 무증상이 많지만 폐경 전 환자에서는 불규칙한 월경현상을 보일 수 있고, 폐경 후 여성에게선 이 환자에서와 같이 질출혈을 보일 수 있다.

폐경여성에서 난소의 8 cm 크기의 덩이는 난소종양을 우선 생각해야하고 덩이내부의 혼합성 음영은 악성을 암시하는 소견이다. 경계성 장액성 난소종양은 초음파소견은 악성을 시사하는 소견을 보일 때가 많으며 CA125는 약 59%의 경계성 장액성 난소종양에서 증가된다.

Case 49

40세, 1-0-2-1

주 증 상 : 하복부둔통(4개월).

현 병 력 : 4개월 전부터 하복부 불쾌감 느껴짐.

과 거 력 : 자궁경부암으로 6년 전 전자궁적출술 시행받음.

검사실 소견 : CA125 : 302 U/ml

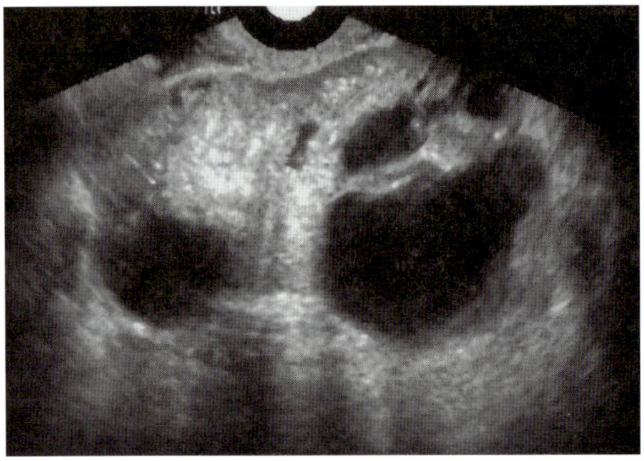

49-a. 골반강내부

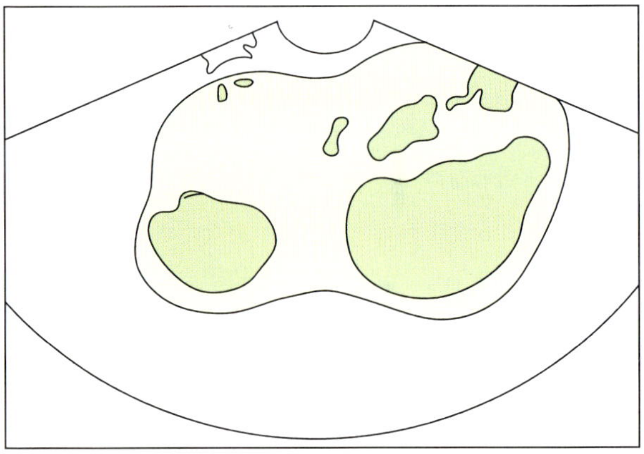

49-b. 골반강 도해

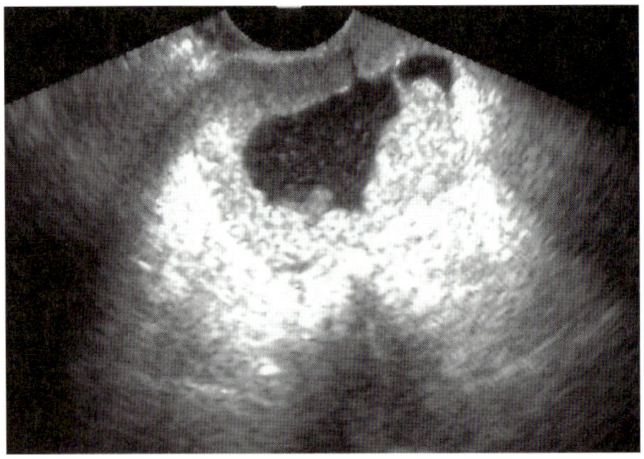

49-c. 동일한 종괴의 다른 측면

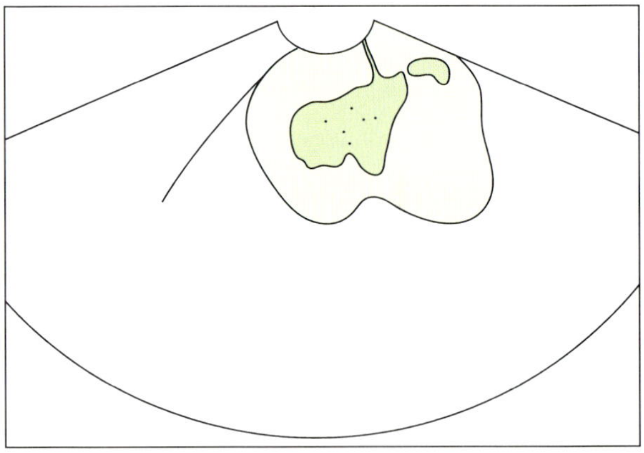

49-d. 종괴 도해

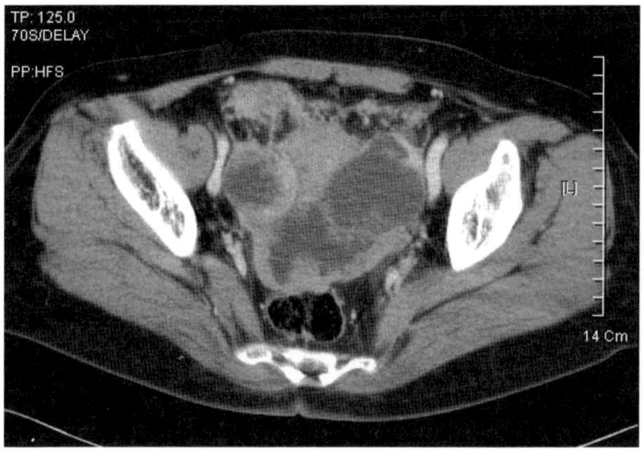

49-e. 하복부 CT(transverse section)

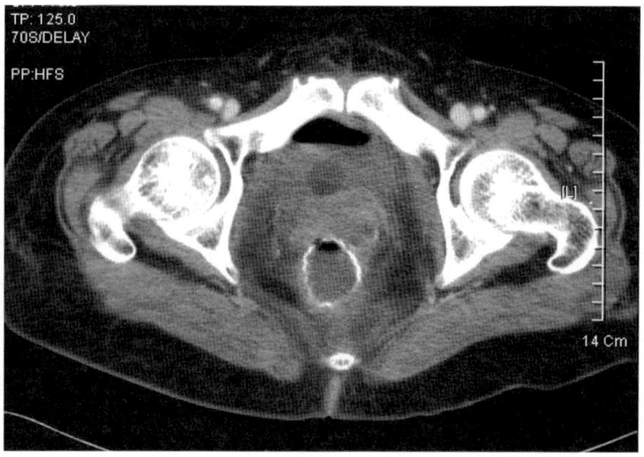

49-f. 골반 CT(transverse section)

초음파 소견: 골반내에 10.9×7.1 cm 크기의 부정형, 혼합성 음영을 보이는 덩이가 관찰됨. 경계는 뚜렷하지 않음. 혈류도플러상 덩이내에 RI치가 0.87로 측정됨

CT 소견: · 양측 난소에서 낭종성과 고형성 성분을 포함한 6~7 cm 크기의 덩이가 관찰됨.

감별진단: · 자궁경부암의 골반내 전이
· 낭성섬유종(cystic fibroma)
· 장액성 낭샘암(Serous cystadenocarcinoma)

진 단: 장액성 낭샘암(Serous cystadenocarcinoma)

임상경과: 양측 난소난관절제술 및 종양감축술 시행(Debulking operation)

고 찰: 젊은 연령임에도 불구하고 자궁경부암과 난소암이 연이어서 진단된 환자이다. 난소암은 대부분 무증상이 많으며 골반압박감을 느끼는 경우가 있다. CA125가 매우 높은 편이며 초음파 소견상 크기가 큰 혼합성 음영을 보여 상피성 난소암을 의심할 수 있다. 도플러 지수는 RI 0.4이상으로 양성을 시사하는 소견을 보였으나 난소종양의 감별진단에서 도플러지수의 악, 양성을 감별하는 변별력은 다른 소견에 비해 약한 편이다.

Case 50

32세, 1-0-2-1

주 증 상: 좌측하복부 둔통(2일)

현 병 력: 6개월 전 정기검진상 난소낭종 진단 받고 추적관찰 중 좌측 하복부 통증 발생되어 방문함

과 거 력: 1년전 제왕절개술 시행함

월 경 력: 규칙적이고 양은 보통이며, 생리통 심하지 않음

검사실 소견: CA 125 : 10.2 U/ml
CA 19.9 : 3.1 U/ml
임신반응검사 : 음성

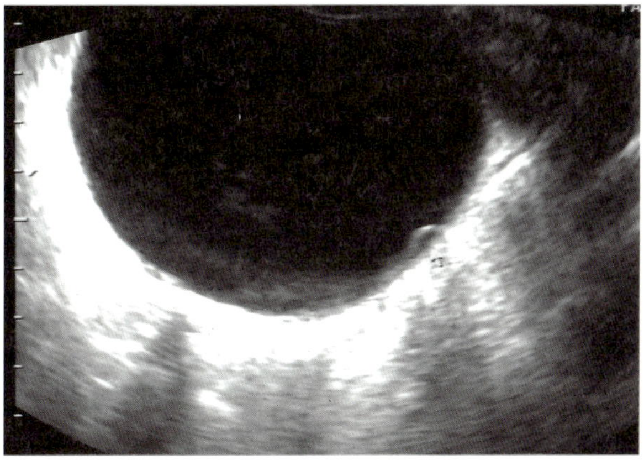

50-a. 좌측 자궁부속기 덩이

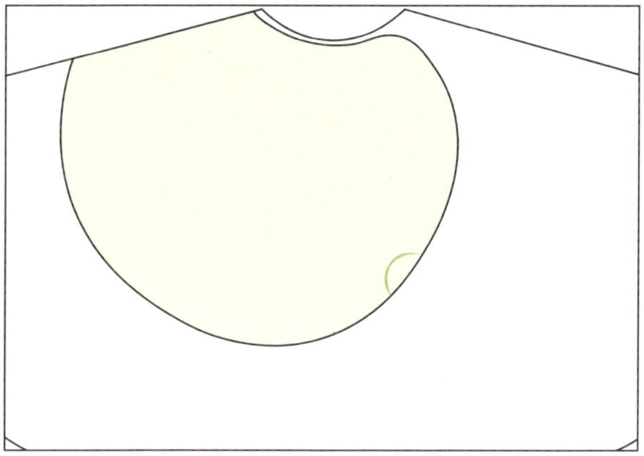

50-b. 좌측 자궁부속기 덩이 도해

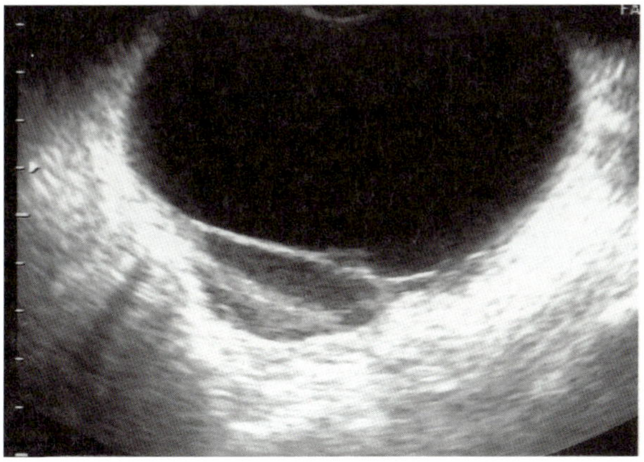

50-c. 좌측 자궁부속기 동일한 덩이의 다른 단면

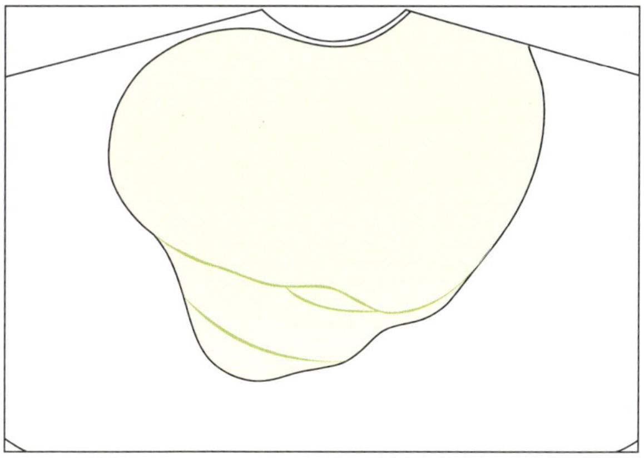

50-d. 덩이의 도해

초음파 소견: 자궁의 이상소견을 관찰되지 않았으며, 우측 난소의 이상소견은 없었다.
좌측난소의 정상적 조직은 관찰되지 않았고 11.4×7.4 cm 크기의 경계가 명확한 낭종성 음영이 관찰되었다.
큰 낭종 주위로 작은 낭종이 2~3개 관찰되었다.

감별진단: · 부난소낭종
· 장액성 낭선종

진 단: 점액성 낭샘종(mucinous cystadenoma)

임상경과: 좌측 난소 난관 절제술(LSO)

고 찰: 이 환자의 경우 낭종의 내부 양상이 장액성처럼 보였으나 조직학 검사상 점액성 낭샘종으로 확인되었다. 이처럼 초음파 소견만으로 장액성인지 점액성인지를 판별하는 것은 쉽지 않을 뿐 아니라 임상적 의의도 없다. 중요한 것은 악성 가능성이 어느 정도인가 하는 것이라고 할 수 있다.

10

Case 51

42세, 2-0-0-2(1/1)

주 증 상: 복부팽만감(1개월)

현 병 력: 복부통증은 없고 열감 느끼지 않음.

과 거 력: 제왕절개술 2회 시행함.

월 경 력: 규칙적이고 기간은 7일이며, 양은 많은 편이고 생리통 없음

검사실 소견: CA 125 : 30.0 U/ml
CA 19-9 : 5.6 U/ml
임신반응검사 : 음성

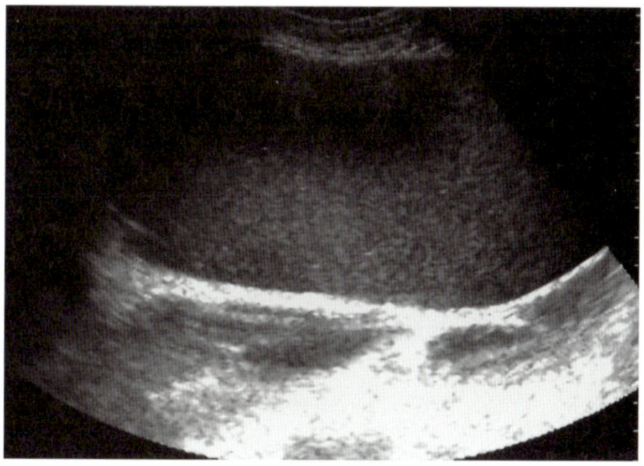

51-a. 우측 골반강

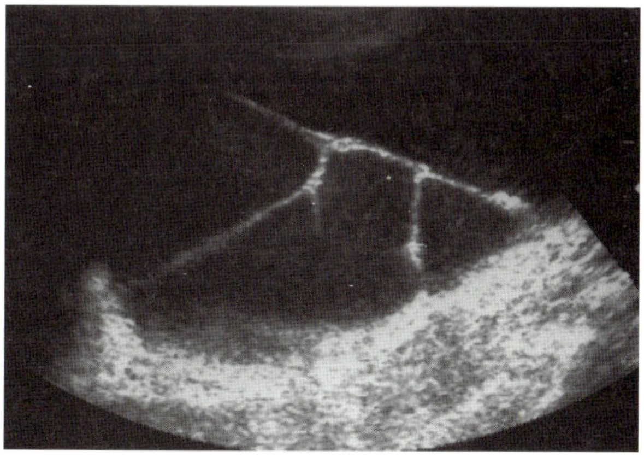

51-b. 동일한 덩이의 횡단면

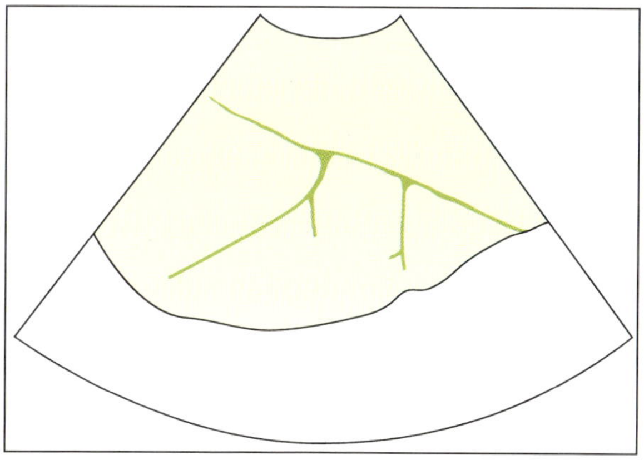

51-c. 동일한 낭종의 도해

초음파 소견: 우측: 20×15×10 cm 크기의 격막이 여럿인 낭종성음영이 관찰됨
격막에 혈류가 관찰되며 도플러 검사상 R1 지수는 0.35로 측정됨

감별진단: 난소의 점액성낭종성샘암

진 단: 점액성 낭샘종(mucinous cystadenoma)

임상경과: 우측난소종양절제술 시행

고 찰: 점액성 난소종양은 상피성 난소종양중 장액성에 이어 두 번째로 흔한 종양으로 크기가 큰 경향이 있고 격막이 있는 경우가 많다. 도플러지수는 악성과 양성을 감별하기 위해 측정하며 기준이 연구자마다 차이는 있으나 R1지수로 0.4 미만일 때 악성 가능성을 암시하나 이 환자에서와 같이 절대적이진 못하다.

Case 52

37세, 2-0-2-2

주 증 상: 하복부통(2일)

현 병 력: 2일 전부터 하복부 통증있어 개인의원 방문하여 초음파 검사 후 난소 종양 의심되어 전원됨

과 거 력: 당뇨병 진단받음(5년전)

월 경 력: 규칙적이고, 양은 보통, 생리통은 심하지 않음.

검사실 소견: CA 125 : 13.3 U/ml

임신반응검사 : 음성

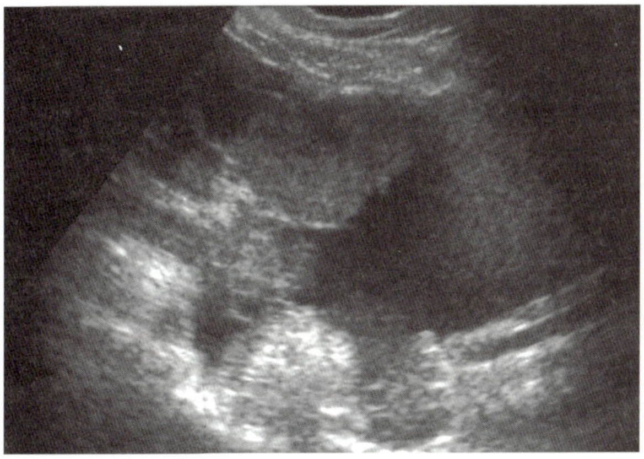

52-a. 좌측 자궁부속기

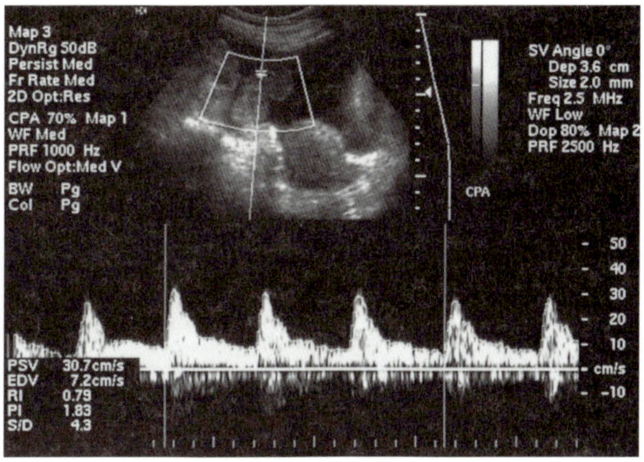

52-b. 동일한 덩이의 도플러

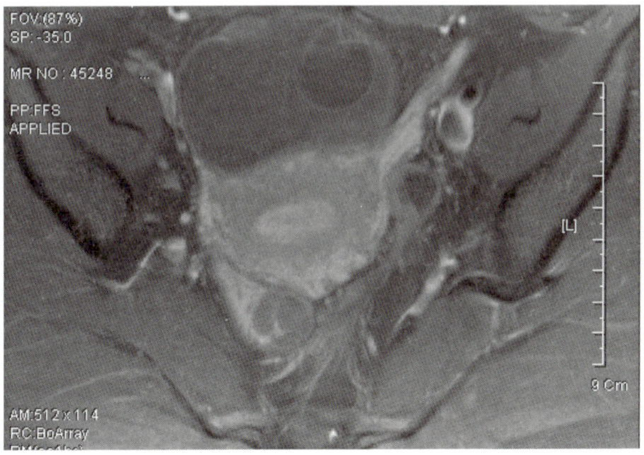

52-c. 골반 MRI(transverse section)

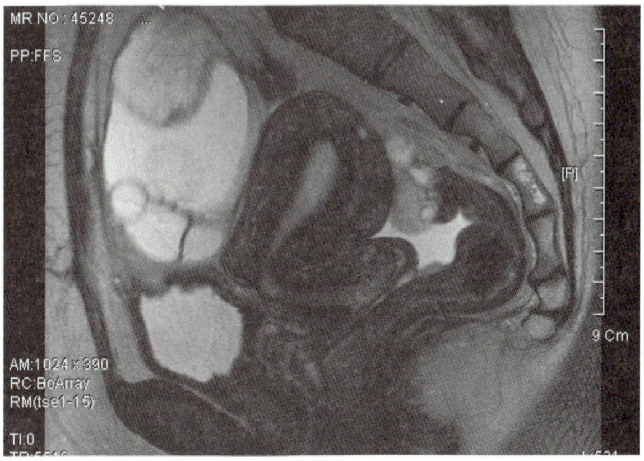

52-d. 골반 MRI(sagittal section)

10

초음파 소견: 우측난소－4.0×2.5 cm 크기이며 직경 2.1 cm 크기의 난포관찰됨
좌측난소－7×7 cm 크기의 다방성 낭종관찰되며 내부에 중격 관찰됨
도플러소견은 RI 0.79임

감별진단: · 상피성난소종양
· 기형종

진　　단: 점액성 낭샘종(mucinous cystadenoma)

임상경과: 좌측 난소낭종절제술 시행함

고　　찰: 상피성 난소종양 중 점액성낭선종은 약 20%를 차지하는데 종양표지자 중에서 CA125가 증가되지 않는 경우가 많다.

Case 53

72세, 2-0-3-2

주 증 상: 한달 전부터 하복부에서 덩이가 만져짐

현 병 력: 통증은 없었으며 한 달 전부터 아랫배에서 단단한 덩이가 촉지됨

과 거 력: 10년 전 뇌경색 발생 후 회복됨

월 경 력: 20년 전 폐경됨

검사실 소견: CA 125 : 2 U/ml

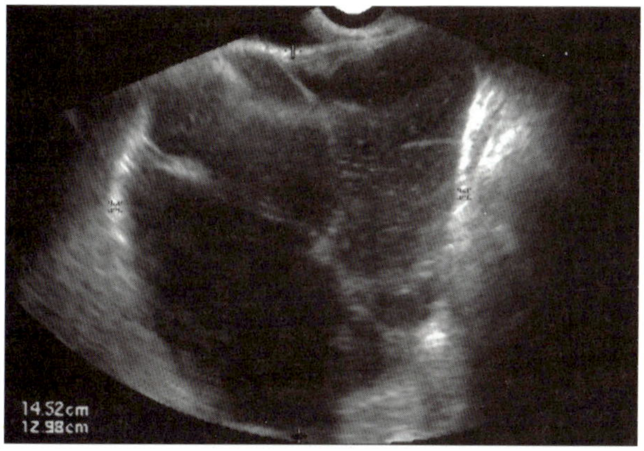

53-a. 골반강 초음파 사진

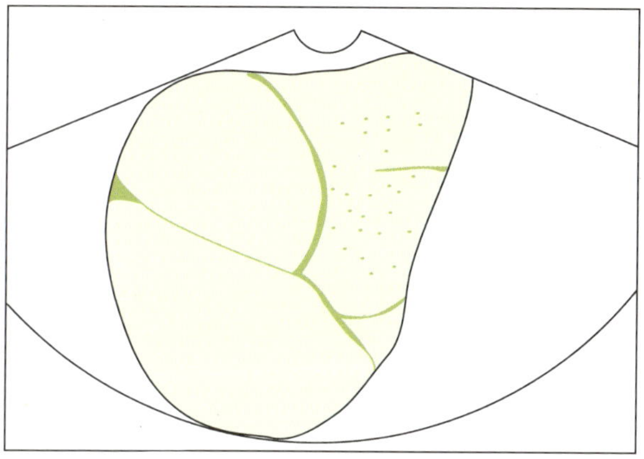

53-b. 골반강 덩이 도해

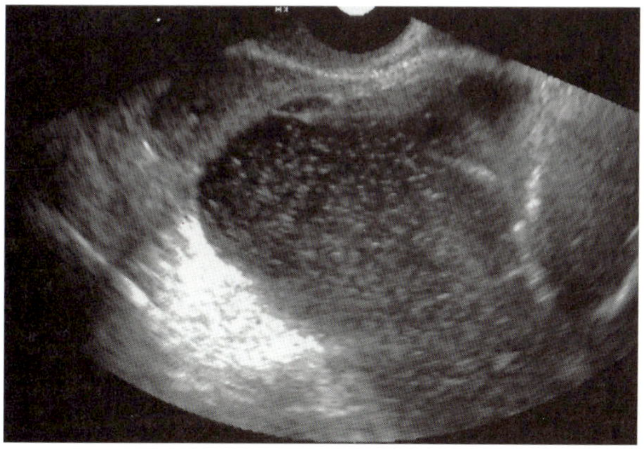

53-c. 같은 덩이의 확대

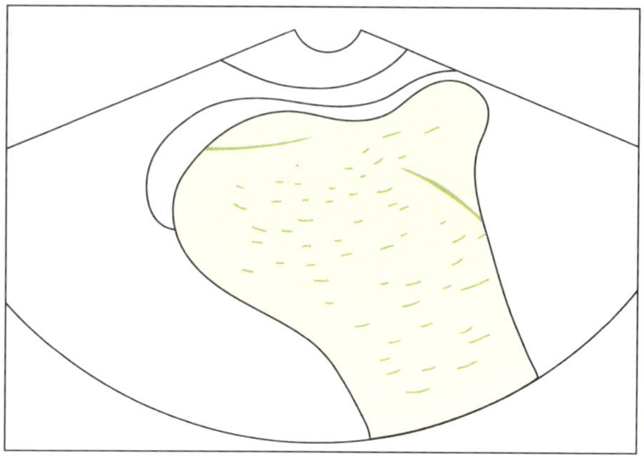

53-d. 덩이 도해

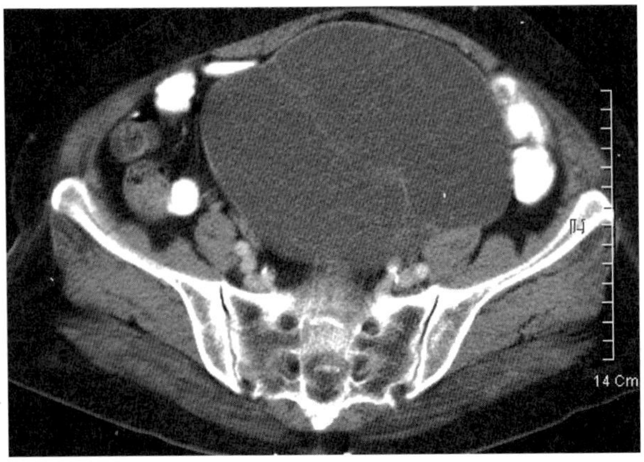

53-e. 골반 CT(transverse section)

초음파 소견: 자궁의 이상소견은 관찰되지 않으며 골반내부에 14×13 cm 크기의 다방성 낭종성 덩이 관찰됨

CT 소견: 골반내에 직경 19 cm 크기의 낭종이 관찰되며 내부에 중격이 있음

감별진단: · 부난소낭종
· 점액성 낭선종

진　　단: 점액성 낭샘종(mucinous cystadenoma)

임상경과: 왼쪽 난소 난관 절제술

고　　찰: 점액성 상피종양은 발견당시 크기가 큰 경우가 많고, 이 환자에서처럼 CA125가 증가되어있지 않은 경우가 많다. 장액성과의 구분은 쉽기 않으나 이 환자에서처럼 낭종내부에 격막이 있고, 액체성 음영이 점액성으로 보이면서 종양의 크기가 크다면 점액성일 가능성이 높다. 이 환자의 경우 CT에서 측정한 크기보다 초음파측정 크기가 작았는데 질식초음파로 측정하면 큰 시야범위를 넘는 큰 덩이는 측정하기가 어렵다. 따라서 항상 경복식 초음파를 병행해야 한다.

Case 54

60세, 3-1-1-1

주 증 상: 한달정도 배변을 잘 못함.
현 병 력: 한 달 동안 대변을 보지 못해 일반외과 검진 중 하복부에서 혹이 발견됨.
과 거 력: 15년 전 난관 결찰술 시행함
월 경 력: 49세 폐경됨
검사실 소견: CEA : 23.2 ng/ml, CA 19-9 : 8.5 U/ml, CA-125 : 19.6 U/ml

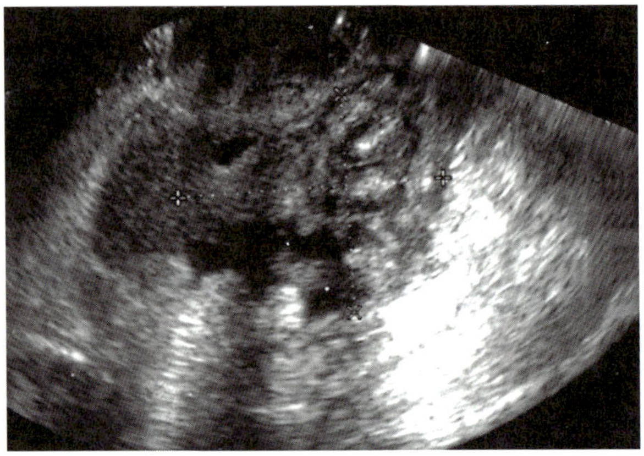
54-a. 우측 자궁부속기

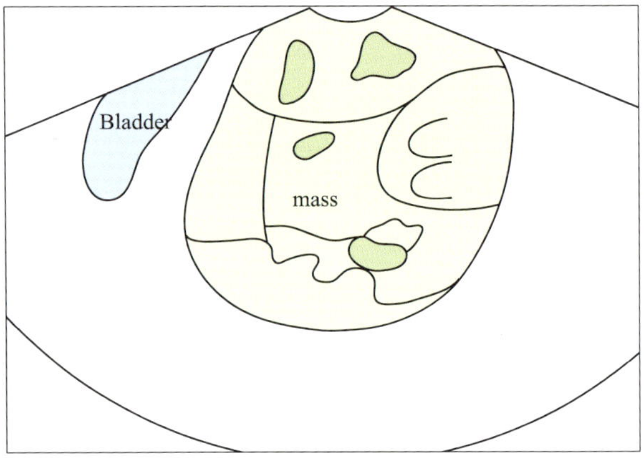

54-b. 우측 자궁부속기 덩이 도해

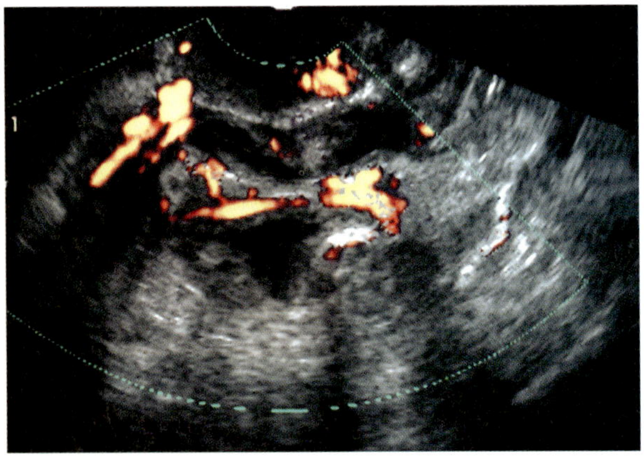
54-c. 덩이의 색도플러

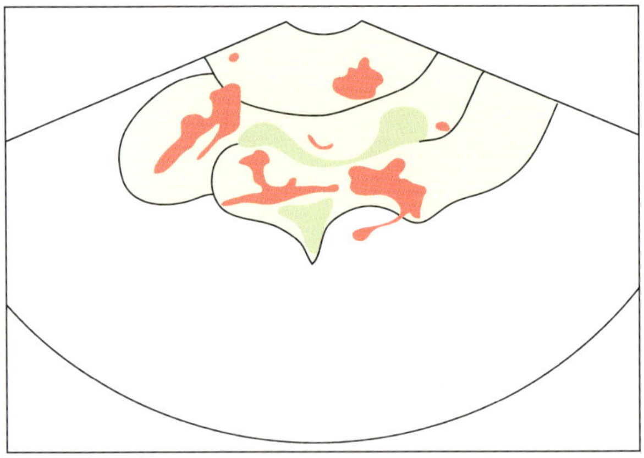
54-d. 색도플러 도해

초음파 소견: 우측자궁부속기에서 7×6 cm 크기의 혼합성 초음파음영을 보이는 덩이가 관찰되며 색도플러상 덩이내부에는 혈류분포가 증가되어 관찰됨

CT 소견: 두꺼워진 미만성 직장벽과 직장주변으로 약 7.8×4.8 cm의 소엽성 두꺼운 벽을 가진, 다중격을 포함한 낮게 감쇄되는 덩이가 관찰되며 직장파열과 농양형성이 의심됨

감별진단: ① 염증성 장관질환
② 난소의 악성종양

진 단: 점액성 낭샘암(mucinous cystadenocarcinoma)

임상경과: ① 전자궁 절제술 및 양측성 난소-난관 절제술
② 직장, 분획절제 : 점액성 낭종암의 외막 침범.

고 찰: 난소종양은 대개 무증상인 경우가 많으나 덩이가 방광이나 직장을 압박하여 빈뇨나 변비를 호소하기도 한다.
상피성 난소암의 호발연령은 62세로, 이 환자의 경우에서와 같이 60세에 난소위치의 7 cm 크기 덩이는 악성난소종양(특히 상피성)을 생각해야 한다. 다만 장액성(serous type)인지 점액성(mucinous)인지를 초음파로 감별하기는 쉽지 않다.

Case 55

64세, 3-0-3-3

주 증 상: 수개월 전 복부 팽만감이 발생되어 지속됨

현 병 력: 내원 4개월 전부터 피로, 두통, 전신부종이 있으면서 복부팽만감 지속됨.

과 거 력: 없음

월 경 력: 13년 전 폐경

검사실 소견: CA 125 : 89.2 U/ml

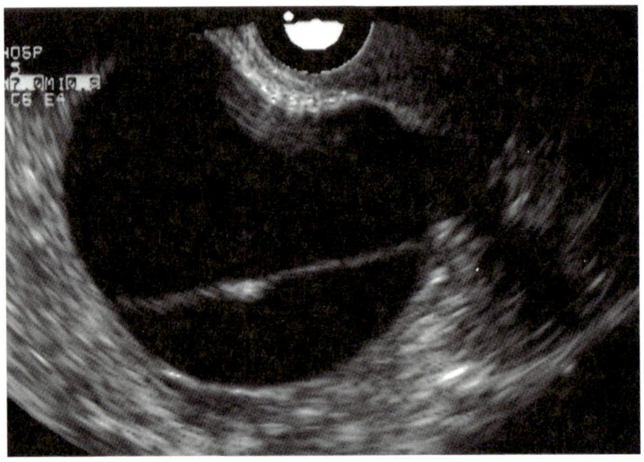

55-a. 우측 자궁부속기

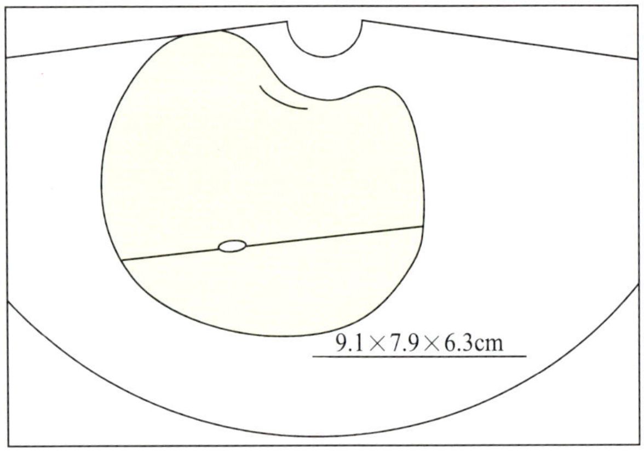

55-b. 우측 자궁부속기 덩이 도해

초음파 소견 : 자궁의 우측에서 9.1×7.9×6.3 cm 크기의 경계가 명확한 낭종이 관찰되며 낭종의 내부에는 격막이 관찰됨.

감별진단 : · 가성낭종(pseudocyst)
· 난소의 점액성 낭샘종

진 단 : 경계성 점액성 낭샘종(borderline mucinous cystadenoma)

임상경과 : 육안 소견상 10×8.5 cm 크기의 표면이 매끄러운 종양으로 황색의 점액을 포함함.
전자궁절제술 및 양측 난소－난관 절제술 시행함.

고 찰 : 난소종양의 증상으로서 복부 팽만감을 호소하거나 덩이가 하복부에서 만져지기도 한다. 이 환자의 경우 60세 이상이고 CA125가 약 90 U/ml로 높아서 악성 상피성난소종양 가능성이 매우 높았다(≒96%) 하지만 초음파소견은 낭종성이고 격막이 하나 관찰되고, 내부로 유두상돌기의 돌출이 관찰되지 않아 양성 가능성을 시사하는 것이다. 최종진단은 경계성 점액성 낭성 종양이었다. 경계성 점액성 난소종양은 이 환자에서와 같이 일측성으로 매끈한 피막을 가진, 칸이 여럿으로 나뉜 비교적 크기가 큰 낭종형태가 많으며 낭종내부로 유두상 돌기의 가람이나 고체형 음영이 관찰되는 경우는 경계성 장액성 난소 종양에 비해 높지 않아 40% 정도이고 CA125가 증가되는 경우는 21%정도이다.

10

Case 56

42세, 1-0-0-1

주 증 상: 1일전부터 시작된 갑작스런 질출혈

현 병 력: 내원 전 날 시작된 과다한 무통성 질출혈

과 거 력: 특이사항 없음

월 경 력: 규칙적이며 기간은 6일간, 월경양은 많은 편이고, 생리통 심함

검사실 소견: CA19.9 : 3.1 U/ml
CA125 : 12.59 U/ml
임신반응검사 – 음성

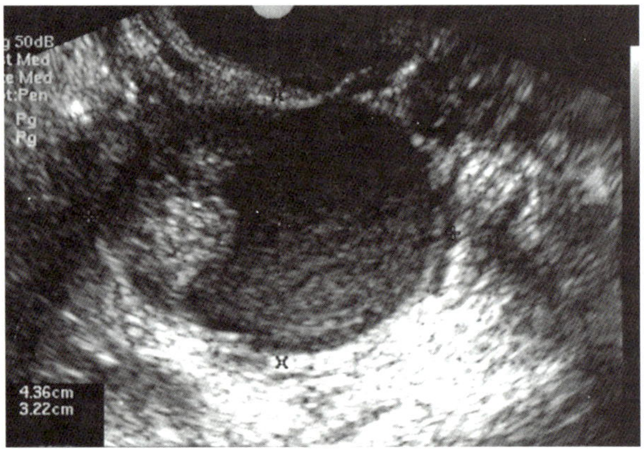

56-a. 우측 자궁부속기

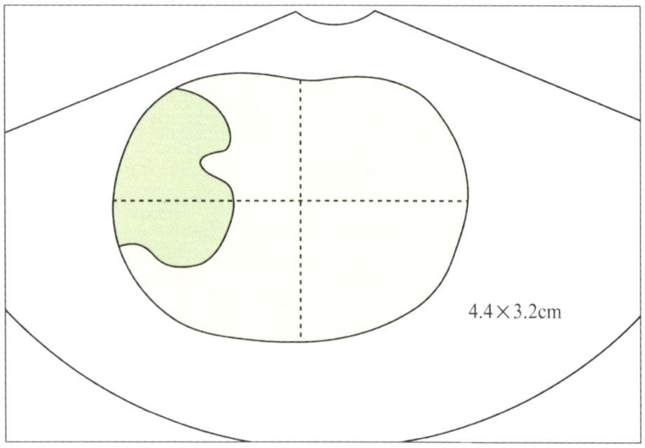

56-b. 우측 자궁부속기 도해

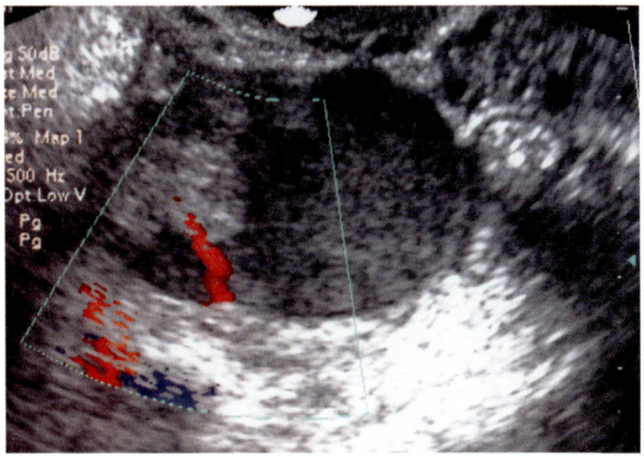

56-c. 색도플러상

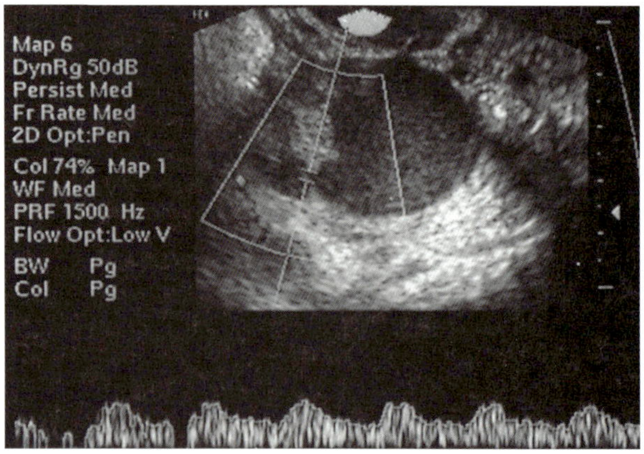

56-d. 덩이의 도플러 파형

초음파 소견 : 자궁의 우측에서 4.4×3.2 cm 크기의 낭종성 초음파음영이 관찰되며 낭종의 내부에는 1.5 cm 크기의 고음영구조가 관찰되었다. 덩이내부에서 혈류흐름이 관찰되고 도플러 상 RI치가 0.4이었다.

감별진단 : · 자궁내막종
· 골반염
· 난소 종양

진　　단 : 경계성 점액성 낭샘종(borderline mucinous cystadenoma)

임상경과 : 육안소견상 우측난소가 6.0×5.0×3.5 cm 크기로 커져있고 내부는
4.0×3.0×3.0 cm 크기의 단방성 낭종으로 내부에 유두상 종괴가 관찰되었다.
전자궁절제술 및 양측성 난소－난관 전제술 시행함.

고　　찰 : 상피성난소종양의 증상은 무증상인 경우가 많으나 폐경전 여성에서는 월경이상이나 질출혈 증상을 보일 수 있다. 이 환자의 경우 초음파소견 및 종양표지자 검사 결과 골반염으로 인한 골반농양을 의심할 수 있다.
도플러상 양성과 악성의 경계수치는 RI 수치로 0.4를 기준으로 하지만 서로 겹치는 부분이 많아 도플러지수만으로 양성, 악성을 나눌 수는 없다.
경계성 점액성 난소종양에서 내부로 유두상 돌기가 관찰되는 경우는 약 40%정도이다. CA125증가는 많지 않아서 21%정도의 경계성 점액성 난소종양에서 증가된다.

Case 57

31세, 2-0-0-2

주 증 상: 하복부 팽만감

현 병 력: 하복부가 불편하면서 종괴가 만져짐.

과 거 력: 특이사항 없음

월 경 력: 규칙적이고 양은 보통이며, 생리통 없음

검사실 소견: CEA : < 0.5 ng/ml
CA125 : 46.1 U/ml
CA19-9 : 84.2 U/ml

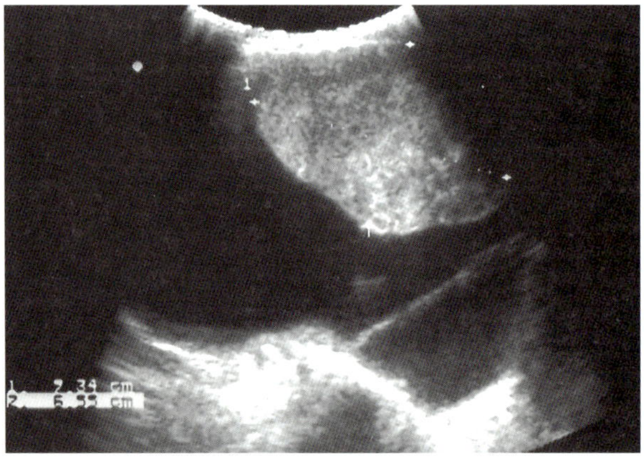

57-a. 우측 자궁부속기

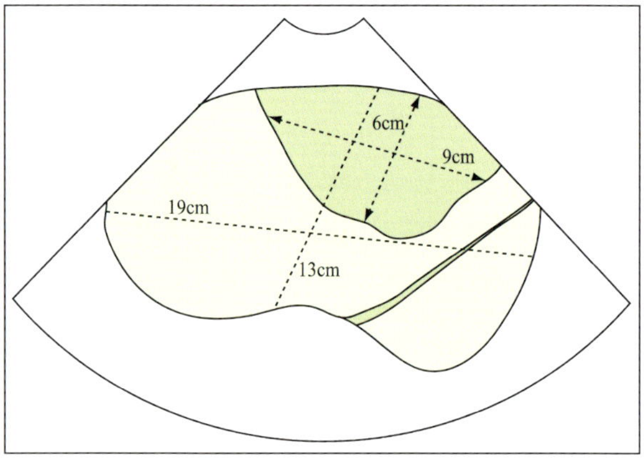

57-b. 우측 자궁부속기 덩이 도해(19×16×13cm)

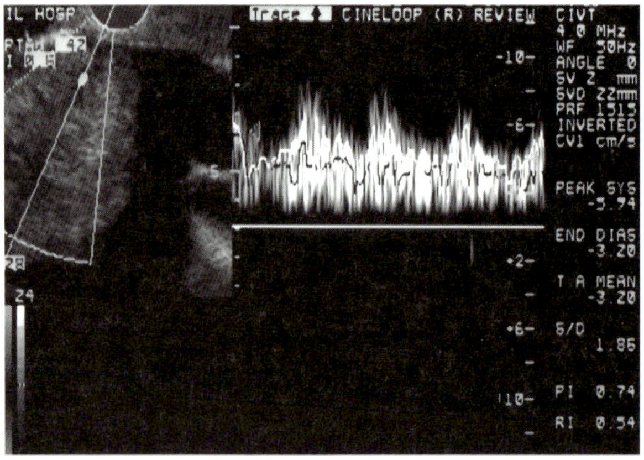

57-c. 덩이내 혈류 도플러

초음파 소견: 자궁의 우측에서 19×16×13 cm 크기의 여러 칸으로 나뉜 커다란 낭종성 구조가 관찰되었으며, 낭종의 내부에서 9×6×5 cm 크기의 고형 음영이 관찰되었고 고형음영내의 혈류 도플러 지수는 RI치가 0.54로 측정되었다.

감별진단: · 상피성난소종양

진　　단: 점액성 낭샘암(mucinous cystadenocarcinoma)

임상경과: 전자궁 절제술(TAH) 및 양측성 난소-난관절제술 시행함.
양측 골반림프절절제술 및 부분 대망절제술(Partial Omentectomy)

고　　찰: 난소 종양의 2/3에서는 무증상이며, 종괴가 커져서 하복부 팽만감으로 내원하게 되는 경우가 많으며 특히 점액성은 종괴가 큰 경우가 많다. 이 환자처럼 35세 이하의 젊은 연령에서는 난소암발생은 드문 편이다(전체의 8% 미만)
낭종의 크기가 크고 내부의 종괴는 악성을 시사하나 도플러지수는 양성가능성을 보였다. 이처럼 소견이 서로 일치하지 않는 경우가 많아 임상 증세 및 여러 소견을 종합해서 판단해야 한다.

Case 58

58세, 3-0-0-3

주 증 상: ① 2개월간 지속된 소량의 질출혈
② 개인의원에서 초음파검사상 골반내 덩이 발견됨

현 병 력: 2~3개월 동안 질출혈(spotting)이 있어 개인의원 경유하여 하복부 종양 의심되어 전원됨

월 경 력: 7년 전 폐경

검사실 소견: CEA : 3.6 ng/ml
CA 125 : 137 U/ml
CA 19-9 : 41.8 U/ml

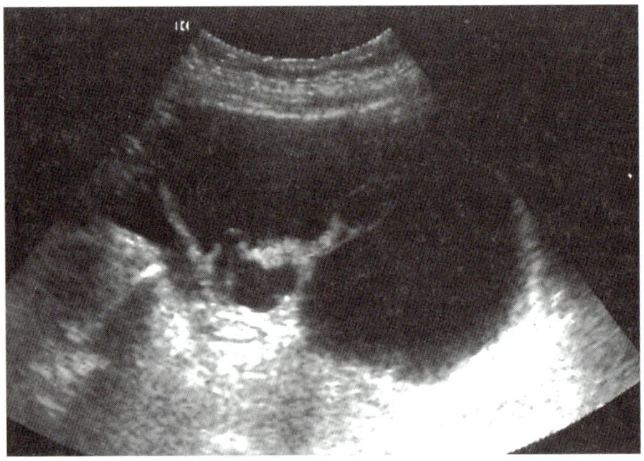

58-a. 골반 내 덩이

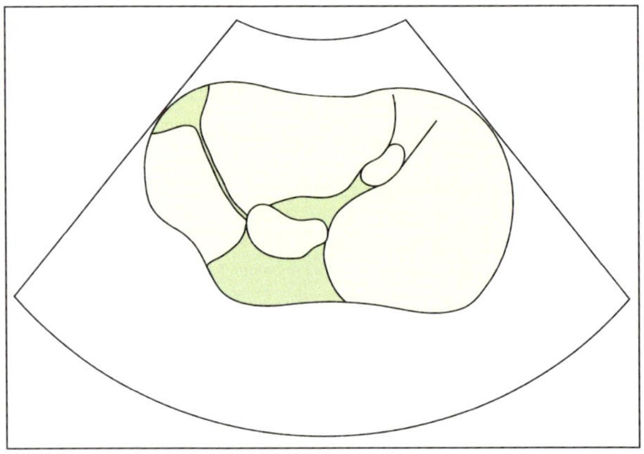

58-b. 골반 내 덩이의 도해(16×12×6.4cm)

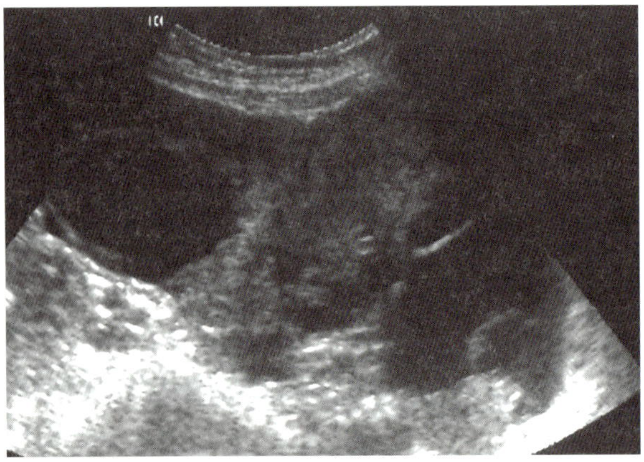

58-c. 덩이 내부를 확대한 단면

초음파 소견: 골반내 16×12×6.4 cm 크기의 부정형의 혼합성 음영을 보이는 덩이가 관찰되며 도플러 지수는 RI 0.35로 측정됨

감별진단: 난소의 상피성 종양

진　　단: 양측 자궁내막양 샘암(Bilateral endometrioid adenocarcinoma)

임상경과: 자궁 절제술(TAH) 및 양측난소－난관 절제술 시행함. 대망절제술 시행함

고　　찰: 폐경여성에서 질출혈은 자궁경부암이나 자궁내막종양을 우선적으로 생각하게 되나 난소의 상피성 종양의 증세로 나타나기도 한다. 이 환자의 경우 나이와 CA125가 높은 점을 고려할 때 악성 상피성 종양가능성이 96% 이상이다.

초음파 음영에서도 크기가 8 cm이상, 혼합성 음영이며 혈류 도플러 지수도 낮은점(RI 0.4 이하)이 악성과 부합된다고 하겠다. 수술전 내막양(endometriod) 종양의 진단은 어렵다. 내막양 난소종양은 상피성 난소종양의 0~8%를 차지한다.

Case 59

34세, 1-0-1-1

주 증 상: 2주 이상 지속된 비정상적인 질출혈

현 병 력: 월경 후 18일 정도 지속되는 소량의 질출혈 있어 개인의원 경유하여 초음파 검사상 자궁근종 의심되어 전원됨

과 거 력: 특이사항 없음

월 경 력: 불규칙하고 양은 보통이며, 생리통 없음

검사실 소견: CA 125 : 14.63 U/ml
CA 19.9 : 0.1 U/ml
임신반응검사 : 음성

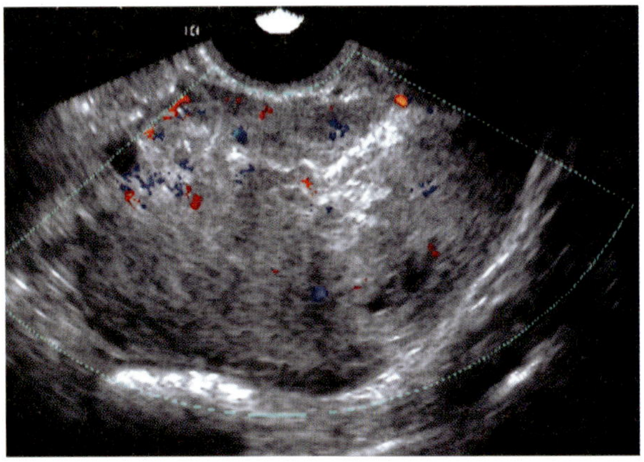

59-a. 좌측 자궁부속기 덩이

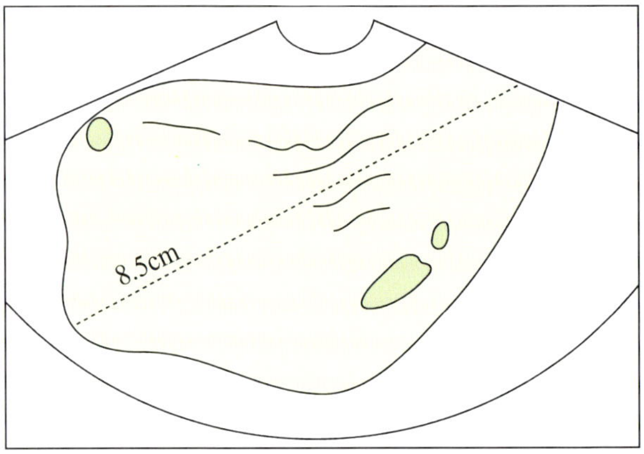

59-b. 좌측 자궁부속기 덩이의 도해

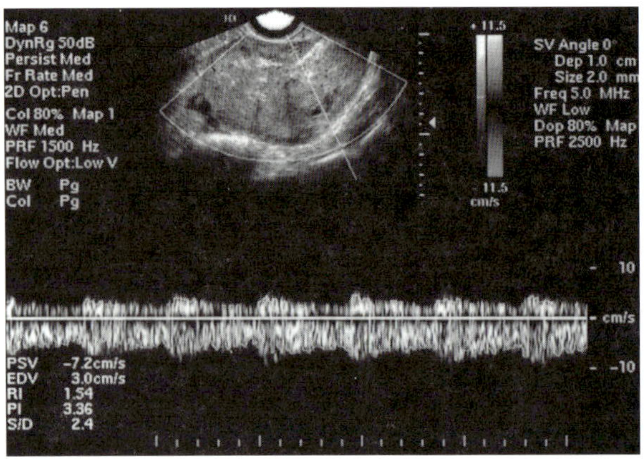

59-c. 덩이내 혈류 도플러

초음파 소견: 자궁의 이상소견은 관찰되지 않았으며 좌측난소에 8.5 cm 크기의 음영이 증가된 고형체가 관찰됨. 덩이 내의 혈류는 확장기혈류가 증가되어 보임

감별진단: · 기형종(teratoma)
· 자궁근종(uterine myoma)
· 골반농양(pelvic abscess)
· 난소암(ovarian tumor)

진 단: 성인형 과립막 세포종(mature granulosa cell tumor)

임상경과: 좌측 난소－난관 절제술 시행함

고 찰: 과립막세포종은 생식세포기원의 난소종양으로 전 연령대에서 나타날 수 있으며 Estrogen을 분비하므로 가임기여성에서는 이 환자와 같이 불규칙한 생리가 주증상이다. 대부분 양성이지만, 과립막세포종은 Estrogen의 자극으로 자궁내막증식증(25~50%)이나 자궁내막암(5%)이 발생될 수 있으므로 진단이 되면 내막생검을 병행해야한다. 초음파상의 특징은 다른 난소종양과 구분할 수 있는 전형적인 것은 없다. 대부분에서 고형(solid)이나 부분적으로 낭성(cystic)일 수 있다.

Case 60

36세, 2-0-2-2

주 증 상: 하복부 팽만감(6개월)
현 병 력: 6개월 전부터 배가 불러와 개인의원 경유하여 내원
과 거 력: 특이사항 없음
월 경 력: 규칙적이고, 양은 보통, 생리통 없음
검사실 소견: CA19-9 : 117.1 U/ml
CA 125 : 55.2 U/ml

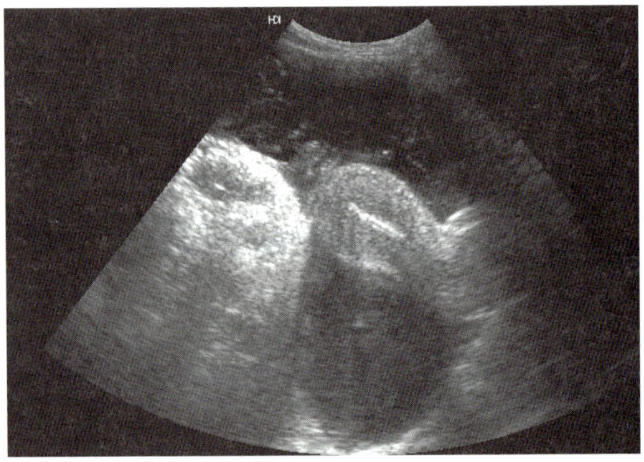
60-a. 자궁 종단면과 후맹낭(cul de sac)

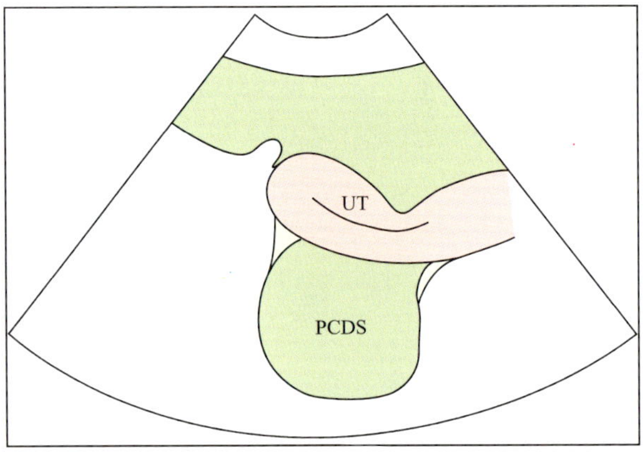

60-b. 후맹낭(PCDS)의 도해

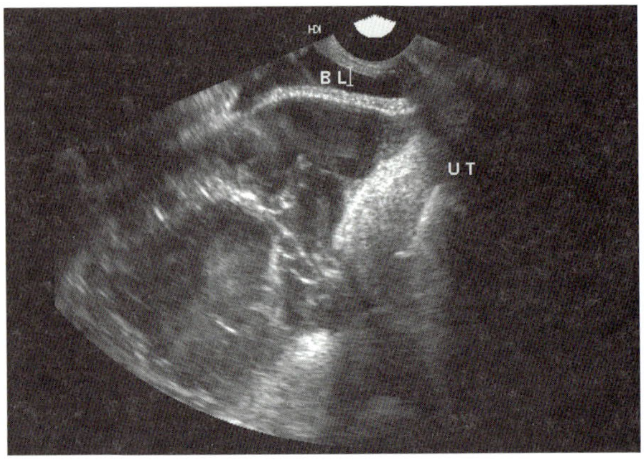

60-c. 자궁의 앞쪽

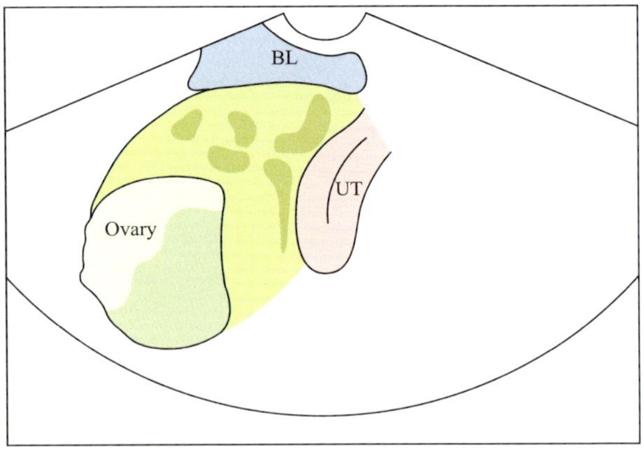

60-d. 자궁 앞쪽 도해

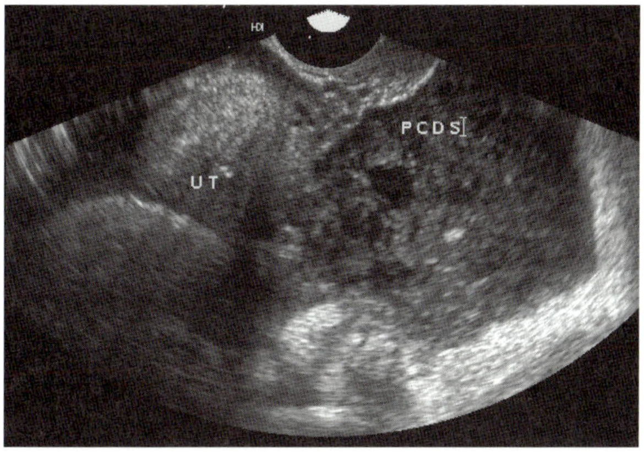

60-e. 자궁과 후맹낭의 질초음파

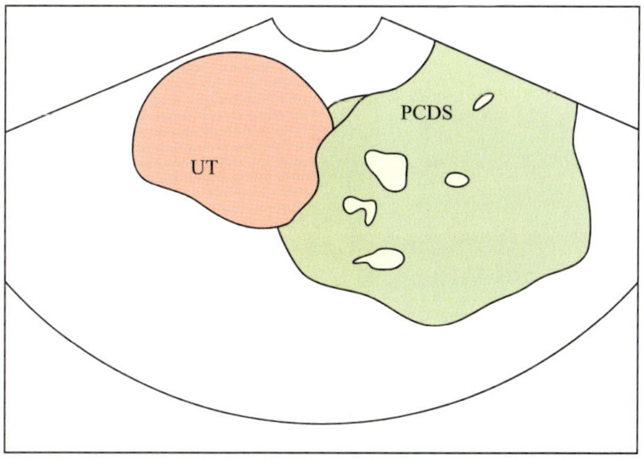

60-f. 후맹낭(PCDS) 도해

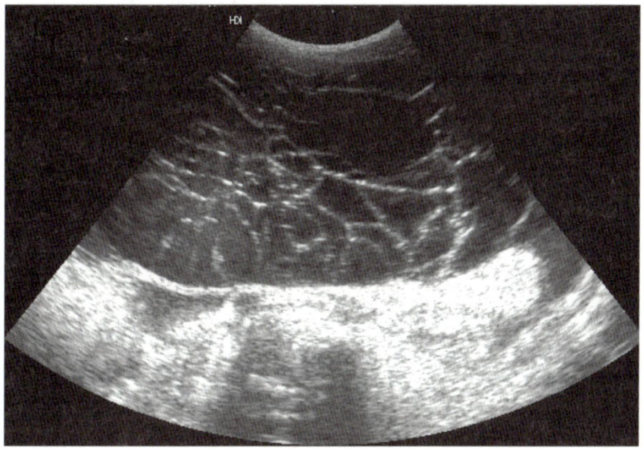

60-g. 복강 내부

초음파 소견: 복강내에 반고체성의 음영이 들어차 있으며 자궁은 그 속에 떠있는 양상임

MRI 소견: 좌측 난소에 11cm 크기의 고형종양과 함께 18cm 크기의 중격을 가진 낭종성 덩이가 보임.
점액성 낭종성 종양같은 상피세포 기원의 종양과 기형종이 섞여 있는 융합(?) 종양의 소견임.
다량의 복수가 보이지만 명백한 복막의 전이된 덩이는 확인되지 않음.
자궁체부의 앞쪽으로 1 cm 크기의 출혈성 병변은 자궁선근증을 감별해야 함.

감별진단: 가성점액종
악성 난소 종양

진 단:
1. 복막가성점액종(pseudomyxoma peritoneii)과 연관된 점액성 낭성 난소종양(경계성 종양)
2. 성숙 기형종 동반됨

임상경과: 전 자궁절제술, 양측 난소난관 절제술

고 찰: pseudomyxoma peritoneii는 종양의 상피에서 젤리와 같은 액체를 분비하여 복강이 채워지게 되는데, 주로 난소의 점액성종양(mucinous carcinoma)이나 충수돌기의 mucocele, 또는 분화된 대장암(well differentiated colon carcinoma)로부터 온다. 증상은 복부팽만감이나 장관폐쇄에 의한 증상이 올 수 있다. 이 환자의 경우 CA 19-9가 증가되었는데(정상은 < 33U/ml) CA 19-9는 주로 대장-직장암, 위암, 췌장암에서 증가하는 종양표지자로 알려져 있으나 췌장염, 궤양성 대장염과 같은 양성질환에서도 종종 증가된다.

Case 61

28세, 0-0-2-0

주 증 상: 생리 없음(2개월)
현 병 력: 마지막 생리 후 2개월간 생리없어 임신 여부 확인 위해 내원
과 거 력: 특이사항 없음
월 경 력: 규칙적이고, 기간은 7일, 양은 보통이며 생리통 없음
검사실 소견: 임신반응검사 : 양성

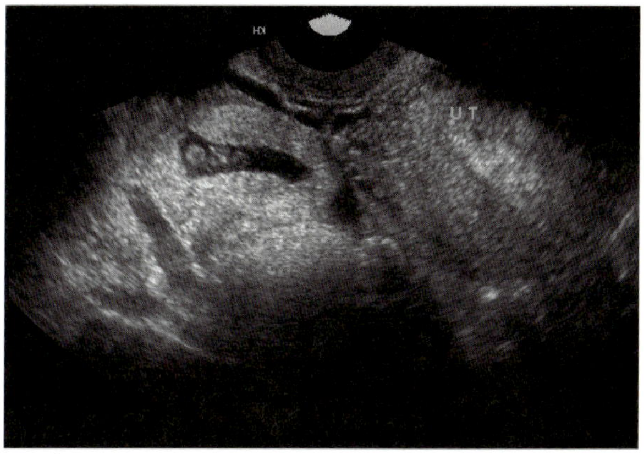

61-a. 자궁과 우측 자궁부속기

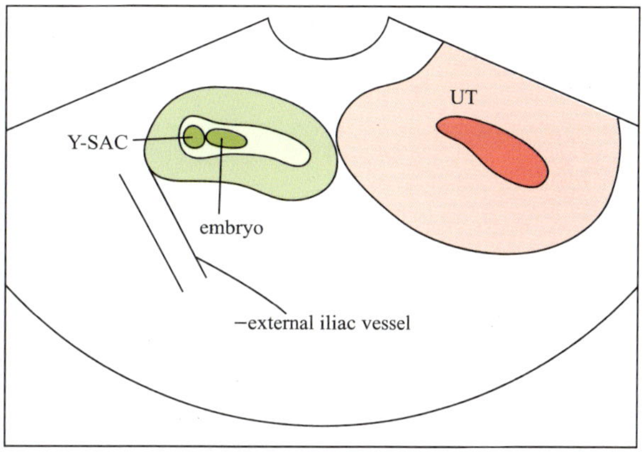

61-b. 자궁과 우측 자궁부속기 도해

초음파 소견: 자궁내에 임신낭 관찰되지 않으며 자궁우측으로 4.8×2.7×2.6 cm의 혼합성 음영의 구조물 관찰되며 내부에 심박동이 관찰되는 정둔장 1.2 cm 크기의 배아 관찰됨

감별진단: 우측 난관 임신

진　　단: 우측 난관 임신(tubal pregnancy)

임상경과: 우측 난관절제술 시행함

고　　찰: 자궁외임신에서 이와같이 배아와 심박동이 관찰되면 진단은 확정적이다. 하지만 이렇게 배아가 관찰되어 진단이 확실한 자궁외임신은 전체 자궁외임신의 삼분의 일 이하이다.

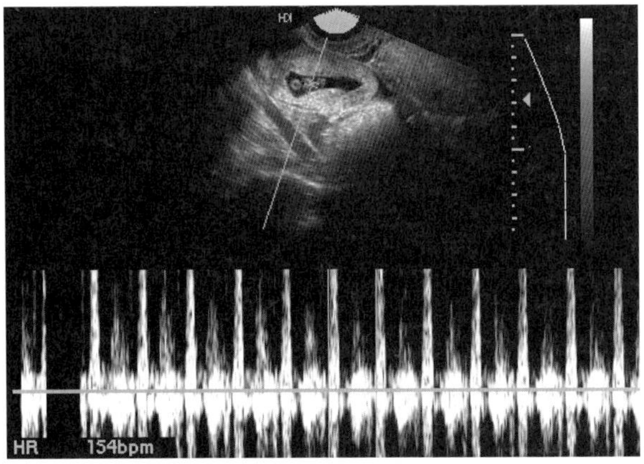

61-c. 난관내 배아의 심박동

Case 62

23세, 0-0-0-0

주 증 상: 우측하복통(1일)과 함께 설사와 구토 증세를 보임

현 병 력: 내원 전날 시작된 오른쪽 하복부 통증과 설사(5회), 구토(10회) 증세 있어 내원

과 거 력: 오른쪽 난소 절제술(1년 전)

월 경 력: 규칙적이고, 양은 보통이며 생리통 없음

검사실 소견: WBC : 15.05×10^9/L
임신반응검사 – 음성

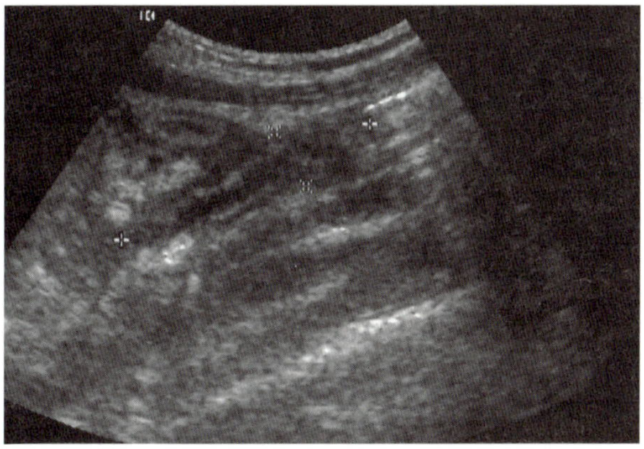

62-a. 우하복부 초음파(4.6×2.3×1cm)

초음파 소견: Mcburny 위치부근에 4.6×2.3×1cm 크기의 충수돌기 형태 관찰되며 탐촉자로 압박시 통증 호소함

감별진단: 충수돌기염

진 단: 충수돌기염(appendicitis)

임상경과: 응급충수돌기절제술 시행함.

고 찰: 통증을 호소하는 부위를 초음파로 관찰하였을 때 의심되는 병변이 나타나면 진단추정이 쉬울 수 있다.

충수돌기염시 초음파소견으로는 직경 6 mm 이상의 tube와 유사한 구조가 관찰되며, 내부에 대변(fecalith)이 관찰되거나 공기음영이 관찰되기도 하고 충수돌기 주위로 소량의 액체가 고여 있는 수가 있다.

Case 63

27세, 0-0-2-0

주 증 상 : 불임(2년), 비만(90%)

과 거 력 : 7년전 결혼 후 5년간 피임하였고, 2년간 임신 시도하였으나 안되어 내원

월 경 력 : 불규칙하고, 양은 보통이고, 생리통은 보통 정도

검사실 소견 : 임신반응검사 : 음성

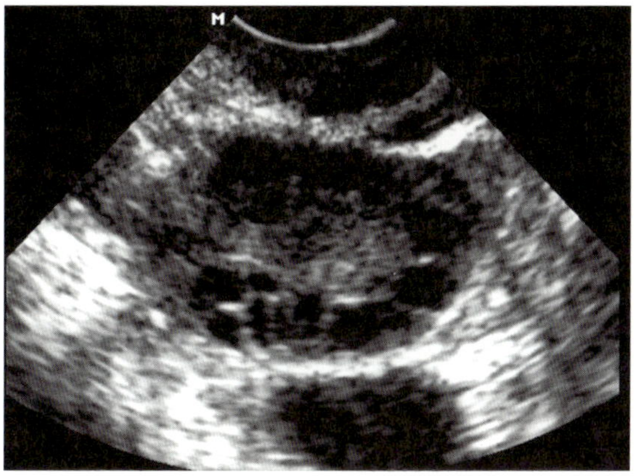

63-a. 우측 난소

초음파 소견: 양측난소의 크기가 전체적으로 증가된 양상이며 직경 4 mm정도의 난포가 난소의 주변부에 연이어 관찰됨

감별진단: 다낭성 난소 증후군

진　　단: 다낭성 난소 증후군(polycystic ovarian syndrome)

임상경과:

고　　찰: 다낭성 난소의 초음파소견은 전체적으로 난소의 크기(특히 내부 실질)가 증가되어 있고 2~8 mm 직경의 난포가 한 단면에 10개 이상 난소의 주변부, 혹은 흩어져서 관찰되는 것을 말한다.
다낭성 난소 증후군은 무월경, 난소의 남성화 호르몬 분비, 혈중 인슐린 상승이 동반될 때를 말한다.

Case 64

26세, 0-0-1-0

주 증 상: 하복부 불편감(수개월)

과 거 력: 제왕절개술 2회(8년전, 5년전)

월 경 력: 규칙적이며, 양은 보통이고, 생리통 약간 있음

검사실 소견: CA125: 42.1U/ml

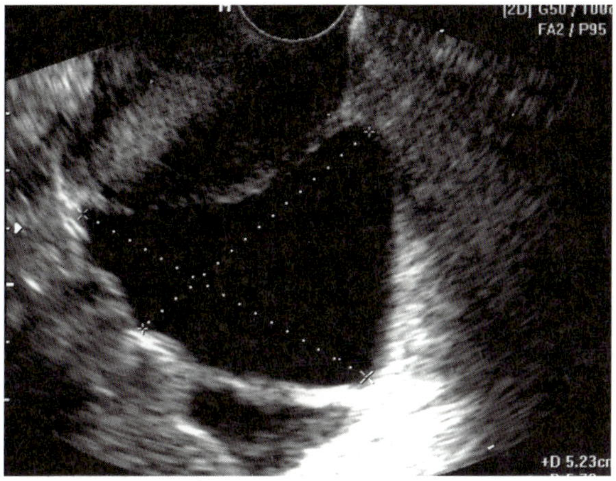

64-a. 우측 자궁부속기

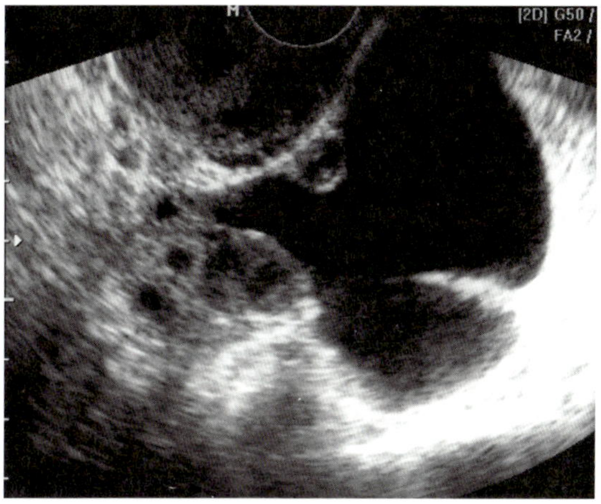

64-b. 우측 자궁부속기와 난소

초음파 소견 : 낭종의 형체가 둥그렇지 않고 찌그러져 있으며 기괴한 느낌을 준다. 낭종벽과 경계부가 구분이 가지 않는다.
난소가 관찰된다.
낭종내부 음영은 무반사성 anechoic하다.

감별진단 :
- 난소의 낭종성 질환
- 난관수종
- 복부
- 가성낭종

진 단 : 복막 가성낭종(peritoneal pseudocyst)

고 찰 : 초음파 소견상 복막가성 낭종의 특징을 잘 나타내고 있으며 이전의 수술로 인해 골반유착이 발생된 후 유착내부로 체액이 갇혀서 낭종형태를 보이는 것으로 여겨진다.

찾아보기

가

나

다

라·마

바

사

아

자

차

카·타

파

하

A

B

C

D

E

M

N·O

P

Q·R

S

T

U

V · W

부인과 초음파
정가 / 50,000원

2006년 3월 15일 초판 인 쇄
2006년 3월 20일 초판 발 행

저 자 : 강 대 현 · 김 광 준

발 행 자 : 최 병 진

발 행 처 : 도서출판 **고 려 의 학**
(110-524) 서울시 종로구 명륜4가 91
Tel. 765-0333 / 0337
Fax. 743-2288
E-mail : koreambp@kornet.net

ISBN 89-7043-498-4
등록번호 : 제 1-519호 1978. 6. 29.